O. Gültig   A. Miller   H. Zöltzer (Hrsg.)

Leitfaden Lymphologie

Oliver Gültig Anya Miller Hellmuth Zöltzer (Hrsg.)

Leitfaden
Lymphologie

Mit Beiträgen von: Hanna Verena Bauer, Frankfurt; Eva Bimler, Wiesbaden; Helena Bohlender, Dipperz; Dr. med. Wolfgang Justus Brauer, Freiburg; PD Dr. med. Rainer Brenke, Berlin; Jocelin Dietrich, Saarbrücken; Dorothee Escherich-Semsroth, Dreieich; Yvonne Eschke, Hamburg; Sandra Farries, Wahlstedt; Heike Friedrich, Niedernberg; Monika Fuggert, Glashütten; Vilas B. Göritz, Langen; Reimund Goerke-Steinborn, Chemnitz; Dr. med. Marc Oliver Grad, Berlin; Oliver Gültig, Aschaffenburg; Jessica Hack, Baden-Baden; Claudia Heil, Eichenzell; Dr. med. Ursula Heine-Varias, Freiburg; Stefan Hemm, Saarbrücken; Patrick Hentschel, Hamburg; Anke Kleine, Bremen; Dr. med. Michaela Knestele, Marktoberdorf; Thomas Künzel, Aschaffenburg; Oliver Lienert, Offenburg; Monika Lietz, Bremen; Jan Mann, Aschaffenburg; Imke Meyer-Dörwald, Jesteburg; Dr. med. Anya Miller, Berlin; Angela Nolden, Roetgen; Hans Pritschow, Waldkirch; Kirsten Pritschow, Schwäbisch Gmünd; Monika Rakers, Bad Lippspringe; Prof. Dr. med. Sebastian Schellong, Dresden; Prof. Dr. med. Christoph Schindler, Hannover; Prof. Dr. med. Wilfried Schmeller, Lübeck; Dr. med. Christine Schwahn-Schreiber, Otterndorf; Anne Stassen, Selfkant; Julia Steinborn, Chemnitz; Kay Trübner, Jena; Manuela Volmer, Fulda; Joachim Winter, Offenburg; Prof. Dr. rer. nat. Hellmuth Zöltzer, Kassel

Mit Geleitworten von: Prof. Dr. med. Eberhard Rabe, Bonn; Prof. Dr. med. Horst Weissleder, Freiburg

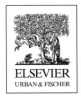

ELSEVIER
URBAN & FISCHER

URBAN & FISCHER München

Zuschriften an:
Elsevier GmbH, Urban & Fischer Verlag, Hackerbrücke 6, 80335 München

Wichtiger Hinweis für den Benutzer
Die Erkenntnisse in der Medizin unterliegen laufendem Wandel durch Forschung und klinische Erfahrungen. Herausgeber und Autoren dieses Werkes haben große Sorgfalt darauf verwendet, dass die in diesem Werk gemachten therapeutischen Angaben (insbesondere hinsichtlich Indikation, Dosierung und unerwünschter Wirkungen) dem derzeitigen Wissensstand entsprechen. Das entbindet den Nutzer dieses Werkes aber nicht von der Verpflichtung, anhand weiterer schriftlicher Informationsquellen zu überprüfen, ob die dort gemachten Angaben von denen in diesem Werk abweichen, und seine Verordnungen und Entscheidungen in eigener Verantwortung zu treffen. **Für die Vollständigkeit und Auswahl der aufgeführten Medikamente übernimmt der Verlag keine Gewähr.** Geschützte Warennamen (Warenzeichen) werden in der Regel nicht besonders kenntlich gemacht (®). Aus dem Fehlen eines solchen Hinweises kann jedoch nicht automatisch geschlossen werden, dass es sich um einen freien Warennamen handelt.

Bibliografische Information der Deutschen Nationalbibliothek
Die Deutsche Nationalbibliothek verzeichnet diese Publikation in der Deutschen Nationalbibliografie; detaillierte bibliografische Daten sind im Internet über http://www.d-nb.de/ abrufbar.

Alle Rechte vorbehalten
1. Auflage 2016
© Elsevier GmbH, München
Der Urban & Fischer Verlag ist ein Imprint der Elsevier GmbH.

16   17   18   19   20   5   4   3   2   1

Für Copyright in Bezug auf das verwendete Bildmaterial siehe Abbildungsnachweis

Um den Textfluss nicht zu stören, wurde bei Patienten und Berufsbezeichnungen die grammatikalisch maskuline Form gewählt. Selbstverständlich sind in diesen Fällen immer Frauen und Männer gemeint.

Planung: Hilke Nüssler, Rainer Simader
Lektorat: Petra Eichholz
Abbildungsredaktion: Julia Stängle
Redaktion: Dr. Stefanie Gräfin von Pfeil, Kirchheim/Teck, Dr. Bettina Gräfin von Bernstorff, Berlin
Herstellung: Renate Hausdorf, Martha Kürzl-Harrison
Satz: abavo GmbH, Buchloe/Deutschland; TnQ, Chennai/Indien
Druck und Bindung: CPI books, Ulm
Umschlaggestaltung: SpieszDesign, Neu-Ulm
Titelfotografie: © arsdigital – Fotolia.com

ISBN Print   978-3-437-48780-4
ISBN e-Book   978-3-437-16968-7

Aktuelle Informationen finden Sie im Internet unter www.elsevier.de und www.elsevier.com

Geleitwort

Lymphologische Erkrankungen zählen zu den am häufigsten unterdiagnostizierten und unzureichend behandelten Krankheitsbildern in Deutschland und weltweit. In den letzten Jahren sind zahlreiche Anstrengungen von Ärzten, Physiotherapeuten, Sanitätshäusern und ihren Gesellschaften unternommen worden, um das Verständnis für diese Krankheitsbilder und insbesondere des Lymphödems zu fördern und dazu beizutragen, dass die betroffenen Patienten sachgemäß behandelt werden.

Der behandelnde Arzt steht oft vor dem Problem, dass nach Diagnose eines Lymphödems die Behandlungsmöglichkeiten zwischen ärztlicher und physiotherapeutischer Behandlung sowie der Verordnung von geeigneter Kompressionsbehandlung koordiniert werden müssen. An dieser Schnittstelle setzen die Autoren des vorliegenden Buches in sehr praxisorientierter und kenntnisreicher Weise an und vermitteln den Therapeuten die notwendigen Kenntnisse, um lymphologische Krankheiten zu verstehen, zu erkennen und auch im interdisziplinären Zusammenspiel verschiedener Gruppen behandeln zu können. Neben den Grundlagen der einzelnen anatomischen, physiologischen und therapeutischen Aspekte hilft hier insbesondere die praxisnahe Darstellung der gesamten medizinischen Versorgungskette bei den einzelnen lymphologischen Krankheitsbildern.

Die ambulante Versorgung von lymphologischen Patienten kann nur gelingen, wenn sich Arzt, Physiotherapeut, Pflege und Sanitätshaus optimal miteinander abstimmen und miteinander kommunizieren. Das vorliegende Buch ist in dieser Hinsicht eine äußerst wertvolle Hilfe, nicht nur für den behandelnden Arzt, sondern auch für die anderen beteiligten Berufsgruppen.

Ich wünsche diesem Buch einen großen Erfolg zum Wohle der betroffenen Patienten.

Bonn, im Sommer 2015
Prof. Dr. med. Eberhard Rabe
Emeritus President Union Internationale de Phlébologie

Geleitwort

Eine qualifizierte und erfolgreiche Betreuung von Patienten mit Ödemen lässt sich über verschiedene Wege erreichen. Lymphnetzwerke sind inzwischen die Konsequenz vielseitiger Bemühungen für eine konstante, flächendeckende ambulante Versorgung von Patienten mit Erkrankungen des Lymphgefäßsystems.

Wie bisherige Erfahrungen gezeigt haben, können auch auf ambulantem Wege gleichwertig gute Behandlungsergebnisse erzielt werden wie bei einer stationären Betreuung in einer lymphologischen Fachklinik. Unabdingbare Voraussetzung ist allerdings eine enge, zielgerichtete Zusammenarbeit der beteiligten Personengruppen. Dabei sind langjährige praktische Erfahrungen in der Betreuung von Patienten mit Erkrankungen des Lymphgefäßsystems unerlässlich. Voraussetzung sind ferner eine enge interdisziplinäre ärztliche Kooperation, eine harmonische Zusammenarbeit und die kontinuierliche Fortbildung aller Netzwerk-Beteiligten.

Der vorliegende „Leitfaden Lymphologie" wurde mit dem Ziel geschaffen, dem gesamten Netzwerkteam eine Anleitung zur Verfügung zu stellen, die es ermöglicht, die vorhandenen diagnostischen und therapeutischen Maßnahmen effektiv zu nutzen. Außerdem soll dieses Buch mit dazu beitragen, einen hohen Standard bei der Betreuung betroffener Patienten zu gewährleisten.

Freiburg, im Sommer 2015
Prof. Dr. med. Horst Weissleder
Ehrenpräsident der Deutschen Gesellschaft für Lymphologie

Vorwort

Voraussetzung für die Behandlung akuter und chronischer lymphologischer Erkrankungen ist das enge Hand-in-Hand-Arbeiten aller am Erfolg beteiligten medizinischen Berufe – und dies immer unter aktiver Einbeziehung des betroffenen Patienten selbst. Dafür steht der „Leitfaden Lymphologie", der erstmals die komplette Versorgungskette und alle an Diagnostik und Therapie beteiligten Berufsgruppen in den Blick nimmt.

Die Kapitel zur lymphologischen Anatomie, Physiologie und Pathophysiologie, zur Diagnostik und konservativen Therapie lymphangiologischer Erkrankungen mit den vier Säulen der Komplexen Physikalischen Entstauungstherapie (KPE) bilden die Grundlage des Buches. Im Anschluss wird jedes einzelne lymphangiologische Krankheitsbild innerhalb der gesamten medizinischen Versorgungskette praxisnah dargestellt. Dies erleichtert die Abstimmung und fachliche Zusammenarbeit zwischen dem diagnostizierenden und verordnenden Arzt, dem behandelnden Therapeuten, den Pflegeberufen und dem lymphkompetenten Sanitätshaus. Auch der Patient erhält spezielle auf das Krankheitsbild zugeschnittene Anregungen bezüglich einer die Therapie unterstützenden Selbstbehandlung.

Im Hinblick auf eine zunehmend ältere und multimorbide Gesellschaft sind arzneimittelinduzierte Ödeme alltagsrelevant geworden. Deshalb wird aktuelles Wissen über die medikamenteninduzierte Ödembildung hier erstmals in übersichtlicher Form dargestellt. Abschließend werden die Behandlungsaufbauten zu den einzelnen Krankheitsbildern der manuellen Lymphdrainage in übersichtlicher Zusammenfassung präsentiert.

Die erfolgreiche Umsetzung der lymphologischen Diagnostik und Behandlung unter ambulanten Bedingungen ist eine fachliche und menschliche Herausforderung, für die der „Leitfaden Lymphologie" kompetente und konkrete Unterstützung bietet. Das Zusammenspiel aller Beteiligten der Versorgungskette wird transparent und somit leicht umsetzbar. Ziel des Buches ist es, einen kompakten und aktuellen Überblick für den Alltag zu bieten, die interdisziplinäre Zusammenarbeit zu erleichtern und den Therapeuten die für den Patienten beste Behandlungsmöglichkeit aufzuzeigen.

Wir danken allen Mitautoren herzlich für ihre engagierte Mitarbeit. Unser ganz besonderer Dank gilt Gaby Gültig sowie den Mitarbeitern des Elsevier-Verlages, Petra Eichholz, Hilke Nüssler, Julia Stängle und Rainer Simader, sowie den Redakteurinnen Dr. Stefanie Gräfin von Pfeil und Dr. Bettina Gräfin von Bernstorff für deren umfangreiche, konstruktive Arbeit über viele Jahre hinweg.

Aschaffenburg/Berlin/Kassel, im Sommer 2015
Oliver Gültig, Anya Miller, Hellmuth Zöltzer

Herausgeber

Oliver Gültig, Jahrgang 1955, 1979 Weiterbildung Manuelle Lymphdrainage/Komplexe Physikalische Entstauungstherapie (MLD/KPE) an der Feldbergklinik Dr. Asdonk, 1980–1981 Leiter der physiotherapeutischen Abteilung der Feldbergklinik in Falkau, 1982–1993 Fachlehrer für MLD/KPE am Lehrinstitut Prof. Földi, Freiburg. Seit 1994 Geschäftsführer und leitende Lehrkraft der Lymphologic® med. Weiterbildungs GmbH. Gründungsmitglied des Vereins Lymphologicum und Vorstandsmitglied der Deutschen Gesellschaft für Lymphologie, Mitglied der Gesellschaft deutschsprachiger Lymphologen sowie der International Society of Lymphology.

Dr. med. Anya Miller, Jahrgang 1965, Facharztausbildung an der William-Harvey-Klinik (Bad Nauheim), Fachklinik Hornheide (Münster), Heinrich-Heine-Universität Düsseldorf und am Hautklinik-Klinikum Buch (Berlin), seit 1998 Fachärztin für Haut- und Geschlechtskrankheiten, Zusatzbezeichnungen Allergologie und Phlebologie, 2005–2013 Leitung Dermatologie im MVZ POLIKUM Friedenau (Berlin). Seit 2013 Niederlassung in eigener Praxis. Mitglied und seit 6/2011 Generalsekretärin der Deutschen Gesellschaft für Lymphologie. Mitglied der Gesellschaft Deutschsprachiger Lymphologen. Beteiligt an AWMF-Leitlinien-Erstellung „Lipödem" und „Lymphödem".

Prof. Dr. Hellmuth Zöltzer, Jahrgang 1951, 1976 Staatsexamen für das Lehramt an Gymnasien in den Fächern Biologie und Chemie an der Gesamthochschule Kassel, 1982 Promotion zum Dr. rer. nat., 2000 Habilitation im Fach Humanbiologie und Verleihung der akademischen Bezeichnung Privatdozent, 2009 Ernennung zum Außerplanmäßigen Professor für Humanbiologie, Forschungsschwerpunkte: Klärung des Wandaufbaus initialer Lymphbahnen unter Berücksichtigung ihrer Beziehungen zum umliegenden Bindegewebe. Seit 1999 Vorsitzender des Arbeitskreises für theoretische Lymphologie der Deutschen Gesellschaft für Lymphologie, 2007–2010 verantwortlicher Hauptschriftleiter der Zeitschrift „Lymphologie in Forschung und Praxis" (Organ der DGL, GDL und GfMLV), seit 2013 Vorsitzender des wissenschaftlichen Beirates der Deutschen Gesellschaft für Lymphologie. Mitglied der Gesellschaft deutschsprachiger Lymphologen sowie der International Society of Lymphology.

Abkürzungsverzeichnis

A(a).	Arteria(e)	NSAR	nicht-steroidale Antirheu-
ADH	antidiuretisches Hormon		matika
AZ	Allgemeinzustand	pAVK	periphere arterielle
CT	Computertomografie/		Verschlusskrankheit
	Computertomogramm	PTS	postthrombotisches
d	Tag		Syndrom
DD	Differenzialdiagnose	SPECT	Single-Photon Emission
EZ	Ernährungszustand		Computed Tomography
ISG	Iliosakralgelenk	TK	Transportkapazität
KPE	Komplexe physikalische	uSB	unterstützende Selbstbe-
	Entstauungstherapie		handlung
LKV	Lymphologischer Kompres-	V(v).	Vena(e)
	sionsverband	V.a.	Verdacht auf
LL	lymphpflichtige Last	Z.n.	Zustand nach
Min.	Minute(n)	↓	erniedrigt/verringert
MLD	Manuelle Lymphdrainage	↑	erhöht/verstärkt
MRT	Magnetresonanztomografie		
Nl(l).	Nodus lymphaticus (Nodi		
	lymphatici)		

Abbildungsnachweis

Der Verweis auf die jeweilige Abbildungsquelle befindet sich bei allen Abbildungen im Werk am Ende des Legendentextes in eckigen Klammern.

F666	Brauer, W.J.: Diagnostik des Extremitätenlymphödems mit klinischen und bildgebenden Verfahren. In: Schuchhardt, C. (Hrsg.): Lymphologie heute und morgen – Festschrift für Horst Weissleder. 1. Aufl. Bonn: Rabe-Verlag, 2013. S. 85–93
K354	Michaela Metja, Wien
L190	Gerda Raichle, Ulm
L231	Stefan Dangl, München
M375	Prof. Dr. med. Dr. rer. nat. Ulrich Welsch, München
M872	Oliver Gültig, Aschaffenburg
M873	Prof. Dr. rer. nat. Hellmuth Zöltzer, Kassel
M874	Dr. med. Wolfgang Brauer, Freiburg
M875	Dr. med. Christian Przetak, Freiburg
M876	Dr. med Michaela Knestele, Marktoberdorf
M877	Hans Pritschow, Zentrum für Manuelle Lymphdrainage, Waldkirch
M878	Peter Wörmann, Hanau
M879	Dr. med. Christina Schwahn-Schreiber, Otterndorf
M880	Jocelin Dietrich, Praxis Hahn, Saarbrücken
M881	Prof. Dr. med. Wilfried Schmeller, Hanse-Klinik Lübeck
M882	Thomas Künzel, Aschaffenburg
M883	Joachim Winter, Offenburg
M884	Vilas B. Göritz, Therapiezentrum Mitte, Langen
M885	Stefan Hemm, Saarbrücken
O912	Andreas Bergbauer, Lymphtherapeut, Praxis für physikalische Therapie, Rodgau
O913	Karin Schiller, Aachen
O914	Elisabeth Josenhans, Hamburg
R168	Gruber G., Hansch A.: Interaktiver Atlas der Blickdiagnostik, CD-ROM. 2. Aufl. Elsevier/Urban & Fischer Verlag 2005
T726	Lymphologic med. Weiterbildung, Aschaffenburg
T727	Rehaklinik Bellikon, Schweiz
V481	medi GmbH & Co. KG, Medicusstraße 1, 95448 Bayreuth, www.medi.de
V597	Harald Tillmann/Lohmann&Rauscher GmbH & Co. KG, Rengsdorf
V598	venavital, medi GmbH & Co. KG, Bayreuth
V600	Monika Rakers/Julius Zorn GmbH, Aichach
V601	Dr. Ausbüttel & Co GmbH (DRACO), Witten-Annen

Inhaltsverzeichnis

1 Anatomie und Physiologie des Lymphgefäßsystems

1

1.1 Anatomie des Lymphgefäßsystems

Hellmuth Zöltzer

Die Versorgung der Gewebe des Körpers erfolgt im Wesentlichen über das **Blutgefäßsystem**, beim Abtransport und der Überprüfung der Körperflüssigkeiten spielt zusätzlich das **Lymphgefäßsystem** eine große Rolle. Über das Lymphgefäßsystem können viele Stoffe (z. B. auch die über die Enterozyten des Darmes aufgenommenen Fette), Partikel (z. B. auch Tätowierungstusche) bis hin zu intakten körpereigenen freien Zellen aus dem Bindegewebsraum abtransportiert werden.

Geraten diese beiden großen Systeme, Blut- und Lymphgefäßsystem, in ein Ungleichgewicht, können **Ödeme** durch die vermehrte Ansammlung von Flüssigkeit im interstitiellen Raum entstehen. Gründe dafür liegen somit entweder im Bereich des **Blutgefäßsystems**, des **Bindegewebes** oder des **Lymphgefäßsystems**.

1.1.1 Aufbau und Funktion des Interstitiums

Alle Zellen des menschlichen Körpers werden von einer wässrigen Lösung umgeben. Darin befinden sich verschiedenste Moleküle, die unterschiedlichste Aufgaben haben oder zum Teil auch entsorgt werden müssen. In ihrer Gesamtheit bedingen sie so im Zellzwischenraum (Interstitium) ein bestimmtes **ausgewogenes inneres Milieu** für die Zellen. Aufrechterhalten wird dies insbesondere durch die Eigenschaften der großen Stofftransportsysteme und der Zellen selbst.

> **! Merke**
> Der Blutkreislauf und das Lymphgefäßsystem sind gemeinsam und sich ergänzend für das Gleichgewicht des inneren Milieus verantwortlich.

Der Zellzwischenraum (Interstitium) (▶ Abb. 1.1) enthält **ca. 25 % des Gesamtkörperwassers** (ca. 11 l) und besteht aus 2 verschiedenen Phasen:
- **Gel-Phase:** Im Bindegewebe liegt das Wasser hauptsächlich gelartig gebunden vor. Es umgibt so alle Gewebselemente, stellt aber auch eine physikalische Barriere gegen die Ausbreitung von Bakterien und anderen gefährlichen Partikeln durch das Gewebe dar.
- **Sol-Phase** (Saftkanälchen von Recklinghausen, Gewebekanäle, Tissue Channels oder funktionell gesehen auch Low Resistance Pathways genannt): Diese flüssige Phase der Grundsubstanz findet sich in stark verzweigten, feineren und größeren Kanälen und Räumen (wenige μm bis 50 μm und mehr). Ihr Anteil beträgt normalerweise ca. 1 % der ansonsten an die Gelmatrix gebundenen Flüssigkeit des Gewebes. Durch die Sol-Phase ist ein erleichterter Transport von Stoffen in den Geweben des Körpers möglich.

1.1.2 Aufbau und Funktion des Blutgefäßsystems

Aufbau

Aufgebaut ist das Blutgefäßsystem aus:
- Herz: Motor
- Arterien: Verteilersystem für Körper- und Lungenkreislauf
- Kapillaren: Stoffaustausch
- Venen: Blutrückleitung zum Herz

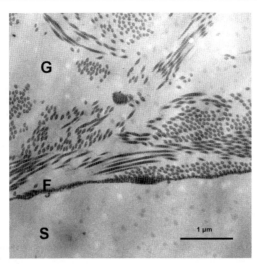

Abb. 1.1 Bindegewebe (Meerschweinchenuterus, Stratum vasculare) mit Gel-Phase (G) und Sol-Phase (S). F = Fibrozytenausläufer. [M873]

■ Pfortadern: Venen, die sich erneut in Kapillargebiete aufzweigen → direkte Verbindung von 2 Kapillarsystemen

Man unterscheidet beim Gefäßsystem:

■ **Hochdrucksystem:**
  - Bereich vom linken Ventrikel über die Arterien bis zum Ende der Arteriolen
  - Mitteldruck beträgt ca. 100 mmHg in der Aorta, 70 mmHg am Übergang der kleinen Arterien zu den Arteriolen und 30 mmHg am Übergang zu den Kapillaren

■ **Niederdrucksystem:**
  - Bereich von den Venolen über die Venen zum rechten Vorhof, rechten Ventrikel, Lungenkreislauf und linken Vorhof
  - Mitteldruck beträgt ca. 17 mmHg, der systolische Maximaldruck 20–25 mmHg
  - Umfasst ca. 80 % des Blutvolumens des gesamten Kreislaufs

■ **Mikrozirkulation:**
  - Bereich der Arteriolen, Kapillaren und Venolen
  - Bilden Austauschfläche mit Organen und Geweben

Transportfunktion

Vom Blutkreislauf werden **transportiert:**

■ Nährstoffe
■ Stoffwechselzwischen- und Stoffwechselendprodukte
■ Atemgase
■ Wasser und Salze (Regulierung des osmotischen Drucks)
■ Verschiedene Moleküle (z. B. Signalstoffe)
■ Zellen (z. B. Abwehrzellen)
■ Wärme

Stoffaustausch zwischen Kapillaren und Interstitium

Von der Aorta bis zu den Kapillaren **vergrößert** sich der **Gesamtquerschnitt** des Gefäßbaumes von ca. 7 cm² auf 1.000 m². Dadurch bedingt sinkt auch der Druck in den Gefäßen. Im Bereich der Kapillaren stehen sich dabei 4 Kräfte gegenüber:

- **Hydrostatischer Druck** bzw. **Fließdruck:** verantwortlich für den Austritt von Wasser und darin befindlichen kleinen Molekülen aus den Kapillaren ins Interstitium und ein wesentlich geringerer hydrostatischer Druck im Interstitium
- **Kolloidosmotischer (onkotischer) Druck des Blutplasmas:** entsteht durch die großen Eiweißmoleküle im Blut (v. a. Albumin), bindet die Flüssigkeit an sich und wirkt dem hydrostatischen Druck entgegen sowie ein interstitieller kolloidosmotischer Druck ähnlicher Größenordnung

Am Beginn der Kapillaren überwiegt der hydrostatische Druck und es tritt Flüssigkeit mit den porengängigen Molekülen ins Interstitium aus (**Filtration**), am Ende der Kapillaren überwiegt der onkotische Druck und bedingt so eine **Reabsorption** von Flüssigkeit ins Gefäßlumen (▶ Abb. 1.2). Durch die zunehmende Querschnittsvergrößerung fällt der hydrostatische Druck im Verlauf der Kapillaren von 30 mmHg auf ca. 15 mmHg, während der onkotische Druck mit seinen ca. 20 mmHg zwischen diesen Drücken liegt und damit am Ende der Kapillaren eine Reabsorption bedingt (▶ Abb. 1.3). Zusätzlich ist das Schwerfeld der Erde zu berücksichtigen; insbesondere im Bereich der Beine findet so gut wie keine Reabsorption von Interstitialflüssigkeit in das Blutgefäßsystem statt. Insgesamt ca. 10 l/Tag werden nicht rückresorbiert. Dies bildet die lymphpflichtige Last, die über das Lymphgefäßsystem aufgenommen werden muss.

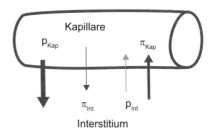

Abb. 1.2 Treibende Kräfte für den Flüssigkeitsaustausch über die Kapillarwand. P_{Kap} = hydrostatischer Druck in der Kapillare, P_{Int} = hydrostatischer Druck im Interstitium, π_{Kap} = onkotischer Druck des Blutplasmas, π_{Int} = onkotischer Druck der interstitiellen Flüssigkeit. [M873]

! **Merke**
An der Kapillarwand erfolgen die Vorgänge der
- Filtration (arterieller Schenkel) und
- Reabsorption (venöser Schenkel) von Molekülen.

Dabei besteht ein Ungleichgewicht zu Gunsten der Filtration, das nur über die Eigenschaften des Lymphgefäßsystems ausgeglichen werden kann.

1.1.3 Aufbau und Funktion des Lymphgefäßsystems

! **Merke**
Mit wenigen Ausnahmen (z. B. Nerven-, Knorpelgewebe, Linsen) finden sich in allen Körpergeweben Lymphgefäße.

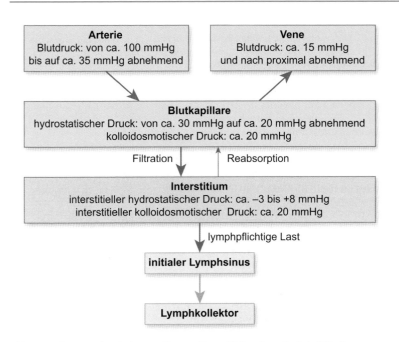

Abb. 1.3 Stoffaustausch zwischen Kapillare und interstitiellem Raum im Bein [M873]

Lymphe ist die Flüssigkeit, die sich im Lymphgefäßsystem befindet (ca. 10 l der Interstitialflüssigkeit werden pro Tag aufgenommen). Sie ist zusammengesetzt aus:

- Eiweißen, die kleiner als Albumin sind
- Fibrinogen und weitere Gerinnungsfaktoren → kann gerinnen
- Sämtlichen Ionen und kleinen Molekülen des Serums und Interstitiums (Glukose, Aminosäuren, Harnstoff, Harnsäure, Hormone usw.)
- Leukozyten
- Immunglobulinen
- Nahrungsfett in Form der Chylomikronen im Bereich des Darmes

Aufgaben von Lymphe und Lymphsystem

- Transportsystem: Drainage der interstitiellen Flüssigkeit und Aufnahme der in ihr befindlichen freien, beweglichen Stoffe und Zellen (lymphpflichtige Substanzen bzw. Lasten) und Transport zum Blutgefäßsystem
- Elimination schädlicher Substanzen aus Körperflüssigkeiten
- Verhinderung einer Ödembildung
- Aufrechterhaltung des inneren Milieus (Homöostase): Regulation der extrazellulären Flüssigkeit
- Immunologische Funktion
- Rezirkulation der Lymphozyten

Aufbau

- Initiale Lymphsinus (Durchmesser ca. 30–50 μm)
- Präkollektoren (Durchmesser ca. 50–200 μm)
- Kollektoren (Durchmesser 300–600 μm)
- Sammelgefäße
- Lymphstämme
- Lymphknoten

Initiale Lymphsinus

- Wirken **resorptiv**
- Dienen dem **Abtransport** aller derjenigen Stoffe aus dem Interstitium, die nicht über den venösen Blutkapillarschenkel absorbiert werden können
- Weg für die in Richtung Lymphknoten bzw. Blutgefäßsystem zu transportierenden Zellen

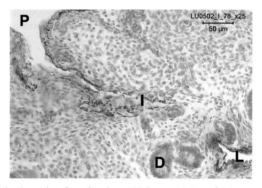

Abb. 1.4 Blind beginnender, fingerförmiger initialer Lymphsinus (Endometrium der Ratte). L = Uteruslumen, D = Endometriumdrüsen, I = initialer Lymphsinus (mit Open-Junction-Formationen), P = Präkollektor. [M873]

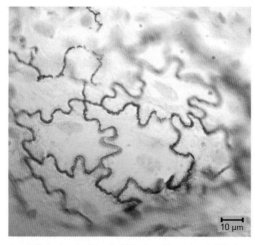

Abb. 1.5 Das Lymphendothel zeigt ein eichenlaubförmiges Muster (nach Silberimprägnation). [M873]

- Beginnen entweder blind und finger- (▶ Abb. 1.4) oder plexusförmig
- Wandung ist aus spezialisierten Endothelzellen aufgebaut, der Zellumriss lässt sich nach Silberimprägnation als eichenlaubförmiges Muster darstellen (▶ Abb. 1.5)
- Lymphendothel ist außerdem immunologisch aktiv und kann aktiven Stofftransport über das Phänomen der Vesikulation bewerkstelligen
- Haben meist einen relativ großen Abstand zu den Blutgefäßen
- Zell-Zell-Kontakte sind adhärent, mit Ausnahme der mehr oder weniger zahlreichen Open-Junction-Systeme, d. h. die Zellausläufer überlappen sich locker unter Bildung von Einlassklappen (▶ Abb. 1.6)
  - Endothelzellen pro mm²: ca. 500
  - Anzahl der Einlassklappen pro Zelle: ca. 15
  - Durchmesser der Einlassklappen: 3–6 µm
  - Spalt zwischen benachbarten Zellausläufern: meist ca. 1 µm
  - Zahl der Open-Junction-Formationen pro mm²: ca. 3.750
  - Anteil an der ungedehnten Oberfläche: 2,3 %
  - Anteil an der gedehnten Oberfläche: bis zu 7 %
- Sind mit der abluminalen Seite (Seite, die vom Lumen weg zeigt) über Fasersysteme in das Bindegewebe eingebunden, sodass Scherkräfte im Bindegewebe (z. B. bei einer Volumenzunahme) zu einer Vergrößerung des Durchmessers der Lymphsinus führen und dadurch Sogkräfte in das Gefäß hinein entstehen (▶ Abb. 1.7)

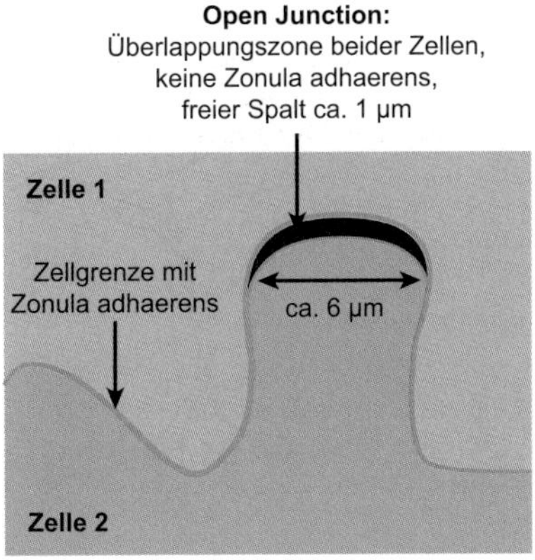

Abb. 1.6 Open-Junction-Formation [M873/L231]

Präkollektoren

- **Verbindungsgefäße** zwischen initialen Lymphsinus und Kollektoren
- Dieser Übergangsbereich kann unterschiedlich lang sein
- Wandaufbau ändert sich kontinuierlich, Endothel wird nach proximal rautenförmiger
- Besitzen Eigenschaften beider Gefäßtypen (nahtloser Übergang zwischen initialem Lymphgefäß und Kollektor)
- Lumen oft von **Trabekeln** durchzogen, die wahrscheinlich der Verwirbelung der Lymphe und der Oberflächenvergrößerung im Dienste der immunologischen Aufgaben des Endothels dienen (▶ Abb. 1.8)
- Schmiegen sich oft an Arterien an und nutzen so die Pulsationsenergie für den Transport der Lymphe aus
- Durch ein z. T. noch **inkomplettes Klappensystem** ist der Lymphstrom mehr ein **Pendelstrom,** wobei das Pendel in proximale Richtung den größeren Ausschlag hat

Faktoren, die die Lymphe im Präkollektor bewegen:

- Saugkräfte aus dem Bereich der Kollektoren
- Kompression durch Ausnutzung der Pulsation von Arterien
- Kompression durch Muskelkontraktionen
- Saugkräfte durch Atembewegungen

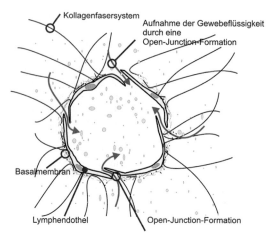

Abb. 1.7 Beziehung zwischen initialem Lymphsinus und umgebendem Bindegewebe [M873]

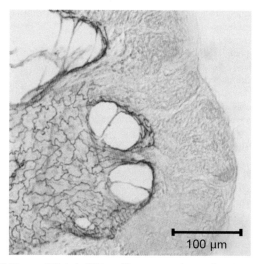

Abb. 1.8 Präkollektoren mit Trabekelbildung (Stratum vasculosum eines Meerschweinchenuterus; Silberimprägnation) [M873]

Kollektoren, Sammelgefäße, Lymphstämme

- Unterscheidung zwischen Kollektoren, Sammelgefäßen und Lymphstämmen erfolgt in Abhängigkeit vom Durchmesser und zur Position im Körper, Eigenschaften sind jedoch die gleichen
- Größter Lymphstamm ist der Ductus thoracicus, der in den linken Venenwinkel von V. jugularis interna und V. subclavia mündet (darüber werden ca. 2 l Lymphe/Tag transportiert)

- Entsprechen den sichtbaren Bahnen bei einer Lymphangitis oder direkten Lymphographie
- Haben ausschließlich **Transportfunktion** (Transport der Lymphe in proximale Richtung)
- Bestehen aus hintereinander geschalteten Einheiten, den **Lymphangionen** (▶ Abb. 1.9): Bezeichnung für den jeweiligen Abschnitt, der durch zwei bikuspidale Klappen begrenzt wird (▶ Abb. 1.10) und dazwischen eine mit glatter Muskulatur verstärkte Wandung besitzt → durch nacheinander folgende Kontraktionen kann die **Lymphe in proximaler Richtung** transportiert werden (▶ Abb. 1.11)
- Kontraktionsfrequenz in Ruhe: 6–10/Min. (bis 20/Min.)
- Intravasaler Druck bei Kontraktion: 3–5 mmHg (bis 25 mmHg)
- Aufrechterhaltung eines Grundtonus durch das vegetative Nervensystem
- Zusätzliche **Unterstützung** der Lymphangione durch:
  - Pulsation der Arterien
  - Peristaltische Bewegungen der Eingeweidemuskulatur
  - Muskelkontraktionen der Skelettmuskulatur
  - Atmung
- Organspezifische Verhältnisse und pathophysiologische Einflüsse wirken sich ebenfalls auf den Lymphtransport aus

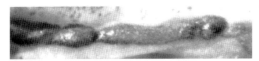

Abb. 1.9 Lymphkollektor mit Lymphangionen (Länge zwischen den beiden Einziehungen = Klappen), die ca. 1 mm lang sind (Mesovar eines Meerschweinchens; Silberimprägnation) [M873]

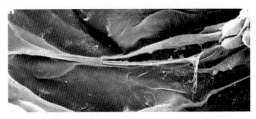

Abb. 1.10 Aufsicht auf eine bikuspidale Klappe im Lymphkollektor [M873]

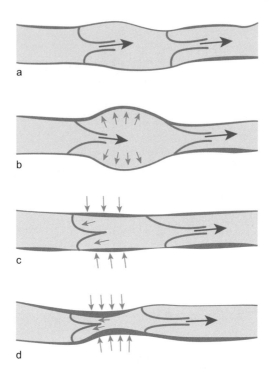

Abb. 1.11 Funktionsweise des Lymphangions. **a)** Kontinuierlicher Durchfluss der Lymphe bei beidseitig geöffneten Klappen. **b)** Füllungsphase mit Wanddehnung durch vermehrten Lymphstrom von distal. **c)** Beginnende Entleerungsphase bei einsetzender Kontraktion der Wand. **d)** Ausstoß der Lymphe nach proximal bei maximaler Wandkontraktion. [M873/L231]

> **! Merke**
>
> Die **manuelle Lymphdrainage** wirkt insbesondere auf die Transporteigenschaften der **Kollektoren:**
>
> ■ **Druck von außen:**
> - Fördert die Aktivität der Lymphangione und erhöht so die Sogwirkung
> - Drückt die Lymphe in die Kollektoren und regt so zusätzlich die Lymphangiontätigkeit an
> - Schließt die Open-Junction-Systeme
> - Verschiebt die Gewebeflüssigkeit (nur die freie)
>
> ■ **Entspannungsphase:**
> - Faserelastisches System bringt Lymphgefäß wieder in Ausgangslage
> - Relativer Unterdruck in den initialen Lymphgefäßen öffnet die Open-Junction-Formationen
> - Gewebeflüssigkeit wird wieder aufgesaugt

Lymphknoten

Aufbau

1

- Menschen besitzen 600–700 Lymphknoten
- Gehäuftes Vorkommen in Leiste, Achsel, am Hals und im Magen-Darm-Bereich
- Größe liegt zwischen 0,2 und 30 mm Längsdurchmesser
- Form variabel, oft bohnenförmig
- Grundgerüst besteht aus **retikulärem Bindegewebe**
- **Gliederung** in Kapsel, Randsinus, Rinde, Mark und Hilus
- **Weg** der Lymphe durch den Lymphknoten: strömt über afferente Kollektoren in Randsinus → Trabekelsinus → Marksinus → Terminalsinus → verlässt über einen oder einige wenige efferente Kollektoren den Hilus (▶ Abb. 1.12)
- Lymphe wird beim Durchströmen des Lymphknotens im Randsinus und im Mark vorwiegend im Sinne der unspezifischen Abwehr überprüft, im Rindenbereich von den Zellen der spezifischen Abwehr (▶ Abb. 1.13)
- Über die **Hochendothelvenolen** der Blutstrombahn in der Rindenregion können Blutkörperchen (v. a. Lymphozyten) in den Lymphknoten einwandern → sind somit die Grundlage für die **Rezirkulation der Lymphozyten**
- Über die Blutstrombahn der Lymphknoten können wesentliche Mengen von Wasser aus der Lymphe aufgenommen werden (bis zu 8 l) → Aufkonzentrierung
- Zellen in den Sinus des Lymphknotens: 85–90 % Lymphozyten, 10–15 % Makrophagen (Langerhans-Zellen), Erythrozyten, Melanozyten, neutrophile und eosinophile Granulozyten
- Lymphozyten der efferenten Lymphe: 10 % aus afferenter Lymphe, 5 % in Lymphknoten generiert, 85 % aus Blut emigriert

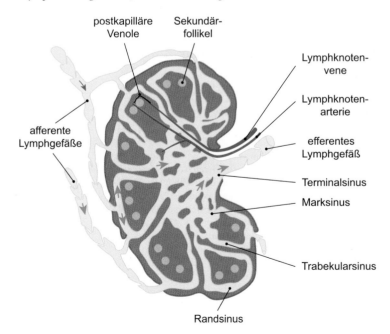

Abb. 1.12 Weg der Lymphe durch den Lymphknoten [M873]

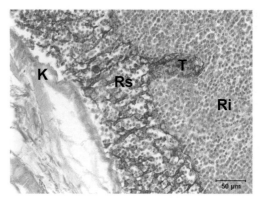

Abb. 1.13 Lymphknoten nach „Tätowierung" mit Tusche. Der Randsinus und ein Trabekelsinus sind deutlich markiert. K = Kapsel, Rs = Randsinus, T = Trabekelsinus, Ri = Rinde. [M873]

Aufgaben

- Biologischer **Filter** zum Entfernen kleiner partikulärer Substanzen
- **Abwehr:**
  - Lymphozytendifferenzierung und -proliferation
  - Bildung von Antikörpern gegen eingedrungene Substanzen, Bakterien und anderes toxisches Material mit Antigeneigenschaften oder gegen von Makrophagen präsentierte Antigene
- Regulierung des Proteingehalts der Lymphe und damit des efferenten Lymphflusses
- **Rezirkulation der Lymphozyten:** transendotheliale Migration aus dem Blut über die Wand der postkapillären Venolen
- **Rückresorption von Wasser** (ca. 5–8 l/Tag)

1.1.4 Lymphbahnen des Körpers

Rechtes und linkes Lymphgefäßsystem

Der menschliche Körper verfügt über 2 Lymphgefäßsysteme, ein rechtes und ein linkes:

- **Rechtes Lymphgefäßsystem:**
  - Verantwortlich für den **rechten oberen Körperquadranten:** sammelt die Lymphe aus der rechten Thoraxseite, der rechten Kopf-Hals-Seite, dem rechten Arm und dem Truncus bronchiomediastinalis dexter (▶ Abb. 1.14, Quadrant 1)
  - Mündet als **Ductus lymphaticus dexter** in den **rechten Venenwinkel** von V. jugularis interna und V. subclavia (▶ Abb. 1.15)
  - Transportiert ca. 10 % der Gesamtlymphproduktion
  - Erhält ungefähr 20 % der Leberlymphe
  - Der Ductus lymphaticus dexter ist durchschnittlich 1 cm lang und relativ dünn (Durchmesser ca. 1 mm)
- **Linkes Lymphgefäßsystem:**
  - Verantwortlich für die beiden unteren und den linken oberen Körperquadranten (▶ Abb. 1.14, Quadrant 2, 3 und 4)

– Die Lymphe aus den Beinen und dem Becken mündet im **Truncus lumbalis dexter und sinister**
– Diese beiden Lymphgefäße vereinigen sich etwa auf Höhe von LWK 2 zur **Cisterna chyli,** in die außerdem der Truncus intestinalis mündet (▶ Abb. 1.15)
– Aus dieser entspringt der **Ductus thoracicus (Milchbrustgang),** der hinter der Aorta und vor der Wirbelsäule die Lymphe nach kranial führt
– Mit der Aorta zieht er durch den Hiatus aorticus durch das Zwerchfell
– Mündet in den **linken Venenwinkel**
– Transportiert ca. 90 % der Gesamtlymphproduktion
– Ist ca. 40 cm lang bei einem Durchmesser von 2–4 mm
– In seinem Verlauf liegen 5–10 Klappenpaare

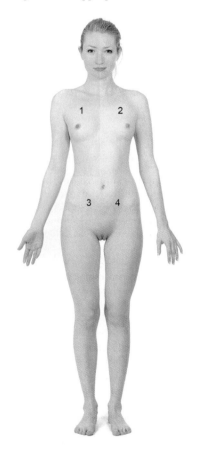

Abb. 1.14 Das rechte Lymphgefäßsystem drainiert den rechten oberen Körperquadranten (1), das linke den linken oberen (2) sowie den rechten und linken unteren Körperquadranten (3, 4).
[K354/M873]

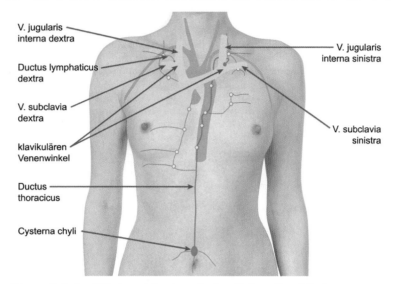

V. jugularis
interna dextra

Ductus lymphaticus
dextra

V. subclavia
dextra

klavikulären
Venenwinkel

Ductus
thoracicus

Cysterna chyli

V. jugularis
interna sinistra

V. subclavia
sinistra

Abb. 1.15 Verlauf und Mündungsstellen der großen Lymphbahnen [K354/M873]

Kollektoren

Die in die Hauptlymphstämme mündenden Kollektoren können in ihrem Verlauf **Bündel** bilden, die dann größere Gebiete drainieren. Innerhalb dieser Bündel können die Kollektoren untereinander vernetzt sein (**Anastomosen**). Während im initialen Bereich durch die meist netzförmige Anordnung eine Anastomosierung von vornherein gegeben ist, nimmt diese nach der Bildung der Bündel deutlich ab. Bezüglich der Nomenklatur werden nur die Bündel benannt; die einzelnen Kollektoren bleiben wegen der großen Variabilität ohne Namen.

Die Lage der Kollektoren kann an den **Extremitäten oberflächlich (epifaszial)** oder **tief** (**subfaszial**) sein, wobei die epifaszialen Kollektoren 80–90 % der jeweiligen Drainagekapazität bezüglich der Gesamtextremität besitzen. Zwischen beiden Systemen können Verbindungen in Form von **Perforansgefäßen** existieren, welche die Muskelfaszie durchbrechen. Der entsprechende Lymphabstrom verläuft immer **von innen nach außen**.

Am **Rumpf** werden **oberflächliche (Hautkollektoren)** von **tiefen** Kollektoren unterschieden und die **Organe** verfügen über entsprechende **Organlymphgefäße**.

In den Verlauf der Kollektoren sind die **Lymphknoten eingeschaltet**, die in Gruppen, aber auch einzeln vorkommen (▶ Abb. 1.16). Die regionalen Lymphknoten nehmen Lymphgefäße einer bestimmten Region auf, der erste Lymphknoten in einem bestimmten Abflussgebiet wird als **Wächterlymphknoten** (Sentinel Lymph Node) bezeichnet.

1.1.5 Lymphknotenstationen und Lymphbahnen

Lymphknoten und -bahnen von Kopf und Hals

- ▶ Abb. 1.17
- Hinterkopf und Nacken → Nll. occipitales (je 3) → Nll. cervicales profundi superiores

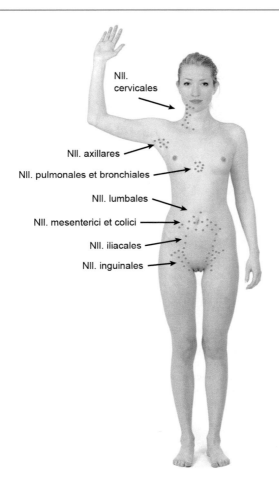

Abb. 1.16 Lymphknotengruppen [K354/M873]

- Mittlere Kopfschwarte, Os parietale, Ohrmuschel, Mittelohr und Warzenfortsatz → Nll. retroauriculares (je ca. 2) → oberflächliche und tiefe Halslymphknoten
- Vordere Kopfschwarte, Stirn, Augenlider, Nasenwurzel, Augenbindehaut und äußerer Gehörgang → Nll. parotidei (je ca. 4) → oberflächliche und tiefe obere Halslymphknoten
- Wange, Nase, Oberlippe, Zähne, Zahnfleisch, Zunge, Mundhöhlenboden, Speicheldrüsen → z. T. über Nll. retropharyngei, z. T. über Nll. buccales (ca. 3) → Nll. submandibulares (7) → obere tiefe Halslymphknoten
- Unterlippe, Kinn, Zungenspitze → Nll. submentales → Nll. submandibulares → Nll. cervicales profundi superiores
- Auge vorne → Nll. praeauriculares und Nll. parotidei
- Auge hinten → Nll. retroauriculares → oberflächliche und tiefe Halslymphknoten
- Rachen, Gaumen, Augen- und Nasenhöhlen → Nll. buccales → oberflächliche und tiefe obere Halslymphknoten, z. T. auch direkt zu unteren tiefen Halslymphknoten

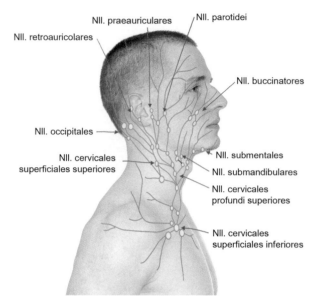

Abb. 1.17 Lymphknotenstationen von Kopf und Hals [K354/M873]

- Hinterer Nasenanteil und oberer Rachen → Nll. retropharyngei (ca. 2) → obere tiefe Halslymphknoten
- Schädelhöhle, Mittelohr und Ohrtrompete → Nll. cervicales profundi superiores
- Gehirn (ist selbst lymphgefäßfrei): Gewebekanäle → Lymphbahnen der Blutgefäße (A. carotis, A. vertebralis und A. jugularis) und Lymphbahnen von N. opticus, N. olfactorius und Innenohr → Lymphbahnen des N. olfactorius über Nasen-Rachen-Raum und Gaumenbögen direkt zu tiefen Halslymphknoten
- Kehlkopf → Nll. praelaryngeales → tiefe Halslymphknoten
- Schilddrüse, obere Trachea und obere Speiseröhre → untere tiefe Halslymphknoten
- Nacken, Schulter (teilweise) und der Bereich oberhalb der Klavikula → Nll. cervicales superficiales inferiores (liegen supraklavikulär medial am Ansatz des M. sternocleidomastoideus)
- **Oberflächliche Halslymphknoten** (Nll. cervicales superficiales) → Nll. cervicales profundi
- **Tiefe Halslymphknoten** (Nll. cervicales profundi) → längs der tiefen Halsgefäße (A. carotis interna und V. jugularis interna) jeweils ca. 30 Lymphknoten der oberen und unteren Gruppe; Lymphfluss von oben nach unten; untere tiefe Halslymphknoten sammeln z. T. auch Lymphe von Arm, Schulter, Brustkorb und Brustorganen
- **Untere tiefe Halslymphknoten** (Nll. cervicales profundi) → Truncus jugularis → Venenwinkel

⁄ Merke

Merke

Halslymphknoten und -lymphbahnen haben Verbindung zum Mediastinum, Tracheobronchialsystem und Ösophagus.

Lymphknoten und -bahnen des Arms

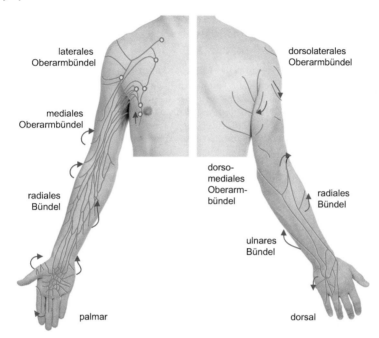

laterales
Oberarmbündel

dorsolaterales
Oberarmbündel

mediales
Oberarmbündel

radiales
Bündel

dorso-
mediales
Oberarm-
bündel

radiales
Bündel

ulnares
Bündel

palmar

dorsal

Abb. 1.18 Lymphknotenstationen des Arms [K354/M873]

Die Lage der Extremitätenlymphgefäße ist sowohl oberflächlich (epifaszial, 80–90 %) als auch tief (subfaszial, 10–20 %) (▶ Abb. 1.18):

- Oberflächliches epifasziales oder subkutanes System (Vasa lymphatica superficialia)
- Tiefes subfasziales oder intrafasziales System (Vasa lymphatica profunda)

Zwischen beiden Systemen bestehen Anastomosen, welche die Muskelfaszie durchbrechen.

Oberflächliche Lymphbahnen (80–90 % der Transportkapazität)

- Handinnenfläche → Karpaltunnel → mittleres Unterarmgefäßbündel
- Handrücken und Finger → vorwiegend Unterarmrückseite (wenig in Richtung Handinnenseite; auf dem Handrücken fast kein subkutanes Fettgewebe und schwächeres straffes Bindegewebe als in der Handinnenseite → somit kann sich eventuell auch ein starkes Ödem des Handrückens bilden)
- Unterarmbeugeseite (lymphgefäßreich mit 3 Bündeln radial, medial und ulnar) → vereinen sich an der Ellenbeuge zum basilären Gefäßbündel
- Unterarmrückseite (wenig Lymphgefäße) → nach kranioventral (Beugeseite)
- Ellenbeuge und Bereich des Epicondylus humeri ulnaris → gelegentlich einzelne Lymphknoten (Nll. cubitales superficiales) im Verlauf der Lymphgefäße
- Oberarm →
  - Basiläres Lymphbündel (Fasciculus lymphaticus basilaris; Ellenzug): überwiegend parallel zur V. basilica, 4–10 Kollektoren, medial gelegen

– Zephales Lymphbündel (Speichenzug): parallel zur V. cephalica, 1–2 Kollektoren, lateral gelegen; nur bei 60 % aller Menschen vorhanden und nur bei 20 % mit Anastomosen zum radialen Unterarmbündel (dieser zephaler Umgehungskreislauf kann bei Abflussbehinderung der axillären Lymphbahnen von Bedeutung sein)

Tiefe Lymphbahnen (10–20 % der Transportkapazität)

- Spärlicher als oberflächliche Lymphbahnen
- Liegen innerhalb der Muskelfaszie in Gefäßlogen des Arms
- Unterarm: neben A. ulnaris und A. radialis, in der Ellenbeuge teilweise mit 2–3 tiefen Lymphknoten (Nll. cubitales profundi)
- Oberarm → Tractus brachialis neben der A. brachialis → tiefe Achsellymphknoten

Lymphknoten und -bahnen der Achsel

- ▶ Abb. 1.19
- 20–60 Lymphknoten sind in die oberflächlichen und tiefen Lymphgefäße eingeschaltet
- Je mehr Lymphknoten es gibt, desto kleiner sind sie und umgekehrt

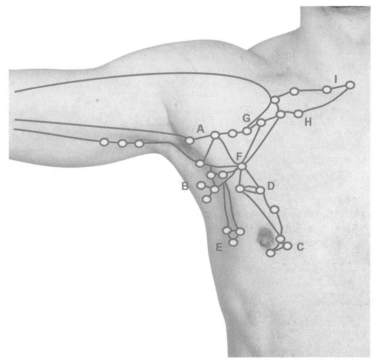

Abb. 1.19 Lymphknotenstationen der Achsel. A = Nll. brachiales, B = Nll. subscapularis, C = Nll. pectorales, D = Nll. subpectorales, E = Nll. thoracoepigastrici, F = Nll. intermedii, G = Nll. axillares profundi, H = Nll. infraclaviculares, I = Nll. supraclavicularis. [K354/M873]

- Die Achsellymphknoten lassen sich in 9 Bereiche einteilen:
  - Lymphgefäße des Arms → **Nll. brachiales**
  - Lymphgefäße von Schulterblatt und hinterer Achsel → **Nll. subscapulares**
  - Lymphgefäße von vorderer Achsel, Brustdrüse, Brustwand bis zur Taille und Brustmuskulatur → **Nll. pectorales**
  - Lymphgefäße der tiefen Brustmuskulatur → **Nll. subpectorales**
  - Lymphgefäße der seitlichen Brustwand und Bauchhaut → **Nll. thoracoepigastrici**
  - **Nll. intermedii:** sammeln Lymphe von Nll. brachiales, Nll. subscapulares, Nll. pectorales, Nll. subpectorales und Nll. thoracoepigastrici → tiefe Lymphknoten
  - **Nll. axillares profundi:** liegen in der Loge der A. axillaris
  - **Nll. infraclaviculares:** sammeln Lymphe aus Nll. axillares profundi → Truncus subclavius oder Nll. supraclaviculares
  - **Nll. supraclaviculares**
- Lymphgefäße, die in die axillären und infraklavikulären Lymphknoten münden:
  - Armlymphgefäße
  - Lymphgefäße der Schulter
  - Lymphgefäße des unteren Nackens
  - Lymphgefäße des Rückens bis zur Wirbelsäule
  - Lymphgefäße der Brusthaut bis zum Sternum
  - Lymphgefäße der Bauchhaut bis zur Taille
  - Lymphgefäße der lateralen Brustdrüsenanteile

Merke
Zusätzlich bestehen Verbindungen zwischen Achsellymphknoten und oberen sternalen, interkostalen und mediastinalen Lymphknoten und somit zu Lunge und Rippenfell.

Lymphknoten und -bahnen der Mamma

- ▶ Abb. 1.20
- Zum größten Teil Abfluss nach lateral (¾, inkl. Mamille) → Nll. pectorales → Nll. axillares
- Im oberen Teil existieren Lymphabflüsse zu den Nll. infraclaviculares
- ¼ wird nach medial zu den Nll. parasternales drainiert

Merke
Von den unteren Anteilen der Brustdrüse bestehen Verbindungen zu den Zwerchfelllymphknoten und somit zum abdominalen Lymphsystem

Lymphknoten und -bahnen der Brustwand und Brustorgane

▶ Abb. 1.20

Brustwand: parietale Lymphknoten und -bahnen

- Nur sehr spärlich vorhanden
- **Nll. parasternales:**
  - Neben Vasa thoracica innen und parallel zum Sternum gelegen
  - Nehmen Lymphe aus medialen Brustdrüsenanteilen auf
  - Nehmen Lymphe aus den vorderen Rippenanteilen auf
  - Leiten die Lymphe zu den infraklavikulären Lymphknoten

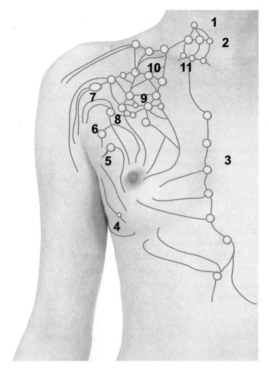

Abb. 1.20 Lymphknotenstationen von Mamma, Brustwand und Brustorganen. 1 = Nl. jugularis internus, 2 = Nll. supraclaviculares, 3 = Nll. parasternales, 4 = Nll. paramammares, 5 = Nll. pectorales, 6 = Nll. subscapulares, 7 = Nll. axillares laterales, 8 = Nll. axillares centrales, 9 = Nll. subpectorales, 10 = Nll. axillares profundi, 11 = Nll. infraclaviculares. [K354/M873]

- Besitzen Verbindungen zu den Zwerchfelllymphknoten (Nll. phrenici) und dadurch auch zum Lymphsystem des Abdomens
■ **Nll. intercostales:**
  - Parallel neben der Wirbelsäule im Bereich der Rippenköpfchen von innen an der Thoraxwand gelegen
  - In diese münden die interkostalen Lymphgefäße (Lymphe der hinteren und seitlichen Thoraxwand sowie der Wirbelsäule)
  - Efferente Gefäße münden meist direkt in Ductus thoracicus
■ **Nll. phrenici:**
  - Nehmen Lymphe des Zwerchfells auf
  - Verbinden sich nach vorne mit den sternalen und nach hinten mit den mediastinalen Lymphbahnen

Mediastinum: viszerale Lymphknoten und -bahnen
■ **Nll. mediastinales anteriores** (vordere mediastinale Lymphknotengruppe):
  - Einzugsgebiete: Schilddrüse, Thymus, Trachea, Herz, Perikard, linke Lunge und Pleura parietalis
  - Verbindungen von der mediastinalen Gruppe zu sternalen Lymphbahnen und zum Truncus bronchomediastinalis dexter

- **Nll. mediastinales posteriores** (hintere mediastinale Lymphknotengruppe):
  - Zahlreicher als die der vorderen Gruppe
  - Einzugsgebiete: Ösophagus, Aorta bis Zwerchfell, Zwerchfell (Pleura diaphragmatica), Perikard, Basalsegmente der Lunge
  - Nach oben mit Rachen- und Halslymphknoten verbunden
  - Nach unten über die Zwerchfelllymphknoten mit dem Abdomen verbunden

Lymphknoten und -bahnen von Bauch, Becken und Genitalien

▶ Abb. 1.21

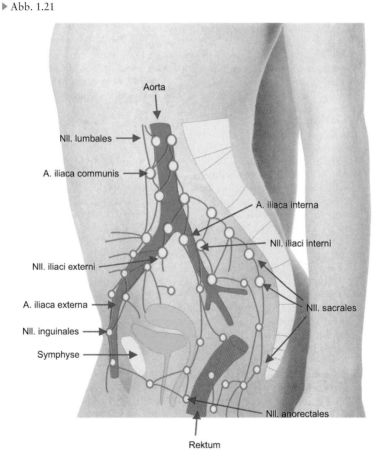

Abb. 1.21 Lymphknotenstationen von Bauch, Becken und Genitalien [K354/M873]

Parietale Lymphknotengruppen

- Sehr zahlreich vorhanden
- Liegen im Retroperitonealraum neben den großen Blutgefäßen sowie vor und seitlich der Wirbelsäule und sind geflechtähnliche angeordnet

1

- **Nll. iliaci:**
  - Unterste Lymphknotengruppe
  - Liegen um die Vasa iliaca
  - Unterteilen sich in interne und externe Gruppe
- **Nll. iliaci externi:**
  - Je 8–12 relativ große Lymphknoten
  - Lage: vorne unten im Becken, direkt oberhalb des Leistenbandes
  - Nehmen Lymphe aus den Leistenlymphknoten auf
- **Nll. iliaci interni:**
  - Je 10–14 relativ große Lymphknoten
  - Lage: hinten oben, vor Rektum und Kreuzbein
  - Reichen bis zur Aortengabel
  - Sammeln Lymphe von Beckenorganen (außer Ovar und Tube), tiefer Gesäßgegend des Damms, hinteren Anteilen des äußeren Genitale, Harnblase, Teil der tiefen Oberschenkellymphgefäße, bei Frauen von größtem Teil der Uterus- und Vaginallymphgefäße, bei Männern von Ductus deferens, Bläschendrüse und Prostataanteilen
- **Nll. lumbales:**
  - 20–30 Lymphknoten
  - Nehmen die Lymphe der Nll. iliaci auf
  - Liegen um die Aorta abdominalis und vor der Wirbelsäule (= paraaortale oder paravertebrale Lymphknoten)
  - Sind kettenähnlich entlang der Trunci lumbales angehäuft
  - Trunci lumbales vereinigen sich zur Cisterna chyli (hier mündet auch noch der Truncus intestinalis ein)
  - Sammeln Lymphe von Nieren, Nebennieren, Teil des Kolons, bei Männern von Hoden und Nebenhoden, bei Frauen von Ovarien, Tuben und oberem Uterusteil
  - Nehmen zusätzlich noch Lymphe aus den Nll. sacrales auf
- **Nll. sacrales:**
  - Je 4–5 Lymphknoten
  - Liegen zwischen Kreuzbein und Rektum
  - Sammeln Lymphe von oberem Rektum, unterem Colon sigmoideum, bei Männern von Prostata, bei Frauen von hinteren Anteilen von Uterus und Vagina
- **Nll. anorectales:**
  - Circa 6–8 Lymphknoten
  - Liegen vorne und seitlich des Rektums
  - Sammeln Lymphe von unteren Rektumanteilen, Teil der Vagina
  - Von hier aus sind Verbindungen möglich zu Nll. sacrales, Nll. iliaci und Nll. inguinales

Viszerale Lymphknotengruppen

Merke
Die viszeralen Lymphbahnen fließen zum Truncus intestinalis zusammen.

- **Nll. mesenterici (Gekröselymphknoten):**
  - 100–150 Lymphknoten
  - Größte Lymphknotenansammlung des menschlichen Köpers
  - In mehreren Reihen angeordnet

- Lage: kleinere mehr zum Darm, größere mehr zur Gekrösewurzel hin gelegen
- Nehmen Lymphe von Dünndarm und Blinddarm auf (Chylusgefäße)
- Führen zum Truncus intestinalis (mündet in Cisterna chyli)

■ **Nll. (para-)colici:**
- Liegen an Umschlagrändern des Mesokolons
- Leiten Dickdarmlymphe über mehrere Lymphknoten in Nll. lumbales

■ **Nll. gastrici:**
- Rechte Gruppe an der kleinen Kurvatur gelegen
- Linke Gruppe an der großen Kurvatur gelegen
- Verbinden sich mit Nll. coeliaci (dorsale Lage) → Beziehung zu Zwerchfell- und Nierenlymphknoten

■ **Nll. pancreaticolienales:**
- 8–10 Lymphknoten
- Kleine Lymphknoten ausgehend vom Milzhilus bis zum Pankreaskopf entlang der Milzgefäße
- Sammeln Lymphe von Pankreas, Duodenum, Gallenblase, Milzkapsel und unteren Lungenanteilen
- Verbindungen zu Lymphknoten der Pfortader und des Plexus coeliacus

■ **Nll. hepatici:**
- Relativ kleine Lymphknoten
- Lage: an der Leberpforte und im Lig. hepatoduodenale des Omentum minus
- Entsorgen den größten Teil der Leberlymphe

■ **Nll. phrenici und Nll. diaphragmaticae:**
- Entsorgen rechten oberen Leberanteil
- Führen Lymphe zum Truncus bronchomediastinalis dexter bzw. über mediastinale Lymphbahnen direkt zum Ductus thoracicus

Lymphknoten und -bahnen des Beins

■ ▶ Abb. 1.22
■ Lymphgefäße sind sehr zahlreich vorhanden
■ **Oberflächlich** epifaszial oder subkutan (Vasa lymphatica superficialia)
■ **Tief** subfaszial oder intrafaszial (Vasa lymphatica profunda)
■ **Anastomosen** zwischen beiden Systemen durchbrechen die Muskelfaszie

Oberflächliche Lymphbahnen

■ 80–90 % der Transportkapazität
■ **Ventromediales Lymphgefäßbündel** (Fasciculus lymphaticus ventromedialis):
- 4–8 Lymphgefäße an der Vorder- und Innenseite des Unterschenkel: ziehen am Innenknie vorbei, dort gelegentlich sanduhrartige Bündelung (Flaschenhals)
- 8–18 Lymphgefäße an der Vorderinnenseite des Oberschenkels: teilweise parallel zur V. saphena magna, oft am Oberschenkel untereinander vernetzt, längste Lymphgefäße des Körpers (bis 1 m lang), münden in Leistenlymphknoten (Nll. subinguinales superficiales)
■ **Dorsolaterales Lymphgefäßbündel** (Fasciculus lymphaticus dorsolateralis):
- 1 bis max. 3 Kollektoren an Unterschenkelrückseite, Kniekehle, Oberschenkelrückseite
- Verlauf nach kranial und seitlich, parallel zum ventromedialen Bündel oder darin einmündend
- Schmaler Längsstreifen von Außenknöchel zur Kniekehle wird in tiefe Beinlymphgefäße entleert

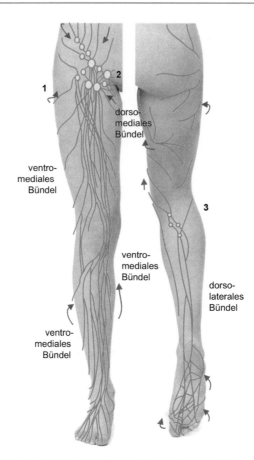

Abb. 1.22 Lymphknotenstationen des Beins. 1 = Nll. inguinales superficiales, 2 = Nll. inguinales profundi und Nll. iliaci externi, 3 = Nll. poplitei. [K354/M873]

Tiefe Lymphbahnen des Unterschenkels

- Verlaufen in den tiefen Gefäßlogen von A. tibialis anterior (ventral) sowie A. tibialis posterior und A. fibularis (dorsal)
- Entsorgen Lymphe von Unterschenkelmuskulatur, Vorderseite des Unterschenkels und Fußrücken
- Begleitende Lymphgefäße der A. tibialis anterior können unterhalb des Tibiakopfes ein oder zwei Nll. tibiales anteriores enthalten
- Die danach ableitenden Lymphbahnen führen in die Nll. poplitei (ca. 6 Lymphknoten)
- Liegen in der Tiefe der Kniekehle im Bereich der Vasa poplitea

Tiefe Lymphbahnen des Oberschenkels

- Verlaufen neben den Vasa femoralia
- Münden in Nll. inguinales profundi und z. T. direkt in Nll. iliaci

■ Zwischen tiefen und oberflächlichen Lymphgefäßen bestehen Anastomosen und durch die Muskeltätigkeit findet normalerweise ein Lymphstrom zu den oberflächlichen Gefäßen statt

Lymphknoten und -bahnen der Leiste

Im Bereich der Leiste liegen ca. 90 % der Beinlymphknoten (▶ Abb. 1.23).

Oberflächliche Lymphknoten (Nll. inguinales superficiales)

■ Untere Gruppe:
– Hier mündet das oberflächliche ventromediale Bündel
– Dazu gehört der Rosenmüller-Knoten, der medial der V. femoralis am Leistenband liegt (sehr großer und dadurch auffälliger Lymphknoten, wird gelegentlich mit einer Femoralhernie verwechselt)
■ Obere Gruppe:
– Mediale Gruppe: kontrolliert Lymphe von äußerem Genitale, darüber liegender Bauchhaut, Innenseite des Gesäßes, Analbereich und z. T. Uterus
– Laterale Gruppe: kontrolliert Lymphe von äußerer Seite des Gesäßes, Hüftregion und lateraler Bauchhaut unterhalb der Taille

Tiefe Lymphknoten (Nll. inguinales profundi)

■ Erhalten Lymphe aus den oberflächlichen Lymphknoten und den tiefen Lymphbahnen des Beines
■ Lymphe fließt weiter zu Nll. iliaci externi → Nll. iliaci communes → Nll. lumbales
■ Vereinzelt befinden sich auch Lymphgefäße in der Loge des N. ischiadicus (leiten Lymphe von Oberschenkelrückseite zu präsakralen Lymphknoten und dann zu Nll. iliaci oder Nll. lumbales interni): Bedeutung evtl. bei Unterbrechung der Leistenlymphbahnen

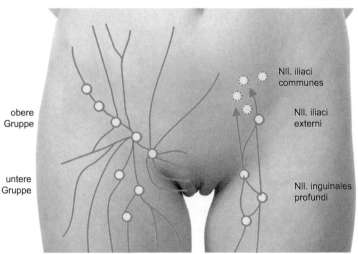

oberflächliche
Lymphknoten
der Leiste

tiefe
Lymphknoten
der Leiste

obere
Gruppe

untere
Gruppe

Nll. iliaci
communes

Nll. iliaci
externi

Nll. inguinales
profundi

Abb. 1.23 Lymphknotenstationen der Leiste [K354/M873]

1

Lymphbahnen der Haut

- Die größeren Lymphgefäße der Haut verlaufen vorwiegend im basalen Bereich der Dermis bis in den Bereich der Subkutis (▶ Abb. 1.24).
- Die jeweiligen Abflussgebiete sind begrenzt durch sogenannte lymphatische **Wasserscheiden.** Über diese hinaus ist ein Flüssigkeitstransport nur durch das System der Tissue Channels möglich.
- **Verlauf der Hauptwasserscheiden der Haut** (▶ Abb. 1.25):
  - Horizontal um die Hüfte.
  - Senkrecht in der Mittellinie des Körpers.
  - Es ergeben sich grob 4 Quadranten: rechter oberer, linker oberer, rechter unterer und linker unterer Quadrant.
  - Obere Quadranten führen Lymphe zu Achsel- und supraklavikulären Lymphknoten.
  - Untere Quadranten führen Lymphe in Leistenlymphknoten.
  - Wasserscheiden verlaufen nicht exakt gerade, sondern oft geschlängelt und können bis zu 10 cm vom erwarteten Bereich abweichen. Sie sind nur unter physiologischen Verhältnissen Trennungslinien zwischen verschiedenen Lymphabflussgebieten.
- **Weitere Wasserscheiden der Haut** (▶ Abb. 1.25):
  - Brust: von Schulter zu Schulter und um das Sternum herum
  - Rücken: von Schulter zu Schulter
  - Rückseite von Armen und Beinen
  - Wasserscheiden der Beine treffen sich über dem Gesäß
  - An den Waden 2 Wasserscheiden relativ parallel

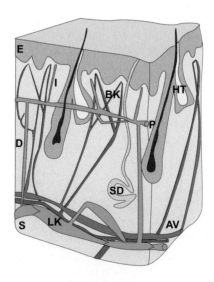

Abb. 1.24 Lymphgefäße der Haut. E = Epidermis, D = Dermis, S = Subkutis, I = initialer Lymphsinus, P = Präkollektorennetz zwischen Papillenschicht und Lederhaut, LK = Lymphkollektoren zwischen Kutis und Subkutis, BK = Blutkapillaren der Papillenschicht, AV = Arterie und Vene, HT = Haar mit Talgdrüse, SD = Schweißdrüse. [K354/M873]

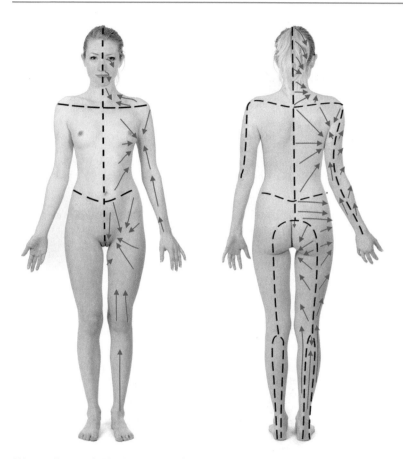

Abb. 1.25 Wasserscheiden der Haut [K354/M873]

1.2 Physiologie und Pathophysiologie des Lymphgefäßsystems

Ursula Heine-Varias

1.2.1 Lymphpflichtige Lasten

Die wesentliche Aufgabe des Lymphgefäßsystems ist die Drainage der interstitiellen Flüssigkeit und der Aufnahme der in ihr befindlichen lymphpflichtigen Substanzen (Lasten). Dazu zählen:
- Eiweiße
- Wasser
- Zellen und Partikel
- Fette im Dünndarm

1

- Hyaluronsäure in Haut und Gelenken
- Liquor und intrazerebrale Flüssigkeit im ZNS

Eiweißlast

- Eiweißlast umfasst sämtliche im Gewebe anfallenden Proteine.
- Proteine können nur über das Lymphgefäßsystem abtransportiert werden.
- Da die geschätzte Menge schon unter Normalbedingungen mindestens die Hälfte des Blutplasmaeiweißes ausmacht, ist die **Rückführung** dieser Makromoleküle in die Blutbahn eine **lebenswichtige Aufgabe** des Lymphgefäßsystems. Eine Unterbrechung dieser Zirkulation führt zum Tod.
- Eiweißgehalt der Lymphe variiert organspezifisch entsprechend der Blutkapillardurchlässigkeit (Extremitäten 1–2 g%, Herz 3 g%, Leber 6 g%).

Merke
Das Lymphgefäßsystem hat eine **lebenswichtige Funktion** für die **Zirkulation der Eiweiße**. Eine schwerwiegende Minderfunktion führt immer zu eiweißreichen Ödemen.

Wasserlast

- Quantitativ die **größte Menge**
- Entspricht dem (Netto-)Ultrafiltrat aus den Blutkapillaren
- Fungiert unter physiologischen Bedingungen als **Lösungsmittel** für die wasserlöslichen Substanzen

Zelllast

- Dazu gehören sämtliche Zellen der weißen Blutreihe, Erythrozyten, Viren, Bakterien, Karzinomzellen, Filarien und andere Parasiten, Ruß-, Farb- und Staubpartikel sowie Gewebszellen (Langerhans-Zellen), die in den Lymphknoten die Antigene präsentieren.
- Über 90 % der Zellen in der Lymphe sind **Lymphozyten:** Sie gelangen im Rahmen der Ausbildung der spezifischen Immunantwort vorwiegend in den Lymphknoten in die Lymphe.

Fettlast

- Fällt im Dünndarm an
- Der größte Teil der Nahrungsfette sind Triglyzeride
- Nahrungstriglyzeride enthalten zu über 90 % langkettige Fettsäuren, die wegen ihrer Größe von über 16 Kohlenstoffatomen lymphpflichtig sind
- Werden in Form von in den Dünndarmepithelzellen synthetisierten Chylomikronen resorbiert, die nach einer fettreichen Mahlzeit für die sahneartige Färbung der Darmlymphe verantwortlich sind, die deshalb Chylus (= Milchsaft) genannt wird
- Mittelkettige Fettsäuren können auch direkt von den Blutkapillaren der Dünndarmzotten resorbiert werden (→ lymphostatische Enteropathie ▶ Kap. 6.3.2, ▶ Kap. 7.3.2)

Hyaluronsäure

- Wichtiger Bestandteil der extrazellulären Matrix
- Vorkommen in Gelenkflüssigkeit, Kammerwasser des Auges und der Haut
- Unterliegt v. a. in der Haut einem intensiven Katabolismus
- Wird teilweise lokal abgebaut und in Lymphknoten und Leber metabolisiert
- Verfügt über große Wasserbindungsfähigkeit

Liquor und zerebrale Flüssigkeit

- Abtransport des Liquors erfolgt nicht nur über die Arachnoidalzotten, sondern in erster Linie über das Lymphgefäßsystem.
- Da im ZNS jedoch keine Lymphgefäße angelegt sind, erfolgt die Drainage der interstitiellen zerebralen Flüssigkeit und ihrer Komponenten über ein prälymphatisches Kanalsystem, über leptomeningeale Manschetten an den Austrittsstellen der Hirnnerven (v. a. Riech-, Seh-, Hörnerv) und Spinalnerven sowie Bindegewebskanälchen in der Adventitia der Hirnarterien (Virchow-Robin-Räume) (→ lymphostatische Enzephalo- und Ophthalmopathie ▶ Kap. 6.3.2, ▶ Kap. 7.3.2).

1.2.2 Physiologie des Lymphgefäßsystems

Definitionen

- **Lymphpflichtige Last (LL):** alle lymphpflichtigen Substanzen und Partikel
- **Lymphzeitvolumen (LZV):**
  - Pro Zeiteinheit transportierte Lymphmenge
  - Entspricht unter physiologischen Bedingungen der LL
  - Beträgt pro Tag in Ruhe ca. 3–10 l (durch die Resorptionsleistung der Lymphknoten reduziert sich diese Menge an der Einmündungsstelle des Ductus thoracicus am linken Venenwinkel auf 1–3 l pro Tag)
- **Transportkapazität (TK):**
  - Maximal mögliche Transportmenge des Lymphgefäßsystems pro Zeiteinheit = maximales LZV
  - Normal ist ca. das 10-fache des Ruhelymphzeitvolumens
- **Sicherheitsventilfunktion (SVF):** Anpassung der Leistung des Lymphgefäßsystems an einen verstärkten Anfall der Wasser- und Eiweißlast

Steuerung der Lymphbildung und lymphödemprotektive Mechanismen

▶ Abb. 1.2.6

- Die Aufnahme der lymphpflichtigen Last wird durch folgenden Mechanismus gesteuert: die **Sicherheitsventilfunktion.** Ein Anstieg der interstitiellen Flüssigkeit führt über die histomechanische Koppelung zwischen den initialen Lymphgefäßen und dem elastischen Fasernetz des Interstitiums zu einer bedarfsgerechten Lymphbildung und über den auch für die Lymphangione geltenden Frank-Starling-Mechanismus zu einem bedarfsgerechten Lymphtransport. Dies ist der wichtigste ödemprotektive Mechanismus. Diese Regulation ermöglicht eine automatische **Anpassung des Lymphzeitvolumens** an den Bedarf. Ist die funktionelle Reserve ausgeschöpft und das maximale Lymphzeitvolumen erreicht, spricht man von der **Transportkapazität** des Lymphgefäßsystems. Diese liegt um ca. das 10-fache höher als das Ruhelymphzeitvolumen.
- **Erhöhter Gewebedruck:** Führt zu verstärktem Lymphabtransport über die Lymphgefäße.

- **Verminderte Filtration:** Durch den erhöhten Gewebedruck wird weniger Ultrafiltrat gebildet.
- **Verstärkte Resorption:** Durch die erhöhte Aufnahme der Gewebsflüssigkeit an der Blutkapillare.
- **Versickern über Bindegewebskanäle (prälymphatische Kanale):** Durch das Interstitium und die Wandung der Blutgefäße (Lymphvasa vasorum) kann ein Teil der lymphpflichtigen Lasten abtransportiert werden.

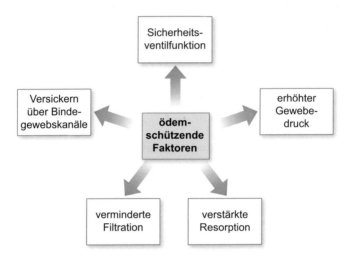

Abb. 1.26 Ödemprotektive Mechanismen [T726/L231]

1.2.3 Pathophysiologie des Lymphgefäßsystems

- Sobald die lymphpflichtigen Lasten (LL) die Transportkapazität (TK) übersteigen, ist kein bedarfsgerechter Abtransport der lymphpflichtigen Lasten mehr möglich.
- Es kommt zur Entwicklung eines **extrazellulären Ödems.**
- Dies zeigt sich als sichtbare, Dellen hinterlassende Schwellung.
- Dieses Ödem kann eiweißarm oder eiweißreich sein, örtlich oder generalisiert auftreten.
- Aber: Nicht bei jedem Ödem liegt ein Lymphödem vor.

 Merke
Jedes extrazelluläre Ödem ist Zeichen einer Überforderung des Lymphgefäßsystems **(LL › TK).** Es sagt noch nichts über den Zustand der Lymphgefäße selbst aus.

Ursachen

Folgende Ursachen, die einzeln oder kombiniert vorliegen können, führen zu einem Ödem (▶ Abb. 1.27):

- **Verstärkte Durchblutung:** Durch den Anstieg des Blutkapillardrucks kommt es zu einer vermehrten Ultrafiltration, die bei Überschreitung der Transportkapazität des Lymphgefäßsystems zur Ödembildung führt.

1

- **Erhöhte Kapillarpermeabilität:** Eine erhöhte Konzentration von Entzündungsmediatoren (z. B. Histamin) führt bereits in sehr kurzer Zeit zu einer erhöhten Durchlässigkeit der Blutkapillarwand. Auch ein längerfristiger Anstieg des Blutkapillardrucks führt zur Weitung der Interendothelialjunktionen in den Blutkapillaren und damit zu einer verstärkten Filtration und Durchlässigkeit gegenüber den Bluteiweißen und Erythrozyten (Phänomen der auseinander gezogenen Poren), wodurch die Menge aller lymphpflichtigen Lasten erhöht ist.
- **Hypoproteinämie:** Durch die Verminderung der Plasmaproteine im Blut verringert sich die resorbierende Kraft des Blutes. Dies führt zu generalisierten eiweißarmen Ödemen.
- **Lymphostase:** Durch Überbelastung oder bei Schädigung des Lymphgefäßsystems können die lymphpflichtigen Lasten nicht bedarfsgerecht abtransportiert werden.

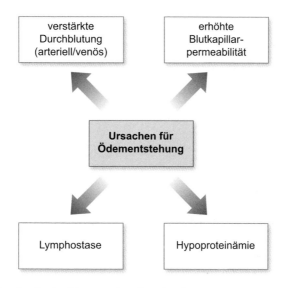

Abb. 1.27 Ursachen für eine Ödementstehung [T726/L231]

1.2.4 Insuffizienzformen des Lymphgefäßsystems

Mechanische Insuffizienz

- Schwerwiegende **Einschränkung der Transportkapazität** → Lymphgefäßsystem ist mit der normal anfallenden lymphpflichtigen Last überfordert ($TK_{reduziert} <$ LL_{normal}) (▶ Abb. 1.28)
- **Eiweißreiches** Ödem
- **Krankheitsbild:** Lymphödem

Merke
Bei der mechanischen Insuffizienz gilt: TK ↓ und LL normal → **Niedrigvolumeninsuffizienz**.

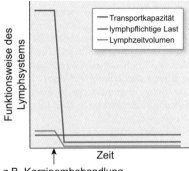

Abb. 1.28 Mechanische Insuffizienz (Niedrigvolumeninsuffizienz) des Lymphgefäßsystems ($TK_{reduziert} < LL_{normal}$) z. B. nach Krebsbehandlung [T726/L231]

Dynamische Insuffizienz

- Das gesunde Lymphgefäßsystem ist überfordert durch die **extreme Erhöhung der lymphatischen Last** ($TK_{normal} < LL_{stark\ erhöht}$) (▶ Abb. 1.29) bei
  - Erhöhung der Vorlast = Erhöhung der lymphpflichtigen Last, die transportiert werden muss
  - Erhöhung der Nachlast = Erhöhung des Strömungswiderstands in den Lymphknoten oder Venenwinkeln
- Das Ausschöpfen der funktionellen Reserve ist zeitlich limitiert → organische Schädigung des Lymphgefäßsystems mit Reduktion der Transportkapazität
- In der Regel **eiweißarmes** Ödem
- Bei erhöhtem Anfall der Wasser- und Eiweißlast können jedoch auch eiweißreiche Ödeme entstehen

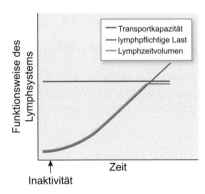

Abb. 1.29 Dynamische Insuffizienz (Hochvolumeninsuffizienz) des Lymphgefäßsystems ($TK_{normal} < LL_{stark\ erhöht}$) z. B. bei Inaktivitätsödem [T726/L231]

- **Krankheitsbilder:**
  - Chronisch venöse Insuffizienz (Stadium I/Widmer)
  - Hypoproteinämisches Ödem
  - Linksherzinsuffizienz
  - Hepatisches Ödem
  - Renales Ödem
  - Die meisten endokrinen Ödeme
  - Schwangerschaftsbedingtes Ödem
  - Ödem beim prämenstruellen Syndrom
  - Orthostatisches Ödem

Merke

Bei der dynamischen Insuffizienz gilt: TK normal und LL ↑↑ → **Hochvolumeninsuffizienz.**

Achtung

Eine **dekompensierte Linksherzinsuffizienz** ist wegen der Erhöhung der Vorlast eine absolute Kontraindikation für den Einsatz der KPE.

Sicherheitsventilinsuffizienz

- **Kombination** der **mechanischen und dynamischen Insuffizienz** mit Reduktion der Transportkapazität bei gleichzeitiger Erhöhung der lymphpflichtigen Last ($TK_{reduziert}$ < $LL_{erhöht}$) (▶ Abb. 1.30)
- Ausgeprägtes Ödem kann zu Minderversorgung von Gewebe mit Nekrosen führen
- **Eiweißreiches** Ödem
- **Krankheitsbilder:**
  - Entzündliches Ödem
  - Phlebolymphödem (Stadium II/III a/b nach Widmer)
  - Lipolymphödem

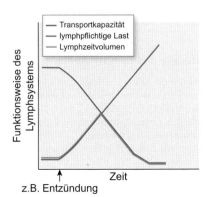

Abb. 1.30 Sicherheitsventilinsuffizienz des Lymphgefäßsystems ($TK_{reduziert}$ < $LL_{erhöht}$) z. B. bei Entzündung [T726/L231]

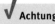

Merke
Bei der Sicherheitsventilinsuffizienz gilt: TK ↓ und LL ↑.

√ Achtung
Akute Infektionen sind eine absolute Kontraindikation für die KPE. Bei einem Erysipel ist die KPE nach 2–3 Tage nach Beginn einer systemischen Antibiose möglich.

Hämodynamische Insuffizienz

- **Rechtsherzinsuffizienz** ist eine **Sonderform der Sicherheitsventilinsuffizienz** ($TK_{reduziert} < LL_{erhöht}$)
- Durch die gestörte Hämodynamik (es finden sich z. B. gestaute Halsvenen) im Körperkreislauf passive Hyperämie mit Anstieg der lymphpflichtigen Wasserlast
- Durch diesen erhöhten venösen Druck gleichzeitig auch Einflussstauung für die einmündenden Lymphstämme
- Über die verstärkte Ultrafiltration in den Lymphknoten Erhöhung des Drucks in den efferenten Lymphgefäßen
- **Eiweißarmes,** generalisiertes Ödem
- Lang- und schwerwiegende Überlastung des Lymphgefäßsystems → strukturelle Veränderung der Lymphgefäße → eiweißreiches Ödem
- **Krankheitsbild:** kardiales Ödem

Merke
Bei der hämodynamischen Insuffizienz gilt: TK ↓ und LL ↑.

√ Achtung
Kardiale Ödeme sind bei Dekompensation eine absolute Kontraindikation für MLD bzw. KPE.
Bei gleichzeitig bestehender Herzinsuffizienz dürfen Lymphödeme und deren Kombinationsformen nur in enger Absprache mit dem behandelnden Arzt mit einer physikalischen Ödemtherapie behandelt werden.

1.2.5 Pathophysiologie des Lymphödems

- Eine schwerwiegende lymphvaskuläre Drainagestörung, bedingt durch eine mechanische oder Sicherheitsventilinsuffizienz des Lymphgefäßsystems, ist Ursache der lymphostatischen Krankheitsbilder.
- Die Folgen sind fehlender Abtransport der Eiweiße, mangelnde Versorgung des Gewebes und eine lokale Immunschwäche.
- Das Lymphödem kann alle Körperteile betreffen; am häufigsten sind Lymphödeme der Extremitäten.

Ursachen

Mögliche Ursachen einer **beeinträchtigen Lymphgefäßfunktion** sind (▶ Abb. 1.31):
- Organische Ursachen: Fehlanlage, Zerstörung

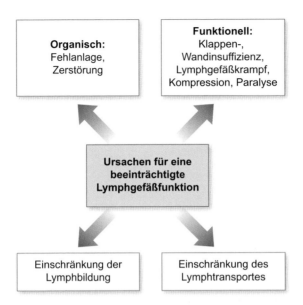

Abb. 1.31 Ursachen für eine beeinträchtige Lymphgefäßfunktion [T726/L231]

- Funktionelle Ursachen: Klappeninsuffizienz, Wandinsuffizienz, Lymphgefäß-spasmus, Kompression, Paralyse

Das führt zu:

- Einschränkung des Lymphtransportes
- Einschränkung der Lymphbildung

Kompensationsmöglichkeiten des Körpers bei Entwicklung einer Lymphostase

- Sicherheitsventilfunktion
- Bildung von lympholymphatischen und lymphovenösen Anastomosen (Lymph-angiogenese)
- Umleitung der Lymphe über bestehende Kollateralgefäße und Lymphsinus
- Versickern von interstitieller Flüssigkeit im prälymphatischen Kanalsystem
- Zellulärer Abbau der Gewebseiweiße durch Makrophagen

Erst wenn diese Kompensationsmöglichkeiten ausgeschöpft sind, kommt es zur Entwicklung eines Lymphödems.

Folgen persistierender eiweißreicher Ödeme

- Bei einem persistierenden eiweißreichen Ödem kommt es zu einer Gewebsver-änderung, die einer **chronischen Entzündungsreaktion** entspricht.
- Der gestörte Abtransport freier Sauerstoffradikale und anfallender Lipoperoxi-de führt zur oxydativen Schädigung von Eiweißen, Zellmembranen, der Blutka-pillarendothelzellen und der Glykokalyx der Blutkapillaren.

- Dies führt zur Aktivierung der Makrophagen mit Freisetzung der Zytokine IL1 und IL6, dem Anstieg von Wachstumsfaktoren und Matrixmetalloproteinasen.
- **Folgen** sind:
  - Zerstörung elastischer Fasern
  - **Gefäßproliferation**
  - Aktivierung der Fibroblasten → vermehrte **Kollagenbildung** und **Fibrosklerose**

In lymphödematös gestauten Gewebe finden sich **Vermehrungen** von:
- Makrophagen
- Gewebsmastzellen
- Plasmazellen
- Fibroblasten und Lymphozyten
- Blut- und Lymphgefäßen
- Fibrinogen
- Hyaluronsäure

Stadien

- **Stadium 0** (Latenz- oder Intervallstadium):
  - Lymphangiopathie mit noch suffizientem Lymphgefäßsystem.
  - TK ↓ > LL normal (▶ Abb. 1.32).
  - Welche Leistungsfähigkeit das Lymphgefäßsystem nach einer Schädigung wieder erlangt, hängt von seiner Regenerationsfähigkeit und vom vorbestehenden Zustand der TK ab.
- **Stadium I:** reversibles Stadium
- **Stadium II:** spontan irreversibles Stadium
- **Stadium III:** lymphostatische Elephantiasis

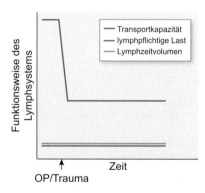

Abb. 1.32 Latenz- oder Intervallstadium (Stadium 0) des Lymphödems (TK$_{reduziert}$ > LL$_{normal}$) [T726/ L231]

Klassifikation des Lymphödems

- Die Einteilung der Lymphödeme (▶ Abb. 1.33) erfolgt in primäre (▶ Kap. 6) und sekundäre (▶ Kap. 7).
- Beim sekundären Lymphödem ist außerdem zu differenzieren, ob es benigne oder maligne ist.

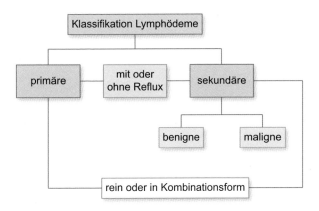

Abb. 1.33 Klassifikation des Lymphödems [T726/L231]

- Primäres und sekundäres Lymphödem können mit oder ohne Reflux einhergehen.
- Sie können als reines (alleiniges) Lymphödem auftreten oder in Kombination mit anderen Dysplasien bzw. Erkrankungen.

Merke

Da ein Lymphödem erstes Symptom einer malignen Erkrankung sein kann, diese Ursache als erstes ausschließen.

2 Diagnostik lymphangiologischer Erkrankungen

Wolfgang Justus Brauer

2

2.1 Allgemeines zu den diagnostischen Verfahren

Lymphödeme sind je nach **Ausprägung** mit klinischer bzw. bildgebender Diagnostik nachweisbar:

- **Klinisch manifeste Lymphödeme:** Lassen sich in der Regel einfach und zuverlässig klinisch mit Anamnese, Inspektion, Palpation sowie Volumenmessung diagnostizieren (▶ Kap. 2.2, ▶ Kap. 2.3).
- **Subklinische Lymphödeme** der Extremitäten: Zeigen keine morphologischen Veränderungen und lassen sich nur mit einem bildgebenden Verfahren, der Funktionslymphszintigrafie, nachweisen (▶ Kap. 2.4.3).
- **Differenzierung multifaktorieller Ödeme oder Ödeme mit fehlenden lymphödemtypischen morphologischen Veränderungen:** Es kommen bildgebende diagnostische Verfahren zum Einsatz, z. B. Funktionslymphszintigrafie, Sonografie, indirekte Lymphangiografie.

Bei den **bildgebenden Verfahren** werden unterschieden:
- **Funktionsdiagnostik:** Funktionslymphszintigrafie (▶ Kap. 2.4.3)
- **Morphologische Diagnostik:**
  - Statische Lymphszintigrafie (▶ Kap. 2.4.3)
  - Sonografie (▶ Kap. 2.4.4)
  - Indirekte Lymphangiografie (off label; ▶ Kap. 2.4.5)
  - Direkte Lymphangiografie (▶ Kap. 2.4.6)
  - Interstitielle MRT (off label; ▶ Kap. 2.4.7)

Die bioelektrische Impedanzmessung und die Indocyanin-Grün-Fluoreszenz-Lymphografie sind experimentelle Verfahren; letztere ist zur Diagnostik von Ödemerkrankungen noch nicht zugelassen.

In der Regel ist ein klinisch manifestes Lymphödem mit der klinischen Diagnostik einfach, schnell und zuverlässig zu diagnostizieren, das subklinische Lymphödem hingegen nur mit der Funktionslymphszintigrafie. Die Funktionsdiagnostik kommt außerdem bei unklaren Krankheitsbildern und bei Kombinationserkrankungen zum Einsatz. Morphologische Bildgebung, hier vorwiegend der Ultraschall, ist zur Frühdiagnostik nicht geeignet, wohl aber zur Verlaufskontrolle. MRT und CT sind für die Diagnostik einer Lymphtransportstörung nicht indiziert.

2.2 Anamnese

- Beginn der Symptomatik:
  - Akuter oder schleichender Beginn?
  - Wann traten Ödeme auf?
  - Traten Ödeme auch vorher schon einmal auf?
- Verlauf
- Auslösende Ursache:
  - Verletzungen
  - Operationen im Gebiet der drainierenden Lymphgefäße
  - Schwangerschaft
  - Tropenaufenthalt (Hinweis auf Filariasis)
  - Begleiterkrankungen
- Gewichtsveränderungen
- Maligne Erkrankungen: Art der Operation, Bestrahlung (wo?)
- Lokalisation der Beschwerden

- Spannungs- und Schwellungsgefühl
- Druck- und Spontanschmerzen:
  - Lipödem: Druck- und/oder Spontanschmerzen
  - Primäres und sekundäres Lymphödem: schmerzfrei
- Ausbreitungsrichtung des Ödems (distal nach zentral vorwiegend beim primären Lymphödem, zentral nach distal häufiger beim sekundären Lymphödem bei zentral gelegenem Auslöser)
- Neigung zu Hämatomen bei geringem Trauma beim Lipödem
- Erysipel: tritt bei Lymphtransportstörungen gehäuft auf und ist oft erster Hinweis auf ein (subklinisches) Lymphödem
- Medikamentenanamnese
- Familienanamnese: Angehörige, die auch ein Lymph- oder Lipödem haben
- Einschränkungen im Alltag
- Versorgung mit Hilfsmitteln: z. B. BH-Versorgung, Brustprothese, Kompressionsstrümpfe
- Bisher durchgeführte Therapien
- Bereits erfolgte Entstauungstherapie: klinische Symptomatik kann sich dadurch in einzelnen Fällen trotz fortbestehender Transportstörung erheblich bessern, was zu Fehleinschätzungen führen kann

2.3 Körperliche Untersuchung

2.3.1 Inspektion

- Ödemlokalisation
- Ödemabgrenzung
- Verformungen und Konturveränderungen (▶ Abb. 2.1)
- Volumenzunahme
- Asymmetrie
- Kastenzehen: Zehen mit rechteckigem Querschnitt (▶ Abb. 2.1)
- Verstrichenes oder balloniertes Relief des Fußrückens (▶ Abb. 2.1)
- Ausgefüllte oder ballonierte Bisgaard-Kulisse (Achillessehnenloge)
- Fettverteilungsstörung
- Beim Armlymphödem: Beachtung auch der Mamma und der Rückenweichteile bezüglich Ödemzeichen
- Vertiefte natürliche Hautfalten (▶ Abb. 2.1)
- Hautfarbe
- Hautfurchen durch einschnürende Kleidung
- Hämatome: Lokalisation
- Entzündungszeichen
- Varizen
- Papillomatose: flächige verruköse Hautveränderungen (▶ Abb. 2.1)
- Hyperkeratose: Verhornungen der Haut
- Ulkus
- Rhagaden
- Mykosen
- Lymphangiektasie (erweiterte Lymphgefäße)
- Lymphfisteln
- Narben

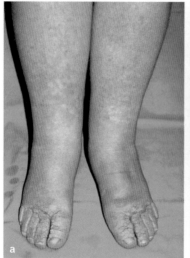
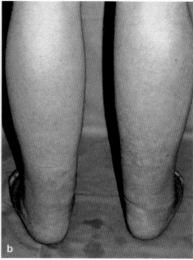

Abb. 2.1 Lymphödem Stadium 3. **a)** Säulenförmige Deformierung der Unterschenkel, verstrichenes Sprunggelenkrelief, ballonierte Fußrücken (links noch dellbar), vertiefte natürliche Hautfalten, Kastenzehen und Papillomatose. **b)** Ballonierte Bisgaard-Kulisse. [M874]

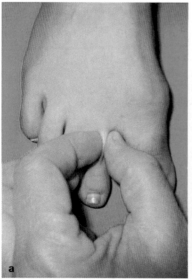
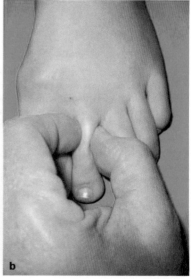

Abb. 2.2 Lymphödem beidseits. **a)** Rechts negatives Stemmer-Zeichen und verstrichener Fußrücken. **b)** Links positives Stemmer-Zeichen und ballonierter Fußrücken mit verdickter Kutis. [M874]

2.3.2 Palpation

- **Gewebekonsistenz:** Mit zunehmender Fibrosklerose und Fettgewebsproliferation nehmen die Konsistenz zu und die Dellbarkeit ab, die Hautfalten sind verbreitert.
- **Hautfaltentest:** Zur Prüfung der Gewebekonsistenz eine Hautfalte abheben. Mit zunehmender Fibrosklerose und Fettgewebsproliferation nimmt die Konsistenz der Haut zu und die Dellbarkeit ab, die Hautfalten sind verbreitert.
- **Stemmer-Zeichen:** Zur Prüfung der Gewebekonsistenz in der Nähe des Grundgelenks der 2. Zehe oder des Zeigefingers eine Hautfalte abheben.
  - **Negatives** Stemmer-Zeichen: Es lässt sich eine schmale Hautfalte abheben. (▶ Abb. 2.2a)
  - **Positives** Stemmer-Zeichen: Es lässt sich nur eine verbreiterte oder gar keine Hautfalte abheben (▶ Abb. 2.2b).

! Merke

Ein eindeutiges positives Stemmer-Zeichen ist ein zuverlässiges Zeichen für ein Lymphödem, ein negatives schließt allerdings ein Lymphödem nicht aus.

- Hautverschieblichkeit, Hautelastizität.
- Hauttemperatur, -feuchtigkeit.
- **Druckschmerzen:** Sind kein Symptom eines unkomplizierten Lymphödems, aber in Verbindung mit der typischen Fettverteilungsstörung eines Lip- und Lipolymphödems.
- Gelenkbeweglichkeit, Bewegungsausmaß.
- **Lymphknoten:** Bei onkologischen Fragestellungen überall, sonst regional plus Gegenseite.

2.3.3 Dokumentation

- Umfangsmessungen (▶ Kap. 2.4.1)
- Eventuell Fotodokumentation:
  - Standardisierte Aufnahme der Ödematisierung von allen Seiten
  - Vor dunkelblauem oder dunkelgrünem Hintergrund
  - Vor und nach Entstauung des Ödems

2.4 Apparative Diagnostik

2.4.1 Volumenmessung

- Volumenmessung mit standardisiertem Messprotokoll mit Maßband nach Kuhnke: Messungen mit einem Maßband alle 4 cm (Scheibenmethode)
- Wasserverdrängungsmessung (Plethysmografie)
- Optoelektronisch
- Ödemmessung durch Umfangsmessung mittels Maßband an definierten Messpunkten, vorwiegend zur Verlaufskontrolle

2.4.2 Labor

Laboruntersuchungen sind **nicht erforderlich** bei folgenden Ödemformen:
- Unkompliziertes primäres und sekundäres Lymphödem
- Lipödem

- Phlebolymphödem
- Posttraumatisches Lymphödem
- Postoperatives Lymphödem
- Inaktivitätsödem

Laboruntersuchungen sind hingegen **erforderlich** bei/zur

- Verdacht auf Mitbeteiligung innerer Organe (lymphostatische Enteropathie)
- Chylösem Reflux
- Entzündlichen Erkrankungen (Erysipel, Mastitis)
- Rheumatoid bedingtem Ödem
- Internistisch bedingtem Ödem (kardial, renal, hepatisch, Hypoproteinämie)
- Endokrin bedingtem Ödem (Myxödem)
- Schwangerschaftsbedingtem Ödem
- Hormonellen Störungen
- Abklärung zyklisch-idiopatischer Ödeme

2.4.3 Funktionslymphszintigrafie

Die Funktionslymphografie ist eine nuklearmedizinische Untersuchung zur Quantifizierung des **Lymphtransports** der Extremitäten. Sie besteht aus 2 Komponenten:

- **Dynamische Studie** (▶ Abb. 2.3a)
- **Statische Lymphszintigrafie** (▶ Abb. 2.3b, ▶ Abb. 2.4)

Sie beruht auf der Ermittlung des Uptakes eines in der Peripherie injizierten radioaktiv markierten Tracers, der ausschließlich durch das Lymphgefäßsystem abtransportiert wird, in den regionalen Lymphknoten sowie der Bestimmung der Transportzeit. Die Messungen der radioaktiven Strahlung und die Bildgebung erfolgen mit einer Gamma-Kamera.

Indikationen

- Funktionsbeurteilung des peripheren Lymphgefäßsystems
- Objektivierung des Lymphödems vorwiegend bei primären und sekundären Lymphödemen im subklinischen Stadium und Stadium 1 sowie bei Extremitätenschwellungen unklarer Genese
- Planung und Therapiekontrolle bei mikrochirurgischen Eingriffen am Lymphgefäßsystem und plastischen Operationen bei Patienten mit Lymphödem

Tracer und Injektionstechnik

Als Tracer werden ^{99m}Tc-Nanokolloide verwendet, in Deutschland vorwiegend ^{99m}Tc-Human-Serum-Albumin-Nanokolloid. Tracer von verschiedenen Herstellern lassen sich nicht austauschen.

Die Injektion des Tracers erfolgt subkutan in den distalen Fußrücken zwischen 1. und 2. Zehenstrahl bzw. in den distalen Handrücken zwischen 2. und 3. Fingerstrahl. Eine Einzeldosis von ca. 37 MBq in < 0,1 ml Volumen ist ausreichend.

Dynamische Studie

Unter Ruhebedingungen ist der Lymphfluss für eine quantitative Erfassung zu langsam. Deshalb ist es erforderlich, die dynamische Studie zur **Aktivierung der Pumpfunktion** der Lymphangione unter standardisierter körperlicher Belastung durchzuführen.

2

Durchführung

- Bei der Untersuchung der **Beine** hat sich das Gehen auf dem **Laufband** mit definierter Belastungszeit, Gehgeschwindigkeit und Schrittfrequenz als optimal erwiesen. Ersatzweise kann mit metronomgesteuertem und mit durch Schrittzähler kontrolliertem Gehen belastet werden. Andere Formen der Belastung sind weniger zuverlässig.
- Die Untersuchung der **Arme** erfolgt am liegenden Patienten. Belastet wird durch metronomgesteuerten rhythmischen **Faustschluss**.

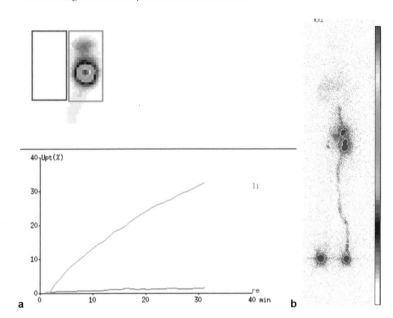

Abb. 2.3 Lymphödem rechtes Bein, Normalbefund linkes Bein. **a)** Funktionslymphszintigrafie. Inguinoiliakaler Lymphknotenuptake während der Belastung durch Gehen auf dem Laufband. Gleichmäßiger Kurvenanstieg. Nach 30 Minuten links (grün markiertes Messfeld) regelrechter Uptake (32,9 %), rechts (rot markiertes Messfeld) erniedrigter Uptake (1,41 %) (pathologisch ‹ 7,5 %, Normbereich › 8,4 %). **b)** Statische Lymphszintigraphie. Tracerdepots in den Füßen. Links Radioaktivitätsanreicherung im Verlauf der Lymphkollektoren der vorderen präfaszialen Längsbündel und den inguinoiliakalen Lymphknoten, rechts im Verlauf der Lymphkollektoren fehlende Aktivitätsbelegung, minimale Aktivitätsanreicherung in den inguinalen Lymphknoten. [F666]

Auswertung

- **Bestimmung der Transportzeit:** Die Transportzeit ist die Zeitdifferenz zwischen Belastungsbeginn und dem ersten Radioaktivitätsnachweis in den regionalen Lymphknoten.
- **Schwächungskorrektur:** Zur Berechnung des Lymphknotenuptakes ist neben der Zerfallskorrektur eine Schwächungskorrektur erforderlich. Die Strahlung aus den radioaktiv markierten Lymphknoten wird von dem darüber liegenden Gewebe geschwächt. Die Schwächung nimmt exponentiell mit der Lymphknotentiefe zu. Die Tiefen liegen für die inguinalen Lymphknoten bis zu einer Halbwertschichtdicke (45 mm) und für die iliakalen und axillären Lymphknoten bis zu 3 Halbwertschichtdicken (135 mm). Somit kann im ungünstigsten Fall nur ein

Achtel der gespeicherten Aktivität gemessen werden. Zur Berechnung der Schwächungskorrektur muss in der Regel die Lymphknotentiefe bestimmt werden.

– Die SPECT (Single Photon Emission Computed Tomography) ist ein genaues, aber auch zeitaufwändiges und kostenintensives Schnittbildverfahren zur Ermittlung der Lymphknotentiefe.

– Die Ultraschalluntersuchung ist zur Lymphknotentiefenbestimmung sehr ungenau.

– Die Schwächungskorrektur mit der BMI-Korrekturformel ist ein einfaches und genaues Verfahren zur Bestimmung quantitativer Lymphknotenuptakewerte bei der Funktionslymphszintigraphie der Beine. Für die oberen Extremitäten wurde noch keine BMI-Schwächungskorrekturformel entwickelt.

▪ **Norm- und pathologische Werte des Lymphknoten-Uptakes:**
– Bei den **Beinen** liegt der pathologische Bereich des Lymphknoten-Uptakes nach standardisierter 30-minütiger Belastung durch Gehen < 7,48 %, noch tolerabel sind Werte zwischen 7,48 % und 8,39, der Normbereich ist > 8,39 %.
– Bei den **Armen** überlappen sich die Messbereiche für Normalkollektive und Lymphödeme geringfügig. Der Normalbereich des Lymphknoten-Uptakes liegt nach 60 Min. zwischen 5,1 % und 17,4 % und der Uptake bei Lymphödemen < 5,3 %.

Interpretation

Der Lymphknoten-Uptakewert ist abhängig von patientenbedingten Faktoren und der Untersuchungsmethode. Das Verhältnis von lymphpflichtiger Last zum Ausmaß der Einschränkung der Transportkapazität bestimmt, ob der Uptake erhöht, (scheinbar) normal oder erniedrigt ist.

▪ **Erniedrigter Uptake:**
– Lymphtransportstörung
– Unzureichende Aktivierung der Pumpfunktion der Lymphangione durch ungenügende Belastung

▪ **Erhöhter Uptake:**
– Erhöhte lymphpflichtige Last, z. B. bei jungen Lipödempatientinnen
– Frühformen der CVI

▪ **Uptakewerte im Normbereich:**
– Ungestörter Lymphtransport
– Kombinierte Insuffizienz

▪ **Transportzeit:** normale Transportzeiten schließen eine Lymphtransportstörung nicht aus, verzögerte Transportzeiten beweisen bei korrekter Injektionstechnik ein Lymphödem

> **! Merke**
> Das subklinische Lymphödem lässt sich nur mit der Funktionslymphszintigraphie nachweisen.

Statische Lymphszintigrafie

Sie wird als ventrale Ganzkörperszintigrafie oder als Teilkörperszintigrafie im Anschluss an die dynamische Studie durchgeführt. Die **Lymphkollektoren** stellen sich als bandartige Radioaktivitätsanreicherungen dar. Die Speicherung des Radiopharmakons in den Lymphknoten führt zur fokalen Radioaktivitätsanreicherung unterschiedlicher Größe und Intensität (▶ Abb. 2.4). Eine Differenzierung der Zahl der

Lymphgefäße oder deren Lumen ist ebenso wenig möglich wie eine Beurteilung der Lymphknotengröße und -struktur.

Durchführung
Sie findet als ventrale Ganzkörper- oder Teilkörperszintigrafie statt.

2

Auswertung und Interpretation
Abhängig vom Maß der Transportstörung beim Lymphödem sind Lymphkollektoren und Lymphknoten der betroffenen Region schwächer und kleiner, teilweise weniger deutlich sichtbar oder nicht mehr abgrenzbar.

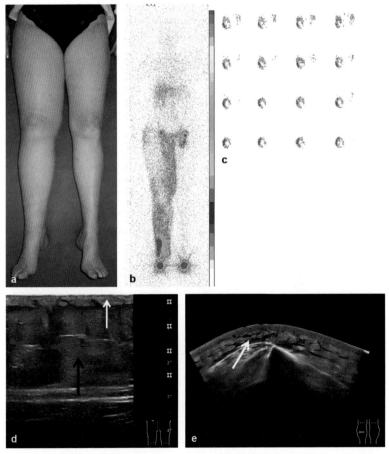

Abb. 2.4 a) Sekundäres Lymphödem rechts › links nach Operation eines Zervix- und Vulvakarzinoms und Radiatio. Statische Lymphszintigrafie (**b**) und SPECT (**c**) der Unterschenkel. Rechts ausgeprägter manschettenförmiger Dermal Backflow. Links fehlende Aktivitätsbelegung im Verlauf der vorderen präfaszialen Längsbündel. Minimale Aktivitätsanreicherung in den inguinalen Lymphknoten beidseits. **d)** Sonografie des rechten Oberschenkels. Man erkennt eine verdickte Kutis (weißer Pfeil) und Subkutis (schwarzer Pfeil), eine diskrete feindisperse Struktur, aber keine liquiden Strukturen. **e)** Sonografie des rechten Unterschenkels transversal mit dreidimensionalen netzförmigen liquiden Strukturen (Pfeil). [M874]

2

■ Pathologische **lokalisierte Radioaktivitätsanreicherungen** können Ausdruck einer lokalen Schädigung des Lymphgefäßsystems oder von Lymphozelen und Lymphzysten sein (▶ Abb. 2.4b)

■ **Flächige Anreicherungen** des Radiopharmakons entsprechen einem Dermal Backflow infolge einer Abflussstörung und Klappeninsuffizienz. Durch ergänzende Untersuchungen mit der SPECT lässt sich die Ausbreitung eines Dermal Backflows besser als mit der planaren Szintigrafie beurteilen (▶ Abb. 2.4c).

2.4.4 Sonografie

Die Sonografie ist ein morphologisches Untersuchungsverfahren. Systemvoraussetzung ist ein Ultraschallgerät mit hochauflösendem Schallkopf. Spezielle Bildverarbeitungssoftware, insbesondere Speckle Reduce Imaging und Tissue Harmonic Imaging, erhöht die Ortsauflösung und die Sensitivität des Ultraschalls beim Erkennen von interstitieller Flüssigkeit. Der Patient wird krankeitsabhängig untersucht und gelagert.

Indikationen

■ Beurteilung ödematöser Strukturveränderungen beim Lymphödem
■ Beurteilung sekundärer Gewebsveränderungen
■ Diagnostik auslösender Ursachen beim sekundären Lymphödem
■ Therapie- und Verlaufskontrolle des Lymphödems

Vorteile der Sonografie:
■ Klärung lokaler Befunde: Form, Menge und Verteilung flüssiger Strukturen
■ Differenzierung zwischen Erysipel, Fasziitis, Phlegmone oder Abszedierungen
■ Hilfe bei lymphologisch-phlebologischen Fragestellungen

Nachteile der Sonografie:
■ Keine Differenzierung der interstitiellen Flüssigkeit
■ Unterscheidung von Lymphzysten, Lymphozelen und Seromen in der Regel nicht möglich
■ Beweis eines Lymphödems allein sonografisch meist nicht möglich
■ Extremitätenlymphgefäße lassen sich nur bei ausgeprägter Erweiterung als tubuläre Struktur, die keine speziellen Charakteristika aufweist, erkennen
■ Subklinische und frühe Formen bei klinisch und nuklearmedizinisch eindeutig zu diagnostizierenden Lymphödemen sind sonografisch nicht zuverlässig zu erkennen
■ Fehlende Durchblutungssignale in Gefäßstrukturen bei der farbcodierten Duplexsonografie oder Power-Mode-Sonografie beweisen kein Lymphgefäß

Auswertung und Interpretation

Mögliche sonografische **Kriterien** eines Lymphödems sind:
■ Verdickung der Kutis (▶ Abb. 2.4d)
■ Verdickung der Subkutis (▶ Abb. 2.4d)
■ Fehlende Differenzierbarkeit von Kutis und Subkutis
■ Feindisperse Struktur (▶ Abb. 2.4d): kann durch Ödem, entzündliches Ödem, Strahlenfibrose, Fibrosen beim fortgeschrittenen Lymphödem verursacht werden
■ Erhöhte Echogenität
■ Dreidimensionale netzartige flüssige Strukturen (▶ Abb. 2.4e): Kriterium vermehrter interstitieller Flüssigkeit unterschiedlicher Art

> ! **Merke**
> Zur **Therapie- und Verlaufskontrolle** des Lymphödems ist die Sonografie geeignet, der Beweis eines Lymphödems ist dagegen allein sonografisch meist nicht möglich.

2.4.5 Indirekte Lymphografie

Die indirekte Lymphangiografie ist ein morphologisches radiologisches Verfahren zur Darstellung von **epifaszialen Lymphgefäßen** im Bereich der Körperoberfläche. Dazu wird unter hohem Druck ein nichtionisches dimeres Röntgenkontrastmittel langsam intrakutan infundiert. Es bildet sich ein Kontrastmitteldepot, von dem aus Lymphgefäße über eine Distanz von ca. 30 cm zur Darstellung kommen. Lymphknoten lassen sich nicht darstellen.

Aktuell ist kein Kontrastmittel für die indirekte Lymphangiografie zugelassen, das Untersuchungsverfahren ist off label.

Indikationen

- Präoperative Planung bei plastischen lymphologischen Eingriffen
- Uneindeutige Ergebnisse bei der Funktionslymphszintigrafie
- Lymphödemdiagnostik bei Patienten, bei denen eine Funktionslymphszintigraphie nicht durchführbar ist (z. B. immobile Patienten, Allergien)

Auswertung und Interpretation

Diagnostische **Kriterien** sind:
- Form des Kontrastmitteldepots
- Erkennen initialer (und damit pathologisch erweiterter) Lymphgefäße (▶ Abb. 2.5)
- Weite und Verlauf der Kollektoren
- Gefäßabbrüche
- Atypische Drainagewege (▶ Abb. 2.5)
- Dermal Backflow (▶ Abb. 2.5)
- Extravasate

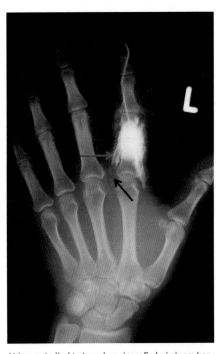

Abb. 2.5 Indirekte Lymphangiografie bei einem kongenitalen Lymphödem. Man erkennt die erweiterten initialen Lymphgefäße mit Dermal Backflow (schwarzer Pfeil) und einen atypischen Abfluss über die adventitiellen Lymphgefäße der Fingerarterien (roter Pfeil). [M874]

> ! **Merke**
> Eine unauffällige indirekte Lymphangiografie schließt eine Lymphtransportstörung nicht aus.

2

2.4.6 Direkte Lymphografie

Die direkte Lymphografie ist ein röntgenologisches Verfahren zur detaillierten Darstellung von **Lymphkollektoren** und **Lymphknoten**. Das Verfahren ist invasiv, zeitaufwändig und mit gewissen Risiken (Letalität 1 : 1.800) behaftet.

Indikationen

Therapieplanung und Therapie von **chylösen Refluxerkrankungen**.

 Merke

Für die Lymphödemdiagnostik ist die direkte Lymphografie **kontraindiziert,** weil sie zu einer Verschlechterung des Lymphödems führen kann.

2.4.7 MRT

Bei der Magnetresonanztomografie (MRT) basiert die Bilderzeugung auf der Verteilung von Protonen (Wasserstoffkernen) im Körper. Liquide und ödematöse Veränderungen in der Haut und in der Tiefe sowie Fettgewebe und damit Fettverteilungsstörungen lassen sich ohne Verwendung eines Kontrastmittels darstellen (▶ Abb. 2.6). Die interstitielle Magnetresonanztomografie ist ein morphologisches Untersuchungsverfahren zur Darstellung von **Lymphkollektoren, Lymphstämmen und Lymphknoten.** Nach interstitieller Applikation eines wasserlöslichen, gadoliniumhaltigen Kontrastmittels lassen sich normale und pathologisch veränderte Lymphgefäße und Lymphknoten darstellen. Aktuell ist kein Kontrastmittel für die interstitielle MRT zugelassen, das Untersuchungsverfahren ist off label.

Indikationen

- Diagnostik auslösender Prozesse sekundärer Lymphödeme
- Beurteilung von Malformationen
- Beurteilung von Folgeschäden und Begleiterkrankungen beim Lymphödem
- Onkologische Diagnostik bei V. a. malignes Lymphödem
- Chylöse Refluxerkrankungen

 Merke

Native und mit intravenöser Kontrastmittelgabe durchgeführte MRT-Untersuchungen sind zur Beurteilung früher Stadien des Lymphödems nicht geeignet (▶ Abb. 2.6).

2.4.8 Fazit apparative Diagnostik

- In der Regel ist ein klinisch **manifestes** Lymphödem mit der **klinischen** Diagnostik einfach, schnell und zuverlässig zu diagnostizieren.
- Das **subklinische** Lymphödem lässt sich nur mit der **Funktionslymphszintigrafie** diagnostizieren.
- Die Funktionsdiagnostik kommt außerdem bei unklaren Krankheitsbildern bei Kombinationserkrankungen zum Einsatz.
- Morphologische Bildgebung, hier vorwiegend der Ultraschall, ist zur Frühdiagnostik nicht geeignet, wohl aber zu Verlaufskontrollen.
- MRT und CT sind für die Diagnostik einer Lymphtransportstörung nicht indiziert.

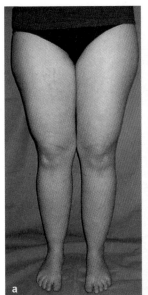

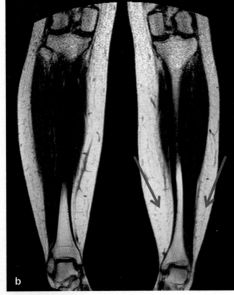

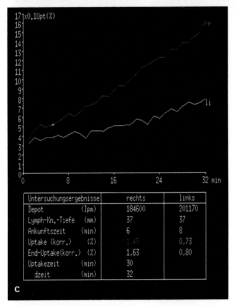

Untersuchungsergebnisse		rechts	links
Depot	(Ipm)	184600	201170
Lymph-Kn.-Tiefe	(mm)	37	37
Ankunftszeit	(min)	6	8
Uptake (korr.)	(%)	1.45	0,73
End-Uptake(korr.)	(%)	1,63	0,80
Uptakezeit	(min)	30	
dzeit	(min)	32	

Abb. 2.6 a) Lipolymphödem bei einer 29-jährigen Patientin. [M874] **b)** Im MRT erkennt man das prominente subkutane Fettgewebe (hyperintens) mit typischer Fettverteilungsstörung (Pfeile), kein Ödemnachweis. [M875] **c)** Lymphszintigraphie mit verzögerter Transportzeit links › rechts, erniedrigtem inguinoiliakalen Lymphknotenuptake (rechts 1,45 %, links 0,73 %; pathologisch ‹ 7,6 %). [M874]

2

2.5 Diagnostischer Algorithmus

2.5.1 Symmetrie

Bei symmetrischen Veränderungen, insbesondere wenn **gut dellbare** Ödeme nachweisbar sind und **keine** für das Lymphödem typische **Spätveränderungen** vorliegen, sollte differenzialdiagnostisch zuerst gedacht werden an:
- **Internistische** Erkrankungen mit Ödemsymptomatik
- **Medikamentöse** Ödeme
- **Idiopatische** Ödeme

Dies gilt besonders dann, wenn die Ödeme **generalisiert** auftreten.

Davon ausgenommen sind Patienten mit symmetrischer Lipohypertrophie oder Lipödem, bei denen eine internistische Diagnostik nicht indiziert ist. Die Differenzierung eines Lipödems zum Lipolymphödem ist gelegentlich nur mit der Funktionslymphszintigraphie möglich.

2.5.2 Asymmetrie

Bei asymmetrischer Volumenzunahme sind im Vorfeld als Ursache **auszuschließen:**
- Solide Raumforderungen
- Lokalisierter Riesenwuchs
- Weichteilhypertrophie

2.5.3 Lymphödem

Lassen sich Ödeme und/oder zu einem Lymphödem (Stadium 2 und 3) passende **Gewebs-** und/oder **Hautveränderungen** nachweisen, ist ein **Lymphödem** wahrscheinlich.
- Zuerst muss eine ursächliche maligne Erkrankung (Kompression, Invasion, neoplastische Lymphangiose) ausgeschlossen werden.
- **Klassifikation** des Lymphödems:
  - **Benigne** Form: primär oder sekundär
  - **Maligne** Form
- Die **primären** Lymphödeme werden weiter differenziert:
  - Sporadisch auftretende Formen (> 90 %)
  - Hereditäre Erkrankungen
  - Teil eines Syndroms (z. B. Klippel-Trenaunay-Weber-Syndrom)
- Bei den **sekundären** benignen Lymphödemen ist vorwiegend an folgende Ursachen zu denken:
  - Chronisch venöse Insuffizienz Stadium 2 und 3 (nach Widmer)
  - Iatrogen, z. B. nach Lymphonodektomie, Radiatio, Venenentnahme bei Bypassoperationen, Durchtrennung von Lymphgefäßen bei anderen operativen Eingriffen, abhängig von der Schnittführung
  - Posttraumatisch
  - Zustand nach Erysipel
  - Filariasis
  - Adipositas permagna
  - Artifiziell
- Lymphödeme bei Kombinationserkrankungen oder multiplen Begleiterkrankungen, die oft mit vielen verschiedenen Medikamenten behandelt werden, stellen eine besondere diagnostische Herausforderung dar, die sich nur individuell lösen lässt.

3 Konservative lymphologische Therapie

3.1 Komplexe physikalische Entstauungstherapie (KPE)

Oliver Gültig, Anya Miller

3.1.1 Vier-Säulen-Konzept der KPE

In den 30er-Jahren des vorigen Jahrhunderts entwickelte Emil Vodder die manuelle Lymphdrainage (MLD) und beschrieb Griffreihenfolgen zur Behandlung gesunder Körpergebiete. Später wurden durch Johannes Asdonk, Michael Földi und Eberhard Kuhnke die ersten medizinisch-wissenschaftlichen Belege erarbeitet. Auf Beschreibungen von Alexander von Winiwarter und anderen aufbauend entwickelte sich mit Johannes Asdonk, später auch durch Michael Földi, die komplexe physikalische Entstauungstherapie (KPE), die aus **4 therapeutischen Säulen** besteht (▶ Abb. 3.1):

- **Manuelle Lymphdrainage** (MLD; ▶ Kap. 3.2): Eine die Lymphangiomotorik anregende Massagetechnik, mit der zusätzlich im Ödemgebiet interstitiell gestaute Flüssigkeit verschoben werden kann.
- **Hautpflege** (▶ Kap. 3.3): Sie ist als Infektionsprophylaxe bei allen lymphostatischen Ödemen besonders wichtig, da diese Patienten durch das eiweißreiche Ödem bedingt ein höheres Infektionsrisiko haben und alle Kompressionsmaterialien der Haut Feuchtigkeit und Fett entziehen.
- **Kompression** mit Kompressionsverband (▶ Kap. 3.4) bzw. Kompressionsstrümpfen (▶ Kap. 3.5): Sie verhindert das Zurückfließen von Flüssigkeit in vorher entstautes Gewebe. In den unterschiedlichen Phasen der KPE (▶ Kap. 3.1.2) wird sie entweder als **lymphologischer Kompressionsverband (LKV)** in Phase I oder als **maßgefertigte medizinische Flachstrickbestrumpfung** in Phase II durchgeführt. Nur in Verbindung mit der konsequenten Kompressionstherapie kann der Behandlungserfolg der KPE erreicht bzw. das Behandlungsergebnis erhalten werden.
- **Selbstbehandlung und entstauende Übungen** (▶ Kap. 3.6): Sie unterstützen und gewährleisten den Therapieerfolg über die direkte therapeutische Anwendung hinaus. Die Übungen bzw. Bewegungen sind **immer in der Kompression** durchzuführen, damit der lymphatische und venöse Rückfluss bei den Bewegungen verbessert wird. Sie werden mit dem Patienten als Hausaufgabe eingeübt. Informationen über die Wirkung und eine Anleitung erfolgen bei den ersten Behandlungen. Eine spätere Kontrolle ist fortlaufend zu empfehlen.

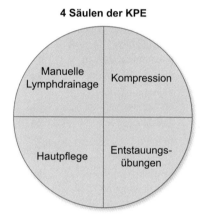

4 Säulen der KPE

Abb. 3.1 Die 4 Säulen der komplexen physikalischen Entstauungstherapie (KPE) [T726/L231]

> **! Merke**
> Therapeutisch sind immer alle 4 Anwendungen durchzuführen, da sie nur in ihrer Gesamtheit zum Erfolg führen.

Seit über 30 Jahren ist die KPE die Therapie der Wahl bei allen lymphostatischen Ödemformen. Adjuvant kann die KPE auch im Bereich der **Traumatologie** und **Rheumatologie** eingesetzt werden.

Rechtzeitig, ggf. schon zu Beginn der KPE sollte die ärztliche Verordnung einer medizinischen Kompressionsbestrumpfung erfolgen und ein lymphkompetentes Sanitätshaus eingebunden sein, um die lückenlose Versorgung mit einem medizinischen Kompressionsstrumpf nach der Entstauungsphase zu gewährleisten.

3.1.2 Behandlungsphasen der KPE

Bei der Behandlung eines lymphostatischen Ödems wird in **2 Phasen** vorgegangen (▶ Tab. 3.1):

- **Entstauungsphase** (Phase I): Weitgehende Entödematisierung des lymphostatischen Ödems. Die Dauer ist unter ambulanten Bedingungen sehr individuell (durchschnittliche Dauer 2–4 Wochen).
- **Erhaltungs- und Optimierungsphase** (Phase II): Der entödematisierte Zustand des lymphostatischen Ödems wird erhalten. Die KPE wird bedarfsgerecht durchgeführt.

Bei guter Kompetenz des Lymphdrainagetherapeuten, Arztes und Sanitätshauses sowie Mobilität des Patienten ist die Entstauungsphase der KPE unter ambulanten Bedingungen möglich. Bei Ausbleiben eines Erfolges, bei ausgeprägten Formen des lymphostatischen Ödems, aggravierender Komorbidität und fehlendem lymphologisch geschulten Team ist eine akutstationäre Behandlung oder ein Aufenthalt in einer lymphologisch spezialisierten Rehaklinik erforderlich.

Tab. 3.1 Phasen der Entstauungstherapie

Phase der KPE	Behandlung
Phase I: Entstauungsphase	• Täglich MLD, evtl. mehrmals • Hautpflege • 22–23 Std. lymphologischer Kompressionsverband • Bewegungsübungen in Kompression
Phase II: Erhaltungs- und Optimierungsphase	• MLD nach Bedarf • Hautpflege • Kompression mit maßgefertigter flachgestrickter Kompressionsbestrumpfung • Bewegungsübungen in Kompression • Eigenbehandlung des Patienten • Ggf. apparative Kompression

Der Einsatz der beiden unterschiedlichen **Kompressionsmethoden** lässt sich mit den jeweiligen verschiedenen **Wirkungen** begründen.

Kompression mit LKV: wird individuell und täglich auf das Ödemvolumen angepasst mit einem individuell und täglich veränderbaren Kompressionsdruck

- Verhinderung eines Reflux'
- Verbesserung der Wirkung der Muskel- bzw. Gelenkpumpe
- Erhöhung der lymphatischen und venösen Fließgeschwindigkeit
- Reduktion des venösen Pools
- Reduktion der pathologisch erhöhten Ultrafiltration
- Spezifische Fibroselockerung

Kompression mit maßgefertigter Flachstrickware (Arm-, Beinkompressionsstrumpf): muss durch Alterung der Materialien spätestens nach 6 Monaten erneuert werden; in Ausnahmefällen ist auch rundgestricktes Material möglich, dabei aber auf die unterschiedliche Wirksamkeit der Steifheit (Stiffness) und der Gewebedicke achten

- Verhinderung der Tendenz zur Reödematisierung
- Unterstützende Wirkung auf die Muskel- bzw. Gelenkpumpe
- Unterstützende Wirkung durch interstitielle Druckerhöhung
- Unterstützende Wirkung zur Fibroselockerung
- Erhält den erzielten Behandlungserfolg nach einer erfolgreichen Phase I der KPE

Die **Mitarbeit des Patienten** mit lymphostatischen Ödemen ist die wichtigste Voraussetzung für einen dauerhaften Erfolg der Therapie. Diese ist insbesondere bei der täglichen und oft lebenslangen Kompressionstherapie unerlässlich. Die **umfassende Aufklärung** des Patienten über seine Erkrankung und die Wirkungsweise der Kompressionstherapie muss die Motivation des Patienten fördern, um so den weiteren Verlauf seiner Erkrankung möglichst günstig beeinflussen zu können.

Merke

Die Kompression ist sowohl in Phase I als auch in Phase II der KPE eine unverzichtbare Maßnahme für eine erfolgreiche Therapie.
Ein korrektes Vorgehen führt bei konsequenter Durchführung immer zum Erfolg.
Komplikationen können eine erfolgreiche Behandlung verhindern und bedürfen einer ärztlichen Abklärung.

3.1.3 Therapieversagen

Ursachen für ein Therapieversagen können beim Patienten, Arzt oder Therapeuten liegen (▶ Tab. 3.2). Therapieversagen muss grundsätzlich **immer abgeklärt** werden.

Tab. 3.2 Ursachen für Therapieversagen	
	Ursachen des Therapieversagens
Patient	• Maligner Prozess • Strahlenschaden • Begleiterkrankung • Ödem anderer Ursache • Keine bzw. mangelnde Compliance • Trägt keine Kompression • Verordnete Behandlungsfrequenz wird nicht eingehalten • Ödem artifiziell herbeigeführt

Arzt	• Falsche Diagnose
	• Alleinige diuretische Therapie
	• Alleinige apparative intermittierende Kompression (AIK)
	• Verordnungen nicht ausreichend:
	  – Falsche Behandlungsfrequenz
	  – Falsche Behandlungszeit
	  – Kein Kompressionsverband
	• Falsche Kompressionsbestrumpfung

Therapeut	• Falscher Behandlungsaufbau • Keine bzw. mangelhafte zentrale Vorarbeit • Kein oder falscher Kompressionsverband • Komplikation nicht erkannt

3.2 Manuelle Lymphdrainage (MLD)

Oliver Gültig, Anya Miller

3.2.1 Wirkungen

Die Wirkung der MLD bei lymphostatischen Ödemen auf das Gewebe ist wissenschaftlich nachgewiesen. Ihre **Hauptwirkungen** sind:

- Beseitigung oder Reduktion des eiweißreichen interstitiellen Proteinstaus und der begleitenden interstitiellen Volumenvermehrung
- Vermeidung bzw. deutliche Reduktion der damit verbundenen entzündlichen Reaktionen und Bindegewebsproliferation

Die Wirkung der MLD **basiert** dabei **auf:**

- Verbesserung der Lymphbildung
- Steigerung der Lymphangiomotorik
- Steigerung des Lymphzeitvolumens erkrankter Lymphgefäße
- Verschiebung von Lymph-und Gewebeflüssigkeit
- Lockerung von proliferiertem Bindegewebe

Zusätzlich konnten folgende **Reaktionen** auf eine regelmäßig durchgeführte MLD im Gewebe nachgewiesen werden:

- Verbesserte Bildung von kollateralen Abflusswegen über Lymphgefäße
- Gesteigerte Neoangiogenese von Lymphgefäßen in einem Schädigungsbereich
- Gesteigerte extra- bzw. lymphvaskuläre zelluläre Plasmaproteinbewältigung

3.2.2 Grundgriffe

Emil Vodder beschrieb die Grundgriffe der MLD. Aus ihnen entwickelten sich durch die klinische Anwendung bei lymphologischen Krankheitsbildern Griffmodifikationen und Spezialgriffe zum lokalen Verschieben der Haut. **Grundgriffe** der MLD nach Vodder sind:

- Stehender Kreis
- Pumpgriff
- Schöpfgriff
- Drehgriff

Grundlegende **Anwendungskriterien** bzw. **Charakteristika** der Griffe der MLD sind:

- Die Anwendung erfolgt je nach Zielsetzung und richtet sich ausschließlich nach dem Befund und der Reaktion der zu behandelnden Region.
- Eine optimale Wirkung wird durch einen stetigen **Wechsel der Grundgriffe** erreicht.
- Die Griffe können **mit einer Hand oder beiden Händen** sowie deren Teilbereichen ausgeführt werden. Sie werden mit der größtmöglichen Kontaktfläche durchgeführt.
- Der **Auflagedruck** richtet sich nach der Geweberverschieblichkeit, -festigkeit und Grad der Hautbeschaffenheit (auch der der Therapeutenhand). Durch diese unterschiedlichen Parameter kann ein allgemeiner Massagedruck nicht angegeben werden, da auch physiologisch deutliche Unterschiede in der Hautverschieblichkeit der einzelnen Körperregionen bestehen.
- Möglichst minimaler Kraftaufwand bei größtmöglicher Hautverschiebung (ohne zu rutschen).
- Die Griffe werden stehend, stehend-alternierend und alternierend-fortschreitend appliziert.

3

- Wenn die Griffe kreisförmig ausgeführt werden, dann in Lymphabflussrichtung.
- Alle Grifftechniken der MLD werden innerhalb der nicht ödematisierten Gebiete im Sekundenrhythmus durchgeführt. Im lymphödematösen Gebiet wird deutlich langsamer behandelt.
- Die Schubphase erfolgt in Richtung der Abflussregion (Verschieben von Flüssigkeit).
- Die Entspannungsphase ist ein passives Zurücktragenlassen der vorher maximal verschobenen Haut, damit sich die vorher entstauten Gewebe und Gefäße erneut mit der distal vom Behandlungsgebiet gelegenen Ödemflüssigkeit füllen können.
- Es werden keine Gleit- oder Kontaktmittel eingesetzt, da sonst der notwendige direkte Hautkontakt nicht mehr gewährleistet wäre.
- Keine Hyperämie erzeugen, da es sonst zur Zunahme der vorliegenden Ödematisierung kommen würde (Ausnahme: bei lymphostatischen Fibroselockerungsgriffen).

Stehender Kreis

Kreisförmiger Universalgriff, der an **allen Körperregionen** angewendet werden kann. Er hat neben dem Effekt der **verstärkten Lymphbildung** auch einen **entstauenden Charakter** in den Gefäßen und dem Gewebe (▶ Abb. 3.2).

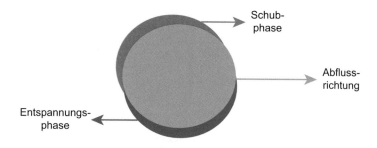

Abb. 3.2 Funktionsprinzip des stehenden Kreises. Die Schubphase erfolgt immer in Lymphabflussrichtung. [T726/L231]

Durchführung
Die Durchführung orientiert sich an der jeweiligen Körperregion (▶ Abb. 3.3).

Pumpgriff

Ein flüssigkeitsverschiebender Griff, der hauptsächlich am **Arm, Bein** und der **Flanke** zum Einsatz kommt.

Durchführung
Die Hand bzw. die Finger im rechten Winkel zum Lymphgefäßverlauf positionieren. Bei flektierter Hand den Spann des Daumens und des Zeigefingers auf die Haut aufsetzen (▶ Abb. 3.4a). Zum Ablegen der Hand das Handgelenk über eine extensorische Bewegung in Normalstellung bringen, bis die gesamte Handfläche aufliegt

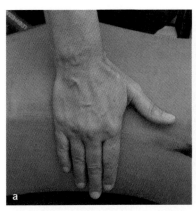
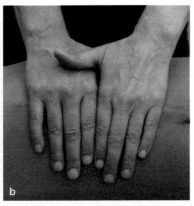

Abb. 3.3 a) Stehender Kreis mit einer Hand. **b)** Stehender Kreis mit beiden Händen. [M872]

(▶ Abb. 3.4b). Danach den Schub in Abflussrichtung über den Unterarm gesteuert durchführen. Mit der flächigen Hand dabei das Gewebe verschieben. Es folgt die Entspannungsphase, wobei das Gewebe die Hand „zurückträgt". Anschließend die Hand über eine Flexion in die Ursprungsstellung aufrichten. Die Hand wandert dabei nach proximal oder distal.

> **! Merke**
> Der Pumpgriff wird in Kombination mit dem stehenden Kreis als **Pumpen-Weiterschieben** bezeichnet.

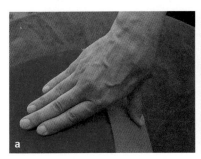
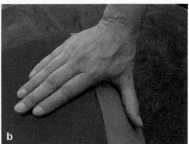

Abb. 3.4 Pumpgriff. **a)** Ausgangsstellung mit Aufsetzen der Hand. **b)** Ablegen der Hand. [M872]

Schöpfgriff

Weicher epifaszial wirkender, die **Lymphbildung anregender** Griff. Er kann nur an den **Extremitäten** durchgeführt werden.

Am Anfang des Griffs steht die Hand quer zum Gefäßverlauf, in der Endphase des Griffs liegt die Hand flächig im Gefäßverlauf. Bei diesem Griff gibt es keine getrennt durchgeführte Ablege- und Schubphase.

Durchführung

Die Hand bzw. die Finger im rechten Winkel zum Lymphgefäßverlauf positionieren. Bei flektierter Hand den Spann des Daumens und des Zeigefingers auf die Haut aufsetzen (▶ Abb. 3.5a). Die flektierte und aufgestellte Hand schwingt über das Zeigefingergrundgelenk als „Drehpunkt" in Abflussrichtung ein (▶ Abb. 3.5b). Die Hand langsam ablegen und sie so der Kontur des Gewebes anschmiegen. Bei diesem Vorgang wird das Gewebe sanft mitgenommen und es kommt zu einer leichten Quer- und Längsdehnung des Gewebes. Am Ende des Griffs steht die Hand in Abflussrichtung (▶ Abb. 3.5c). Es folgt eine Entspannungsphase, in der sich die gedehnte Haut ungehindert wieder in ihre Ausgangsposition begibt, bevor die Hand wieder in die Grundposition aufgestellt wird. Durch das Aufstellen wandert die Hand (wie beim Pumpgriff) nach proximal oder distal.

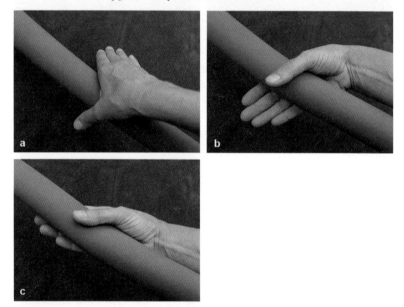

Abb. 3.5 Schöpfgriff. **a)** Ausgangsstellung mit Aufsetzen der Hand. **b)** Anmodellieren der Hand. **c)** Ablegen der Hand mit Schubphase. [M872]

Drehgriff

Der Drehgriff ist ein **flüssigkeitsverschiebender** Griff, der wirkungsvoll in kleinen oder großen Schritten die Ödemflüssigkeit über **größere Entfernungen** verschiebt. Der Drehgriff wird an allen großflächigen Körpergebieten angewendet (Rücken, Lende, Bauch, Brust, Bein).

Durchführung

Die Hand auf den Fingerspitzen und der Daumenspitze aufstellen. Der Daumen steht dabei im Winkel von 90° zur Hautoberfläche und im Winkel von 90° zum Zeigefinger. Die Hand steht dadurch mit den Fingerspitzen in Abflussrichtung, d.h. parallel zu den Gefäßen (▶ Abb. 3.6a). Danach in der Ablegephase die Hand über die Kleinfingerseite ablegen. Dabei weicht die Hand geringfügig nach ulnar aus und

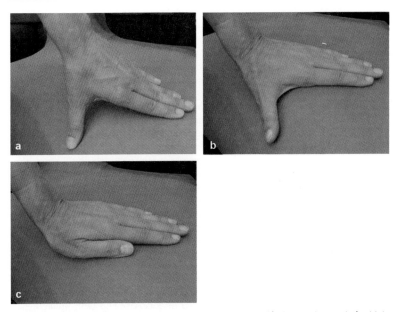

Abb. 3.6 Drehgriff. **a)** Ausgangsstellung mit Aufsetzen der Hand. **b)** Ablegen der Hand. **c)** Adduktionsbewegung des Daumens in Verbindung mit der Schubphase in Lymphabflussrichtung über die gesamte Fläche der Hand. [M872]

der Daumen gleitet leicht über die Haut in eine Repositionsstellung (▶ Abb. 3.6b). Sobald die Hand flächig und parallel zu den Gefäßen auf der Haut aufliegt, erfolgt aus dem Unter- und Oberarm heraus gesteuert der Schub in Abflussrichtung. Dabei den Daumen mit leichter Streichung über die Haut in eine Adduktionsposition bewegen (▶ Abb. 3.6c). In der Entspannungsphase wird die Hand vom Gewebe wieder zurückgetragen. Dann die Hand wieder mit gestrecktem Daumen in die Startposition aufrichten, wobei die Fingerspitzen über die Haut in Abflussrichtung gleiten.

3.2.3 Spezialgriffe

Spezialgriffe nach Johannes Asdonk werden bei Gewebeveränderungen in Form von **Bindegewebsproliferationen** angewendet. Sie dienen der **Lockerung** des proliferierten oder geschädigten Gewebes und werden an dessen Konsistenz und den pathologischen Zustand angepasst.

- **Harter Ödemgriff:** Wird ringförmig mit Betonung auf Daumen, Interdigitalhaut und Zeigefingern eingesetzt und beginnt im proximalen Bereich der lymphostatischen Veränderung. Durch anhaltenden Druck wird die Flüssigkeit aus dem umschlossenen Bereich verdrängt und der dadurch entstehende Ring wird nach proximal verschoben. Danach wird distal von dem verschobenen Ring neu angesetzt und der Vorgang wiederholt. Dieser Spezialgriff wird innerhalb der fibrosklerotischen Ödematisierung angewandt.
- **Weicher Ödemgriff:** Wird großflächig ringförmig angelegt und beginnt an der proximalen oder distalen Begrenzung des Lymphödems. Eingesetzt wird er bei einem noch relativ gut verschieblichen, weichen lymphostatischen Ödem.

3.2.4 Behandlungsaufbau

Der Behandlungsaufbau wird immer nach einem klinisch erarbeiteten Schema durchgeführt.

- Welches ist das lymphangiologisch insuffiziente Gebiet?
- Welches ist das nächstgelegene suffiziente Gebiet, in das abdrainiert werden kann?
- Welche Gebiete müssen vorbehandelt werden?

Nur die konsequente Umsetzung gewährleistet den Erfolg.

- **Krankheitsbildbezogene Vorbehandlung:**
  - Die Behandlung beginnt immer mit der **Kontaktaufnahme am Hals (Schulterkreisen, Nll. supraclaviculares).** Mit Hilfe stehender Kreise in den Supraklavikulargruben und dem langsamen Durchbewegen des Schultergürtels (Protraktion, Elevation, Retraktion, Depression im Sternoklavikulargelenk) die Lymphangiomotorik unmittelbar an und um den zentralen Lymphabflüssen am rechten bzw. linken Venenwinkel anregen (V. jugularis interna, V. subclavia dextra bzw. sinistra).
  - Dann **alle angrenzenden bzw. benachbarten gesunden Bereiche** (angrenzende Territorien, Körperstamm, proximaler Abschnitt der Extremität) vorbehandeln (siehe Behandlungsaufbauten der unterschiedlichen Krankheitsbilder ▶ Kap. 15), dabei zentral bzw. proximal beginnen, z. B. in Form des therapeutischen Dreiecks (▶ Abb. 3.7). Das therapeutische Dreieck ist der Bereich des suffizienten Lymphabflussgebietes, der vorbehandelt werden muss, um eine effektive Lymphödementstauung zu gewährleisten. Dabei stellt die Grenze zwischen dem suffizienten und dem insuffizienten Gebiet die Basis dar. Die Ziellymphknotengruppe, in die abdrainiert wird, bildet die Spitze des therapeutischen Dreiecks. Dadurch wird eine Sogwirkung auf die lymphostatischen Staugebiete ausgelöst.
  - Die Übergangsbereiche zwischen suffizienten und insuffizienten Gebiet intensiv behandeln, z. B. in Form von Anastomosenarbeit.
  - Die Behandlung des betroffenen Körperbereichs erfolgt erst nach der Vorbehandlung aller Abflussmöglichkeiten und nach deutlich sicht- bzw. tastbarer Reaktion des lymphostatischen Ödems. Aus diesem Grund wird dieser Arbeitsschritt „zentrale Vorbehandlung" genannt und ist der entscheidende Schlüssel zur erfolgreichen Behandlung.
- Häufig ist die **Bauchtiefdrainage** (Kombination aus MLD und Atemtherapie) als zentrale Vorbehandlung therapeutisch wichtig. Die Bauchtiefdrainage ist ein Zusammenspiel einer verstärkten Bauchatmung und Grifftechniken der MLD. Mit dieser speziellen Technik wird das Lymphzeitvolumen des Ductus thoracicus in seinen abdominalen und thorakalen Abschnitten sowie sämtlicher Lymphabflüsse aller Organe im Bauchraum erhöht. Bei suffizienten Lymphabflüssen aus den Beinen bewirkt sie eine Sogwirkung auf die Lymphabflüsse der unteren Extremität und stellt daher eine wichtige Therapiemaßnahme im Rahmen der zentralen Vorbehandlung dar. Diese Technik ist bei Schwangerschaft, Anfallsleiden (Epilepsie), Darmverschluss, Divertikulose, Bauchaortenaneurysma, Arteriosklerose, entzündlichen Darmerkrankungen, Z. n. akuter Beckenvenenthrombose, Z. n. Strahlentherapie im Bauchraum und allgemeinen ärztlich nicht abgeklärten Schmerzzuständen im Bauchraum kontraindiziert. Falls Kontraindikationen für die Bauchtiefdrainage vorliegen, wird diese Behandlung im Sinne einer physiotherapeutischen Atemtherapie durchgeführt (ohne MLD-Grifftechniken), die ebenfalls eine sanft anregende Wirkung auf alle abdominalen und thorakalen Lymphgefäßabschnitte bewirkt.
- **Behandlung des betroffenen Körperbereichs:** Innerhalb der Ödematisierung von proximal nach distal entsprechend der Reaktion des Ödems behandeln. Der

krankheitsbildbezogene Behandlungsaufbau ist entsprechend der jeweiligen lymphostatischen Ödematisierung sehr individuell (▶ Kap. 14).

- **Regelmäßiges Nachbearbeiten aller Abflussbereiche:** Dieser Schritt ist besonders am Ende jeder MLD-Behandlung notwendig, da die stimulierten Lymphgefäße ihre dadurch gesteigerte Aktivität noch 2–3 Stunden nach der Behandlung beibehalten.
- Die **Überprüfung** erfolgt mit dem vergleichenden Hautfaltentest: Die kleinste abhebbare Hautfalte z. B. im ödematisierten Rumpfquadranten abheben. Nimmt sie an Breite zu, muss erneut die zentrale Vorbehandlung im Vordergrund der Therapie stehen.

3

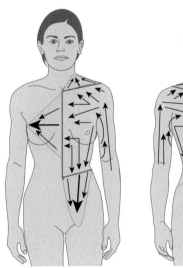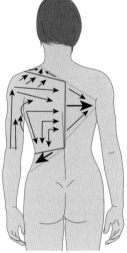

 therapeutisches Dreieck

▨ Lymphostase

— Wasserscheiden

↖ Schubrichtung

Abb. 3.7 Beispiel für die systematische Arbeit bei einem einseitigen Armlymphödem ohne Komplikationen. Blau = Stauungsgebiet, in dem sich das lymphostatisches Ödem bildet bzw. vorhanden ist, grün = therapeutisches Dreieck, d. h. die angrenzenden gesunden Körperabschnitte und entsprechenden Lymphknoten, die therapeutisch vorbehandelt werden (wohin die Ödemflüssigkeit abtransportiert werden soll), Pfeile = Behandlungs- bzw. Schubrichtung, in die der Therapeut mit den lymphologischen Griffen hinarbeiten soll, rot = Wasserscheiden, die Gebiete eingrenzen, die bei einem gesunden Menschen den Verlauf der (meisten) Lymphbahnen in einem Quadranten zu den zugehörigen Lymphknoten darstellen (weil die axillären Lymphknoten in diesem Beispiel entfernt sind, werden andere Lymphknotengruppen genutzt und dorthin der Schub gerichtet. **a)** Ansicht von vorne. **b)** Ansicht von hinten. [T726/L231]

❗ Merke

In Stauungsgebieten therapeutisch immer nach dem **Prinzip Angebot und Nachfrage** vorgehen. Das heißt: Immer nur so viel Ödemflüssigkeit aus dem Stauungsgebiet in die

3

Abflussbereiche verschieben (manuell und mit dem lymphologischen Kompressionsverband), wie auch problemlos abfließen kann. Obligatorisch müssen daher die angrenzenden Rumpfquadranten ausreichend entstaut sein.

3.2.5 Kontraindikationen

Kontraindikationen müssen beachtet werden, um eventuell schwerwiegende Komplikation zu vermeiden. Es werden dabei absolute und relative bzw. allgemeine und lokale Kontraindikationen unterschieden.

Absolute Kontraindikationen

Zu den **allgemeinen** absoluten Kontraindikationen, bei denen keine MLD erfolgen darf, zählen:

- Akute fieberhafte Entzündungen durch pathogene Keime
- Ödeme bei kardialer Dekompensation

Lokale absolute Kontraindikationen, bei denen in einem bestimmten Bereich keine MLD angewendet werden darf, sind:

- An allen Körperregionen:
  - Akute Venenerkrankungen
  - Lokoregionäres Rezidiv eines Tumors (Cave: Schmerzhaftigkeit)
  - Akute Strahlenschäden der Haut (Radiodermatitis)
  - Akute unbehandelte Mykosen (bei bakterieller Superinfektion)
- Im Halsbereich:
  - Hyperthyreose
  - Überempfindlichkeit des Sinus caroticus
  - Herzrhythmusstörungen
- Am Bauch:
  - Z. n. Ileus
  - Bauchaortenaneurysma
  - Divertikulitis
  - Entzündliche Darmerkrankungen
  - Arteriosklerose im Bauchraum
  - Schwangerschaft

Relative Kontraindikationen

Ein **malignes Lymphödem** (Lymphangiosis carcinomatosa, Lymphödem durch Metastasen oder malignen Tumor) ist eine relative Kontraindikation. Für die schnelle Progression ist ein „aktives Karzinom" als Ursache verantwortlich. In Rücksprache mit dem verantwortlichen Arzt kann jedoch eine Palliativbehandlung durchgeführt werden.

3.2.6 Verordnung und Erstattung

- Für die Verordnung gelten bei gesetzlich versicherte Patienten die Heilmittel- und Hilfsmittelrichtlinien (Deutschland).
- In Abhängigkeit von der zu Grunde liegenden Diagnose kann eine Langfristgenehmigung für die manuelle Lymphdrainage vom Patienten beantragt werden. Bei einigen Erkrankungen (z. B. hereditäres Lymphödem, Lymphödem infolge Malignomerkrankung) gilt die Langfristgenehmigung direkt. Bei anderen

Erkrankungen muss der Patient den Antrag bei seiner gesetzlichen Krankenversicherung stellen. Erforderlich ist die Aufzählung aller relevanten Diagnosen mit ICD-Code.

- Bei Vorlage einer Langfristgenehmigung werden die Verordnungen nicht in das Budget des Arztes mit eingerechnet.
- Genehmigung und Dauer können zwischen den KV-Bezirken und gesetzlichen Krankenkassen variieren.
- Die Anforderungen an die Verordnung, Budgetierung und Honorierung unterliegen einem stetigen Wandel. Aktuelle Informationen sind bei den Krankenversicherungen, Kassenärztlichen Vereinigungen und den Fachgesellschaften (Deutsche Gesellschaft für Lymphologie [DGL] und Gesellschaft Deutschsprachiger Lymphologen [GDL]) zu erhalten.
- Bei privaten Krankenversicherungen hängt die Kostenübernahme vom individuellen Vertrag ab.

3.3 Hautpflege

Anya Miller

3.3.1 Gründe

Chronische Lymphödeme führen zu Veränderungen der Haut, die die Abwehrfunktion der Haut beeinträchtigen können. Mögliche Infektionen können wiederum eine Progredienz des Ödems verursachen. Die Pflege der Haut gehört deshalb zur Basistherapie der KPE.

- Durch den **erhöhten Gewebedruck** besteht eine Minderversorgung bei gleichzeitiger ständiger Überdehnung der Dermis und der Epidermis. Nach Ödemreduktion ist die Haut schlaff und weniger elastisch. Die Falten sind ein Risiko für intertriginöse Infektionen.
- Die proteininduzierte Fibroblastenaktivierung führt zu Fibrosierung der Dermis, Hyperkeratose und Pachydermie. In trockener, hyperkeratotischer Haut entstehen leicht **Rhagaden.**
- Hyperkeratosen, Rhagaden und Abrieb der Epidermis durch die Kompressionstherapie führen zu einer physikalischen **Reduktion der Barriere** gegenüber Erregern auf der Haut. Rupturierte Lymphbläschen stellen als **Lymphfisteln** den direkten Kontakt in die Dermis her. Beide Veränderungen können wegbereitend für bakterielle und virale Infektionen sowie Mykosen sein.

3.3.2 Anforderungen

- Die Hautpflegeprodukte sollten der Haut Fett und Feuchtigkeit geben und die Schuppung gut ablösen.
- Individuell ist auf Allergien und Hautkrankheiten einzugehen.

3.3.3 Externa

Grundregeln für die Anwendung

Prinzipiell muss bei den Externa zwischen der Grundlage und dem Wirkstoff unterschieden werden. Die **Grundlage** entscheidet dabei maßgeblich, ob die Externa fetten, austrocknen oder kühlen (▶ Tab. 3.3). Mit zugesetzten **Wirkstoffen** kann die individuelle Problematik behandelt werden (▶ Tab. 3.4). **Zusatzstoffe** wie Konservierungs- oder Duftstoffe bergen ein Allergierisiko, sind aber manchmal erforderlich (▶ Tab. 3.5, ▶ Tab. 3.6). Dabei sind folgende Grundregeln zu beachten:

- Die Haut ist an den verschiedenen Körperstellen **unterschiedlich aufgebaut** und hat damit unterschiedliche Bedürfnisse. So sind im Gesicht mehr Talgdrüsen und an den Handinnenflächen und Fußsohlen mehr Schweißdrüsen.
- An den **Beinen** meist **fettendere** Externa anwenden.
- Eine **Lotion** wirkt zwar angenehm kühlend und zieht schnell ein, ist aber auf Dauer austrocknend und wirkt nur sehr oberflächlich. Eine Ausnahme sind **Lipolotionen**.
- Die Grundlage der **Umgebungstemperatur** anpassen. Stark fettende Substanzen können bei Wärme okklusiv wirken und Infektionen auslösen.
- Wegen der erhöhten Infektionsgefahr wird bei atopischer Dermatitis (Neurodermitis) die Zugabe von **antibakteriellen Substanzen** (z. B. Triclosan, Fusidinsäure) empfohlen.
- Prinzipiell auf Allergien und das **allergene Potenzial** der Bestandteile der Externa achten. Naturkosmetik mit Korbblütlern, wie Kamille und Ringelblumen, und Wollwachsalkohol beinhalten ein erhöhtes Sensibilisierungsrisiko.

Grundlagen

Die Grundlage (▶ Tab. 3.3) bestimmt die **Wirkung,** die man erzielen möchte. Während z. B. Puder oben auf der Haut verbleibt und Feuchtigkeit entzieht, gleichzeitig kann es mit Sekret eine Kruste bilden und darunter kann eine infektionsfördernde Kammer entstehen. Eine fetthaltige Salbe fördert das Eindringen des Wirkstoffes in die Epidermis.

Tab. 3.3 Grundlagen der Externa und deren Wirkungen

Grundlage	Zusammensetzung	Eigenschaft
Puder	Feststoff (Pulver)	• Austrocknend • Cave: Sekretstau
Schüttel-mixtur (Lotio)	Feststoff in Wasser oder Äthanol-Wasser-Gemisch	• Kühlend • Austrocknend • Cave: Sekretstau
Gel, Hydro-gel, Lipogel	• Wasser mit Carboxymethyl-Zellulose und Polyacrylat (Gel, Hydrogel) • Wasserfrei aus fettartigen Grundstoffen (Lipogel)	• Kühlend • Entzündungshemmend • Nicht fettend (Hydrogel) • Fettend (Lipogel)
Paste	Salbe mit pulverförmigen Bestandteilen	• Kühlend • Entzündungshemmend • Sekretaufnehmend • Cave: Wärmestau
Öl	• Mineralische Öle: Kohlenwasserstoff-Verbindungen aus Erdöl (Paraffin) • Pflanzliche Öle: Triglyceride von Ölsäure (Olivenöl)	• Fettend • Oberflächlich entzündungshemmend • Bei Zusatz von Zinkoxid austrocknend

Tab. 3.3 Grundlagen der Externa und deren Wirkungen *(Forts.)*

Grundlage	Zusammensetzung	Eigenschaft
Fettsalbe	Wasserfreie lipophile und hydrophobe, stark fettende Grundlage, z. B. Unguentum paraffini oder Vaselin	• Wärmeretinierend • Wasserretinierend • Aufweichend • Penetrationsfördernd • Entzündungsfördernd bei akuter Entzündung
Salbe	Halbfeste Zubereitung ohne wässrigen Anteil	• Fettend • Aufweichend • Cave: Okklusion, Sekretstau
Creme	• Zwei-Phasensystem aus salbenartigem Bestandteil (Öl-in-Wasser- und Öl-in-Wasser-Emulsion) • Hoher Konservierungsbedarf	• Entzündungshemmend • Kühlend • Austrocknend bei langer Anwendung
Milch, Lotion	• Hydrophile Emulsion vom Öl-in-Wasser-Typ • Emulgatoren • Viel Wasser, wenig Fettstoffe	• Nur sehr oberflächlich wirkend • Kühlend • Austrocknend bei langer Anwendung

Wirkstoffe

Wirkstoffe (▶ Tab. 3.4) werden **individuell** in die Grundlage hinzugegeben und können den Säureschutzmantel unterstützen oder Erkrankungen behandeln.

Tab. 3.4 Wirksubstanzen der Externa

Substanz	Eigenschaft	Bemerkung
• Shea Butter • Pflanzenöle	Fettend	Unterstützt Lipidschicht
• Urea • Glyzerin	Feuchtigkeitsspendend	• Urea unterstützt die Penetration anderer Stoffe • Steigerung des Wassergehaltes im Stratum corneum
• Ceramide • Cholesterin	• Immunabwehr stützend • Epidermale Differenzierung fördernd	• Wichtige „Kittsubstanz" der Epidermis • Ceramide sind reduziert bei Neurodermitis
Aluminiumhydroxid	Schweißdrüsenhemmend	Bei Hyperhidrose an Händen, Füßen, axillär
Panthenol	• Fibroblastproliferation steigernd • Wundheilend	Allergenes Potenzial
Triclosan	• Desinfizierend • Konservierend	Cave: keine großflächige hochdosierte Anwendung
Kamillenextrakt	• Antiinflammatorisch • Wundheilung fördernd	Cave: allergenes Potential
Salizylsäure	Dosisabhängig keratolytisch	Antioxidative Wirkung

3

Sonstige Zusatzstoffe

Zusatzstoffe dienen der **Konsistenz** und dem **Geruch** des Externums. Damit sind sie ein wichtiger Bestandteil für die Akzeptanz der Pflege (▶ Tab. 3.5).

Tab. 3.5 Zusatzstoffe von Externa

Substanz	Eigenschaft	Bemerkung
Parfüme	Duftstoff	Beeinflussen die Akzeptanz der Behandlung
Cetylstearylalkohole	Emulgator	Beeinflussen Konsistenz des Externums
Makrogele	Emulgator	Beeinflussen Konsistenz des Externums

Konservierungsmittel und Antioxidantien

Konservierungsstoffe (▶ Tab. 3.6) dienen der **Haltbarkeit** und haben durchaus positive Effekte, wie die antioxidative Wirkung von Vitamin C.

Tab. 3.6 Konservierungssubstanzen

Substanz	Eigenschaft	Bemerkung
• Parabene (Methyl-, Propyl-, Hydroxybenzoat) • Benzoesäure • Sorbinsäure	• Konservierend • Antimikrobiell	Allergenes Potential
• Tocopherol (Vitamin E) • Ascorbinsäure (Vitamin C) • Butylhydroxytoluol • Propyl- und Dodecylgallat	Antioxidativ	Bedeutung auch als Anti-Aging-Produkt

3.3.4 Verordnung und Erstattung

Rein pflegende Produkte werden in Deutschland nicht von den gesetzlichen Krankenversicherungen erstattet. Das gilt auch für Wirkstoffzusätze, die antimykotisch oder desinfizierend wirken. Lokale Antimykotika sind frei verkäuflich. Bei Ekzemen und lokalen Infektionen der Haut ist der Dermatologe der erste Ansprechpartner.

3.4 Lymphologischer Kompressionsverband (LKV)
Oliver Gültig

3.4.1 Anforderungen

- Anlage in **Phase I** (Entstauungsphase) individuell mit lymphologischen Kompressionsverbänden und Polsterungen
- Hautfreundliches Material mit guter Druckverteilung
- **Moderater Kompressionsdruck** von **max. 30 mmHg** ist durch die verbesserte Beweglichkeit und Compliance des Patienten höheren Kompressionsdrücken deutlich überlegen
- Sollte über **24 Stunden** problemlos getragen werden
- **Hoher Arbeitsdruck** (Andruck bei Bewegung) durch den Einsatz von textilelastischen Kurzzugbinden (Bindenmaterial wird ohne Einarbeitung elastischer Fasern hergestellt und ist nur aufgrund der Webart elastisch; Dehnfähigkeit beträgt maximal 60 %)

- **Geringer Ruhedruck** (Andruck in Ruhe), dadurch lange Tragfähigkeit
- Die Basisverbände (Arm- und Beinverband) individuell an den Ödempatienten anpassen und ggf. modifizieren

> **! Merke**
>
> Kurzzugbinden haben einen hohen Arbeitsdruck gegenüber einem geringen Ruhedruck.
> Der lymphologische Kompressionsverband muss alltagstauglich sein und die Beweglichkeit so wenig wie möglich einschränken.

3.4.2 Aufbau und Anlage

- Der lymphologische Kompressionsverband besteht immer aus **mindestens 3 Schichten.** Bei modernen Materialien sind baumwollener Schlauchverband und Schaumstoffbinde stabil miteinander verbunden:
  - **Hautschutz** z. B. durch Schlauchverband
  - **Polsterung** mit Watte oder Schaumstoff
  - **Kompressionsbinden** (in der Regel Kurzzugbinden)
- Als **Anlagetechnik** haben sich viele verschiedene Möglichkeiten etabliert. Alle diese Techniken beruhen auf dem gleichen **Grundprinzip:**
  - Durchgehendes **Druckgefälle:** von distal hoch nach proximal niedrig, damit die Ödemflüssigkeit in Abflussrichtung verschoben wird.
  - Ausreichende **zylindrische Polsterung** (La Place-Prinzip): Der äußere Druck eines elastischen Kompressionsverbandes wirkt direkt proportional zur Spannung eines elastischen Gewebes (Kompressionsbinde) und umgekehrt proportional zum Krümmungsradius des umspannten Fläche ist (Druck = Kraft ÷ Radius). In der praktischen Anwendung bedeutet dies, je zylindrischer der Aufbau eines LKVs ausgeführt wird (gezieltes Aufpolstern), desto gleichmäßiger verteilt sich der Druck.
- Es dürfen **keine Schmerzen** und **keine Parästhesien** auftreten.
- Der LKV darf **keine Abschnürungen** und keine Durchblutungsstörungen verursachen.
- **Gelenkbeweglichkeit** muss erhalten bleiben.
- Größtmögliche **Alltagstauglichkeit** soll gewährleistet sein.

3.4.3 Wirkungen

Neben der Wirkung auf die Ödematisierung und das Lymphgefäßsystem kommt es auch zu einer deutlichen Wirkung auf das Venensystem.

Wirkungen auf das **Lymphgefäßsystem** und die **Ödematisierung:**
- Senkung des effektiv ultrafiltrierenden Drucks
- Beschleunigung und Steigerung des lymphatischen Abstroms
- Verbesserung der Muskel- und Gelenkpumpe
- Verschiebung interstitieller Flüssigkeit aus dem Staugebiet
- Vergrößerung der Reabsorptionsfläche
- Lockerung von fibrotisch verändertem Gewebe
- Stabilisation geschädigter Gewebsstrukturen
- Erhaltung des Behandlungserfolgs

Wirkungen auf das **Venensystem:**
- Venöse Strömungsbeschleunigung
- Thromboseprophylaxe
- Zentrale hämodynamische Wirkung
- Reduktion des venösen Poolings
- Verbesserter Schluss insuffizienter Venenklappen

3.4.4 Kontraindikationen

Es werden absolute und relative Kontraindikationen unterschieden.

Absolute Kontraindikationen
- Höhergradige pAVK
- Kardiale Ödeme

Relative Kontraindikationen
- Arterielle Hypertonie
- Herzrhythmusstörungen
- Verengung der Herzkranzgefäße (KHK)
- Chronische Polyarthritis
- Sympathische Reflexdystrophie (CRPS)
- Progressiven systemischen Sklerose
- Patienten im Endstadium einer Krebserkrankung

3.4.5 Armverband

Materialbedarf
- 2–3 Mollelastbinden 4 cm breit
- 1 Schlauchverband
- 1 Schaumstoffbinde zur lokalen Aufpolsterung
- 2 Polsterwatten 6 oder 10 cm breit
- Alternativ statt Schlauchverband und Polstermaterial 2 kaschierte Schaumstoffbinden 10 cm breit, die gleichzeitig als Binde den Ruhedruck erhöht
- 1 Kurzzugbinde 6 cm breit
- 1 Kurzzugbinde 8 cm breit
- 2–3 Kurzzugbinden 10 cm breit

Anlagetechnik
- Beim Anlegen der Kompressionsbinden keinen maximalen, sondern nur einen **mittleren Zug** ausüben.
- Die hohe Wandstabilität des LKV und der hohe Arbeitsdruck werden durch die Anzahl der Bindenlagen erreicht.

Handverband
- Die Finger mit 2–3 Mollelastbinden einzeln wickeln (▶ Abb. 3.8a).
- Den Schlauchverband neben den Arm legen und anmessen. In jedem Fall sollte dieser ca. 5 cm länger als das nachher angelegten Polstermaterial sein, um über die Polsterung eingeschlagen werden zu können (▶ Abb. 3.8a).

- Individuelle lokal einsetzbare Druckpolster aus der Schaumstoffbinde zuschneiden, z. B. im Handtellerbereich (▶ Abb. 3.8a).
- Arm mit Polsterwatte polstern, zusätzlich im Bereich des Handrückens und in der Ellenbeuge auspolstern (▶ Abb. 3.8b).
- Alternativ zu Schlauchverband und Polstermaterial zur gleichzeitigen Erhöhung des Ruhedrucks kaschierte Schaumstoffbinde anlegen.
- Hand mit einer 6-er Kurzzugbinde bandagieren. Die Finger müssen dabei gespreizt und das Handgelenk in Neutralnullstellung sein (▶ Abb. 3.8c).

Armverband
- Der Patient sitzt beim Anlegen des Armverbandes.
- Der Patient soll die Armmuskulatur während der Bandagierung anspannen, damit es in der Arbeitsphase des Verbandes nicht zu überhöhten Druckspitzen auf

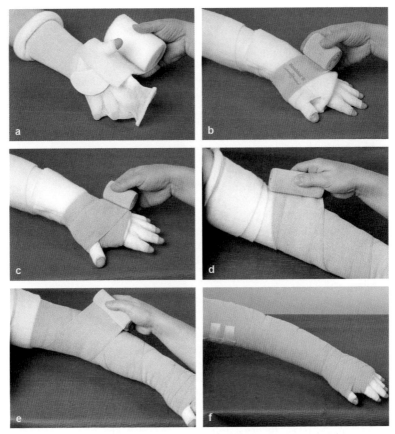

Abb. 3.8 Anlegen eines Armverbands. **a)** Wickeln der Finger mit Mollelastbinden, Anmessen des Schlauchverbands und Zuschneiden von Druckpolstern. **b)** Polsterung mit Watte. **c)** Bandage der Hand mit Kurzzugbinden. **d)** Bandage des Unterarms mit Kurzzugbinden in Achtertouren. **e)** Bandage des Oberarms mit Kurzzugbinden in Achtertouren. **f)** Fertiger Armverband. [V597]

den Muskelbäuchen kommt und um eine Ödemverdrängung nach distal zu verhindern.

- Darauf achten, dass sich der zu bandagierende Arm in der Funktionsstellung befindet (Handgelenk Neutralnullstellung, Ellenbogengelenk leichte Flexion).
- Den Unterarm mit einer 8-er Kurzzugbinde bandagieren. Die Faust sollte dabei geschlossen und die Muskulatur angespannt sein.
- Unter- und Oberarm mit 2–3 10-er Kurzzugbinden bandagieren. Die Binden sollten gegenläufig beginnen. In Achtertouren für erhöhte Stabilität wickeln (▶ Abb. 3.8d, ▶ Abb. 3.8e).
- Der LKV sollte bis mindestens zur Mitte des M. deltoideus reichen und ausreichend abgeklebt werden (▶ Abb. 3.8 f.).

3.4.6 Beinverband

Materialbedarf

- 1 Mollelastbinde 6 cm breit
- 1 Schlauchverband
- 1 Schaumstoffbinde zur lokalen Aufpolsterung
- 2 Polsterwatten 6 und 10 cm breit
- Alternativ statt Schlauchverband und Polstermaterial 1 kaschierte Schaumstoffbinde 10 cm breit und 2 kaschierte Schaumstoffbinden 15 cm breit, die gleichzeitig als Binde den Ruhedruck erhöhen
- 1–3 Polsterbinden 10 und 15 cm breit
- 1 Idealbinde 20 cm breit
- 1 Kurzzugbinde 6 cm breit
- 1 Kurzzugbinde 8 cm breit
- 2–3 Kurzzugbinden 10 cm breit
- 2–3 Kurzzugbinden 12 cm breit

Anlagetechnik

- Beim Anlegen der Kompressionsbinden keinen maximalen, sondern nur einen **mittleren Zug** ausüben. Die hohe Wandstabilität des LKV und der hohe Arbeitsdruck werden durch die Anzahl der Bindenlagen erreicht.
- Das Anlegen des Fuß- und Unterschenkelverbandes wird im Liegen durchgeführt.
- Beim Anlegen des Knie- und Oberschenkelverbandes steht der Patient nach Möglichkeit.

Fußverband

- Die Zehen mit einer doppelt gelegten Mollelastbinde (6 cm breit) einzeln einwickeln (▶ Abb. 3.9a). Meist muss die kleine Zehe nicht gewickelt werden.
- Den Schlauchverband neben das Bein legen und anmessen. In jedem Fall sollte dieser ca. 5 cm länger als das nachher angelegte Polstermaterial sein, um über die Polsterung eingeschlagen werden zu können (▶ Abb. 3.9a).
- Individuelle lokal einsetzbare Druckpolster aus der Schaumstoffbinde zuschneiden, z. B. „Nierchen" für den Retromalleolarbereich (▶ Abb. 3.9a).
- Fuß mit Polsterwatte oder Polsterbinden polstern, zusätzlich über den Sehnen am Fußrücken auspolstern (▶ Abb. 3.9a).

- Alternativ zu Schlauchverband und Polstermaterial zur gleichzeitigen Erhöhung des Ruhedrucks kaschierte Schaumstoffbinde anlegen.
- Fuß mit einer 6-er Kurzugbinde im Bereich von Ferse und Fessel bandagieren. Den Fuß dabei in maximaler Dorsalextension und Pronation halten (▶ Abb. 3.9b).
- Fuß mit einer 8-er Kurzugbinde in Achtertouren bandagieren. Diese Binde umschließt den kompletten Fuß (▶ Abb. 3.9c).

Beinverband

- Polsterung mit Polsterwatte oder Polsterbinden bis zur Leiste fortführen. Zusätzlich die Kniekehle auspolstern (▶ Abb. 3.9d, ▶ Abb. 3.9e).
- Die Polsterung des Oberschenkels mit einer 20-er Idealbinde stabilisieren, um ein späteres Abrutschen zu verhindern (▶ Abb. 3.9e).
- Den Unterschenkel mit 2 10-er Kurzzugbinden bandagieren. Die Binden sollten gegenläufig beginnen. In Achtertouren für erhöhte Stabilität wickeln (▶ Abb. 3.9d, ▶ Abb. 3.9e).
- Den Übergang zwischen Unter- und Oberschenkel mit einer 10-er oder 12-er Kurzzugbinde als „Kreuztour" durch die Kniekehle erreichen.
- Den Oberschenkel mit 2–3 12-er Kurzzugbinden in Achtertouren wickeln. Der Verband muss bis oberhalb des Trochanter major reichen, um einen anatomischen Aufhänger zu haben. Den Verband ausreichend abkleben (▶ Abb. 3.9f).

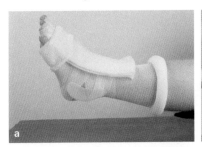
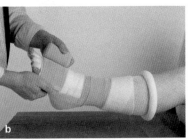
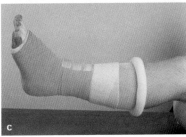

Abb. 3.9 Anlegen eines Beinverbands. **a)** Wickeln der Zehen mit Mollelastbinden, Anmessen des Schlauchverbands, Zuschneiden von Druckpolstern und Polsterung. **b)** Bandage von Ferse und Fessel mit Kurzzugbinden. **c)** Bandage des gesamten Fußes mit Kurzzugbinden in Achtertouren. [V597]

3

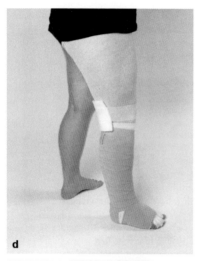
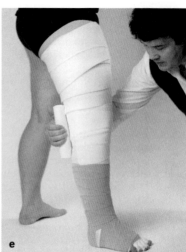
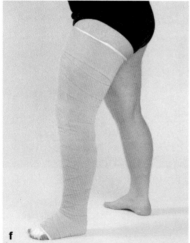

Abb. 3.9 Anlegen eines Beinverbands. **d)** Polsterung bis zur Leiste. **e)** Stabilisierung der Polsterung mit einer Idealbinde. **f)** Fertiger Beinverband. [V597]

3.4.7 Verordnung und Erstattung

Das benötigte Kompressionsmaterial wird vom behandelten **Arzt als Heilmittel verordnet.** Da die für einen Arm- oder Beinverband notwendige Materialmenge bei jedem Patienten variieren kann, ist eine genaue Absprache mit dem verordneten Arzt wichtig. Neben der Möglichkeit, die Binden einzeln zu verordnen, haben viele Hersteller komplette Lymphsets zusammengestellt, die das Verordnen dieser Heilmittel deutlich erleichtern. Die Kosten der für den LKV notwendigen Bindenmaterialien (Schaumstoffbinde, Kurzzugbinde) werden laut der geltenden Heilmittelrichtlinien von allen gesetzlichen Krankenkassen übernommen. Polstermaterial ist vom Therapeuten zu stellen. Die Kostenübernahme von kompletten Sets ist deshalb unterschiedlich. Die Kostenübernahme durch private Krankenversicherungen ist individuell vertragsabhängig.

3.5 Medizinische Kompressionsstrümpfe

Monika Rakers

3.5.1 Anforderungen

- Man unterscheidet aufgrund unterschiedlicher **Stricktechniken:**
  - **Rundgestrickte** Kompressionsstrümpfe (▶ Kap. 3.5.4)
  - **Flachgestrickte** Kompressionsstrümpfe mit Naht (▶ Kap. 3.5.5)
- Bei lymphangiologischen Ödemen ist in der **Phase II der KPE** ist zumeist ein individuell nach Maß gefertigter **flachgestrickter** Kompressionsstrumpf erforderlich.
- Die von den Krankenkassen erstatteten Kompressionsstrümpfe unterliegen in Material, Druckverhalten und Haltbarkeit festgelegter **Qualitätskriterien.**
- Der **gut passende** Kompressionsstrumpf verhindert die Reödematisierung des Gewebes. Zusätzlich verengt der Kompressionsstrumpf den Durchmesser der Venen. Dadurch sind die gesunden dilatierten Venenklappen evtl. wieder verschlussfähig und ein venöses Pooling (Absacken des Blutes bei Weitstellung der Venen) wird reduziert.
- Kompressionsstrümpfe haben eine vorgeschriebene **Haltbarkeit** von mindestens 6 Monaten, für die möglichst **tägliches Waschen** erforderlich ist. Moderne Materialien können entweder in der Waschmaschine bei 40 °C oder mit der Hand gewaschen werden.
- Die unmittelbare **Hautpflege** der ödematisierten Extremität sollte mit Pflegeprodukten durchgeführt werden, die das Material der medizinischen Kompressionsstrümpfe nicht angreifen
- Kompressionsstrümpfe werden in verschieden **Materialien und Stärken** (▶ Kap. 3.5.2) angeboten. Je nach Zustand der Erkrankung kann zwischen weichem oder festem Material gewählt werden. Die Steifheit des Gewebes wird mit der Stiffness bezeichnet.
- Die Kompressionsstrümpfe werden **morgens** direkt nach dem Aufstehen oder der Hautreinigung und Pflege angezogen.
- Für das **An- und Ausziehen** stehen verordnungsfähigen **Hilfsmittel** zur Verfügung. Mit Hilfe spezieller Gummihandschuhe ist das Anziehen leichter und das Material der Strümpfe wird dadurch geschont.
- Gegebenenfalls ist die Verordnung häuslicher Krankenpflege zum An- und Ausziehen der Kompressionsbestrumpfung erforderlich.

3.5.2 Kompressionsklassen und -stärken

Merke

Die Wahl der richtigen Kompressionsklasse und Passform ist für den Erfolg der Kompressionstherapie ausschlaggebend.

Die Kompressionsklasse bezeichnet den Andruck des Kompressionsstrumpfes am maximalen Druckpunkt. Kompressionsstrümpfe werden in **4 Kompressionsklassen** (CCL) angeboten (▶ Tab. 3.7):

- CCL 1: z. B. bei milden Ödemen, Varikose, Schwangerschaftsödemen
- CCL 2: z. B. bei ausgeprägteren Ödemen, Phlebitis, Thrombose
- CCL 3: z. B. bei ausgeprägten Ödemen mit Fibrose
- CCL 4: z. B. bei ausgeprägten Ödemen, Elephantiasis

Tab. 3.7 Kompressionsklassen und -stärken von medizinischen Kompressionsstrümpfen

Kompressionsklasse	Kompressionsstärke	Druck in mmHg
Klasse 1	Leicht	18–21
Klasse 2	Mittel	23–32
Klasse 3	Stark	34–46
Klasse 4	Sehr stark	> 49

3.5.3 Kompressionsausführungen

Für die Therapie stehen verschiedene Kompressionsausführungen zur Verfügung. Die Buchstaben sind festgesetzte Zeichen, die beschreiben, wo der Strumpf anfängt und wo er endet, z. B. A = Fußspitze, D = Kniehöhe, T =Taille → A–D = Kniestrumpf, A–T = Strumpfhose.

- **Für die untere Extremität:**
  - Zehenkappe
  - Kniestrümpfe (A–D)
  - Halbschenkelstrümpfe (A–F)
  - Schenkelstrümpfe (A–G)
  - Strumpfhose (A–T)
- **Für die obere Extremität:**
  - Handschuh mit Finger (A–C)
  - Verlängerter Handschuh (A–D)
  - Mittelverlängerter Handschuh (A–E)
  - Armstrumpf mit Hand (A–F)
  - Armstrumpf (A–G)

Alle Strümpfe und Hosen sind mit und ohne **Fußspitze** erhältlich.

Zur **Befestigung** der Unterschenkelstrümpfe werden Haft- und Trikotränder angeboten. Bei den Oberschenkelstrümpfen können Haftränder und Hüftbefestigungen angebracht werden. Besonderheiten sind komprimierte Teile und Schwangerschaftsleibteile bei den Hosen und Softfußspitzen.

Kompressionsstrümpfe werden immer in **Seriengrößen oder** in **Maßanfertigung** hergestellt. Bei großen Abweichungen an mehreren Messpunkten sollte der Patient mit einer Maßanfertigung versorgt werden.

Merke
Das Tragen der Kompressionsstrümpfe darf nie unangenehm oder schmerzhaft sein.

3.5.4 Rundgestrickte Kompressionsstrümpfe

Indikationen

Indikationen für rundgestrickte Kompressionstrümpfe sind v. a. **venöse Erkrankungen:**

- Varikose
- Tiefe Beinvenenthrombose
- Thrombophlebitis
- Chronische Veneninsuffizienz
- Leitveneninsuffizienz
- Postthrombotisches Syndrom
- Angiodysplasien
- Schwangerschaftsödeme

Merke
Stütz- und Antithrombosestrümpfe werden immer rundgestrickt gefertigt.

Herstellungsverfahren

Rundgestrickte Strümpfe werden schlauchförmig, also **ohne Naht,** rund gestrickt. Auf einem Nadelzylinder befindet sich eine feste Anzahl von Maschen. Auf diesen Nadeln werden **rund laufend** die Maschen gestrickt (▶ Abb. 3.10). Die Maschenanzahl bleibt dabei immer gleich.

Auf dem Nadelzylinder können gleichzeitig mehrere verschiedene elastische Fäden mit unterschiedlicher Spannung gestrickt werden. Diese Fäden verlaufen spiralförmig von unten nach oben im Strumpf (▶ Abb. 3.11). Durch die Vorspannung erreicht man, dass der Druck im Knöchelbereich höher ist als z. B. im Knie- oder

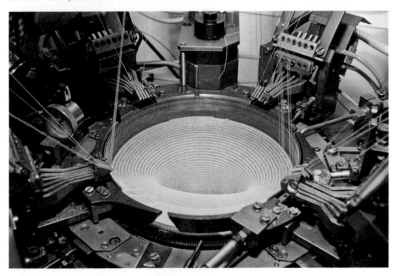

Abb. 3.10 Rundstrick-Nadelzylinder [V481]

3

Oberschenkelbreich. So ist es möglich, den Strumpf mit einem absteigendem Druckverlauf zu fertigen (Knöchel 100 %, Oberschenkel 40 %).

Die Fadenspannung an der Maschine gibt den Strümpfen die anatomische Form und die unterschiedlichen Kompressionsstärken. Der rundgestrickte Kompressionsstrumpf kann mit sehr feinen Materialien hergestellt werden.

Spezielle Garne mit Elastan und Polyamid sind für die verschiedenen Strumpfqualitäten von großer Bedeutung. Rundgestrickte Kompressionsstrümpfe sind mit feinen und dünnen Fäden gefertigt. Dadurch sind die Möglichkeiten der Formgebung begrenzt. Haftränder und Fußspitzen werden von Hand angenäht (▶ Abb. 3.12).

Die Strümpfe werden immer **weiß gestrickt** und anschließend **eingefärbt**.

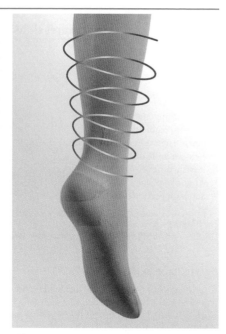

Abb. 3.11 Fadenverlauf und Effekt eines rundgestrickten Kompressionsstrumpfes. Der Druck auf die Venen wird erhöht, die Venenklappen schließen wieder besser und das Blut kann nicht absacken. [V481]

Versorgung

Wichtig für eine gute Passform der Kompressionsstrümpfe ist das richtige **Anmessen** an festgelegten Stellen (▶ Abb. 3.13). Die verschiedenen Messpunkte müssen mit unterschiedlichem Zug angemessen werden. Dabei ist darauf zu achten, dass besonders im Knöchel-, Knie- und Leistenbereich nicht zu fest gemessen wird. Einschnürungen und Druckstellen können sich negativ auswirken.

> **! Merke**
> Bei der Anprobe der Kompressionsstrümpfe auf einen perfekten und faltenfreien Sitz achten.

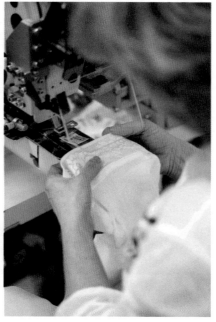

Abb. 3.12 Haftrand wird am Rohling eines Rundstrickstrumpfes angenäht [V481]

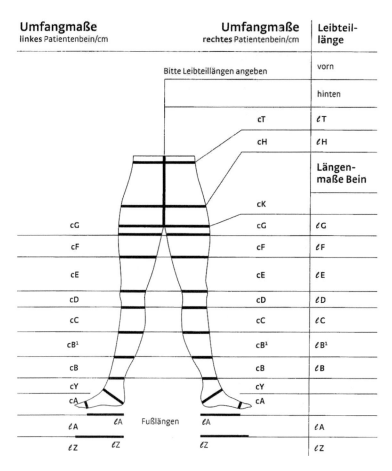

Umfangmaße linkes Patientenbein/cm	Umfangmaße rechtes Patientenbein/cm	Leibteil- länge
	Bitte Leibteillängen angeben	vorn
		hinten
	cT	ℓT
	cH	ℓH
		Längen- maße Bein
	cK	
cG	cG	ℓG
cF	cF	ℓF
cE	cE	ℓE
cD	cD	ℓD
cC	cC	ℓC
cB^1	cB^1	ℓB^1
cB	cB	ℓB
cY	cY	
cA	cA	
ℓA ℓA Fußlängen ℓA		ℓA
ℓZ ℓZ ℓZ		ℓZ

Abb. 3.13 Messpunkte für eine Rundstrickversorgung [V481]

3.5.5 Flachgestrickte Kompressionsstrümpfe

Indikationen

Indikationen für flachgestrickte Kompressionstrümpfe sind v. a. **lymphatische Erkrankungen:**

- Lymphödem
- Lipödem und seine Kombinationsformen
- Chronisch venöse Insuffizienz mit Ulcus cruris bei Kalibersprüngen der Extremität
- Verbrennungen
- Narbentherapie

Für den Therapieerfolg ist eine indikationsgerechte Versorgung entscheidend.

3

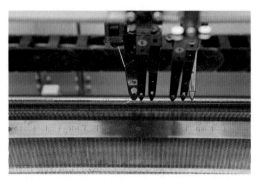

Abb. 3.14 Flachstrickmaschine [V481]

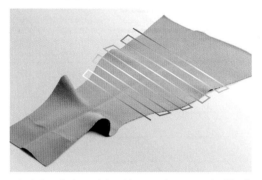

Abb. 3.15 Fadenverlauf eines flachgestrickten Kompressionsstrumpfes [V481]

Herstellungsverfahren

Im Flachstrickverfahren wird der Kompressionsstrumpf **Reihe für Reihe** gestrickt. Der Strickvorgang erfolgt mittels eines Schlittens, der hin und her bewegt wird. Die Nadeln sind in einer geraden Linie angeordnet (▶ Abb. 3.14).

Dieses Verfahren ermöglicht das Auf- und Abnehmen von Maschen. So können in jeder **beliebigen Größe und Form** Kompressionsstrümpfe hergestellt werden (▶ Abb. 3.15). Der Kompressionsdruck wird durch die Art und Stärke des Fadens, die Passform der Strümpfe durch den Druck und die Dehnung bestimmt. Das entstandene flache Strickstück wird durch eine **hintere Naht** zu einem Strumpf geschlossen (▶ Abb. 3.16).

Das Flachstrickverfahren eignet sich daher besonders für **stark verformte Extremitäten.** Damit wird auch vermieden, dass sich zirkuläre Abschnürungen in tiefen bestehenden Hautfalten bilden.

Versorgung

Die **Auswahl** der richtigen Kompressionsklasse, des Materials und der Ausführung der Versorgung erfordern viel Erfahrung und eine entsprechende Qualifikation.

Der Patient sollte in der Lage sein, sich die Kompressionsversorgung weitgehend **selbstständig an- und auszuziehen.** Dies kann durch vorausschauende Planung der Versorgung (z. B. eine Kombinationsversorgung wie Wadenstrümpfe und Caprihose

▶ Abb. 3.16) und durch Anziehhilfen (▶ Kap. 3.5.6) gesichert werden.

Für die Anfertigung der flachgestrickten Kompressionsbestrumpfung werden die Umfänge an **definierten Punkten** mit Zug **gemessen** und an den Hersteller weitergeleitet (▶ Abb. 3.17, ▶ Abb. 3.18). Das Zugmaß ist geringer als der Umfang, berücksichtigt die Konsistenz des Gewebes und ist entscheidend für die Wirksamkeit und den Tragekomfort des Strumpfes. Eine schlecht sitzende Versorgung kann Einschnürungen, Schürfwunden, Schmerzen und eine Verschlechterung der Blutzirkulation hervorrufen.

> **! Merke**
>
> Flachgestrickte Kompressionsstrümpfe erfordern bei jeder Verordnung ein neues Maßnehmen, auch bei kurzfristigen Wechsel- und Folgeversorgungen. Nur so sind eine optimale Versorgung und Passgenauigkeit gewährleistet.

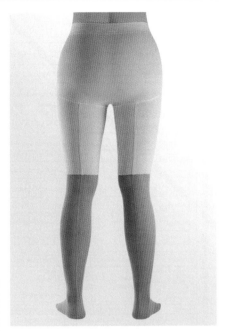

Abb. 3.16 Kombinationsversorgung von Flachstrickkompressionsstrümpfen mit einer Bermuda [V481]

Die flachgestrickten Kompressionsstrümpfe unterscheiden sich in der Art des Gestrickes und der Materialzusammensetzung von groben Maschenbildern mit festem Gestrick bis zu feinen, dichten Maschenbildern mit weichem Gestrick. Die entsprechende **Qualität** muss für jeden Patienten **individuell** getroffen werden.

Bei **Lip- und Lymphödemen** sind auf Grund der besonderen anatomischen Verhältnisse ausschließlich **Maßanfertigungen** erforderlich, da hier besondere Anforderungen an das Material und dessen Individualisierung gestellt werden müssen:

- Exakte Passform
- Stabiler Wandaufbau (zweidimensionales, flaches Gestrick der Strümpfe)
- Hoher Kompressionsdruck

In der flachgestrickten Kompressionstherapie sind viele **Sonderausführungen** möglich, sodass die hohen Anforderungen an die lymphologischen Versorgungen erfüllt werden (▶ Abb. 3.19, ▶ Abb. 3.20).

Im Bereich der Flachstrickkompression ist der Einsatz von **Polstern** und **Pelotten** eine wichtige Individualisierung (▶ Abb. 3.21). Kompressionspelotten bestehen aus Silikon oder Schaumstoff. Zur besseren **Druckverteilung** oder gezielten **Druckerhöhung** werden diese im Bereich der Malleolen an Fuß- oder Handrücken eingelegt (▶ Abb. 3.22). Individuell gefertigte Pelotten können zusätzlich an bestimmten Stellen in Taschen eingearbeitet werden.

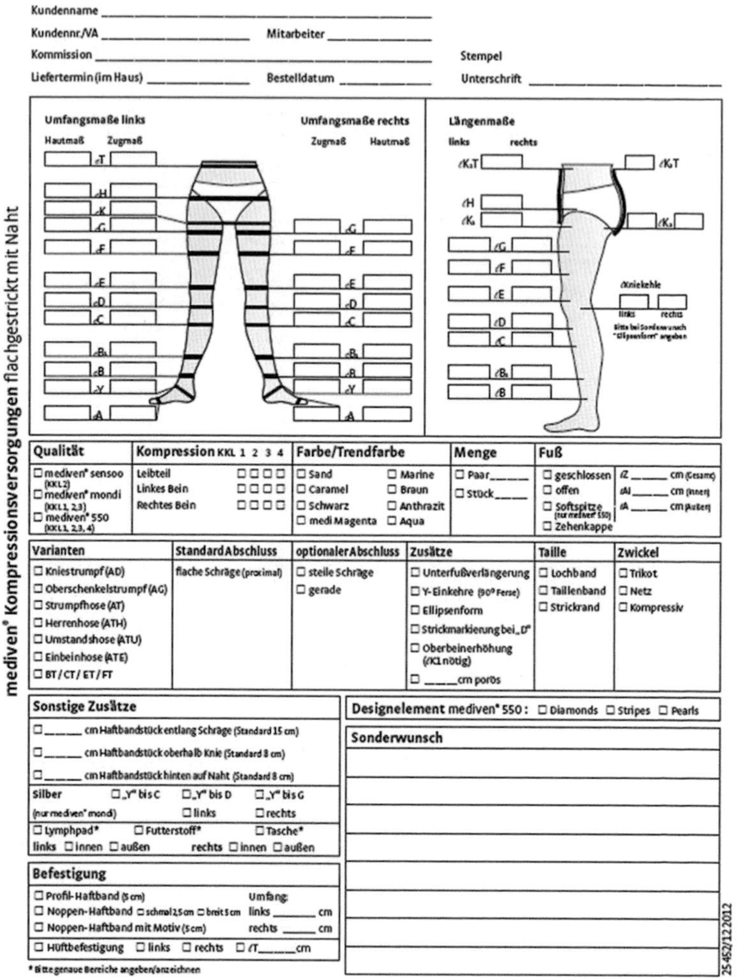

3

med** Kompressionsversorgungen flachgestrickt mit Naht

Kundenname _____

Kundennr./VA _____   Mitarbeiter _____

Kommission _____   Stempel

Liefertermin (im Haus) _____   Bestelldatum _____   Unterschrift _____

| Umfangsmaße links | Umfangsmaße rechts | Längenmaße |
| Hautmaß Zugmaß | Zugmaß Hautmaß | links   rechts |

Qualität	Kompression KKL 1 2 3 4	Farbe/Trendfarbe	Menge	Fuß
☐ mediven® sensoo (KKL2)	Leibteil ☐☐☐☐	☐ Sand ☐ Marine	☐ Paar____	☐ geschlossen iZ ____ cm (Gesamt)
☐ mediven® mondi (KKL1, 2,3)	Linkes Bein ☐☐☐☐	☐ Caramel ☐ Braun	☐ Stück____	☐ offen iAi ____ cm (Innen)
☐ mediven® 550 (KKL1, 2,3, 4)	Rechtes Bein ☐☐☐☐	☐ Schwarz ☐ Anthrazit		☐ Softspitze (nur mediven® 550) iA ____ cm (Außen)
		☐ medi Magenta ☐ Aqua		☐ Zehenkappe

Varianten	Standard Abschluss	optionaler Abschluss	Zusätze	Taille	Zwickel
☐ Kniestrumpf (AD)	flache Schräge (proximal)	☐ steile Schräge	☐ Unterfußverlängerung	☐ Lochband	☐ Trikot
☐ Oberschenkelstrumpf (AG)		☐ gerade	☐ Y-Einkehr (90° Ferse)	☐ Taillenband	☐ Netz
☐ Strumpfhose (AT)			☐ Ellipsenform	☐ Strickrand	☐ Kompressiv
☐ Herrenhose (ATH)			☐ Strickmarkierung bei „□"		
☐ Umstandshose (ATU)			☐ Oberbeinerhöhung (/KKL nötig)		
☐ Einbeinhose (ATE)			☐ _____ cm porös		
☐ BT / CT / ET / FT					

Sonstige Zusätze	Designelement mediven® 550 : ☐ Diamonds ☐ Stripes ☐ Pearls
☐ _____ cm Haftbandstück entlang Schräge (Standard 15 cm)	**Sonderwunsch**
☐ _____ cm Haftbandstück oberhalb Knie (Standard 8 cm)	
☐ _____ cm Haftbandstück hinten auf Naht (Standard 8 cm)	

Silber   ☐ „Y" bis C   ☐ „Y" bis D   ☐ „Y" bis G
(nur mediven® mondi)   ☐ links   ☐ rechts
☐ Lymphpad®   ☐ Futterstoff®   ☐ Tasche®
links ☐ innen ☐ außen   rechts ☐ innen ☐ außen

Befestigung
☐ Profil-Haftband (5 cm)   Umfang:
☐ Noppen-Haftband ☐ schmal 2,5 cm ☐ breit 5 cm   links _____ cm
☐ Noppen-Haftband mit Motiv (5 cm)   rechts _____ cm
☐ Hüftbefestigung ☐ links ☐ rechts ☐ /T_____ cm

* Bitte genaue Bereiche angeben/anzeichnen

25452/122012

Abb. 3.17 Maßblatt für eine Flachstrickversorgung [V481]

Kundenname _____

Kundennr./VA _____ Mitarbeiter _____

Kommission _____ Stempel

Liefertermin (im Haus) _____ Bestelldatum _____ Unterschrift _____

mediven® Zehenkappe flachgestrickt mit Naht

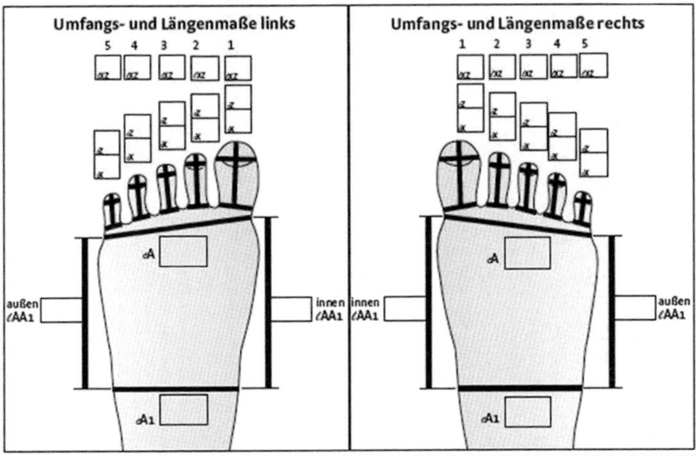

Umfangs- und Längenmaße links

5 4 3 2 1

Umfangs- und Längenmaße rechts

1 2 3 4 5

außen cAA1 | innen cAA1 | innen cAA1 | außen cAA1

cA

cA1

Qualität	Kompression KKL 1 2 3	Farbe	Menge links	Menge rechts
☐ mediven® 550 ☐ mediven® mondi	mediven® 550 ☐☐☐ mediven® mondi ☐☐	☐ Sand ☐ Caramel ☐ Schwarz ☐ medi Magenta ☐ Aqua ☐ Marine ☐ Braun ☐ Anthrazit	☐ Stück_____	☐ Stück_____

Sonstige Zusätze/Varianten links		Sonstige Zusätze/Varianten rechts	
☐ ohne kleinen Zeh	☐ mit kleinem Zeh	☐ ohne kleinen Zeh	☐ mit kleinem Zeh
☐ geschlossene Zehen	☐ offene Zehen	☐ geschlossene Zehen	☐ offene Zehen
☐ einzelne Zehenkappe	☐ Strumpf und Zehenkappe durchgestrickt	☐ einzelne Zehenkappe	☐ Strumpf und Zehenkappe durchgestrickt
☐ an Strumpf angenäht		☐ an Strumpf angenäht	
☐ Lymphpad ☐ Futterstoff ☐ Tasche		☐ Lymphpad ☐ Futterstoff ☐ Tasche	
Bitte genauen Bereich angeben/anzeichnen! (Länge/Breite)		Bitte genauen Bereich angeben/anzeichnen! (Länge/Breite)	

Designelement mediven® 550 :   ☐ Diamonds   ☐ Stripes   ☐ Pearls

Sonderwunsch

25.483/12.2012

Abb. 3.18 Maßblatt für flachgestrickte Zehenkappen [V481]

3

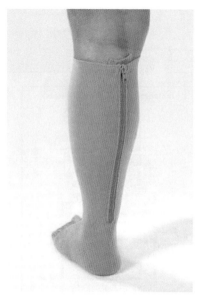

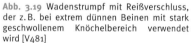

Abb. 3.20 Y-Einkehrung im Ristbereich, die eine Faltenbildung verhindert [V481]

Abb. 3.19 Wadenstrumpf mit Reißverschluss, der z. B. bei extrem dünnen Beinen mit stark geschwollenem Knöchelbereich verwendet wird [V481]

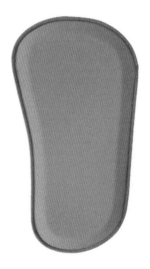

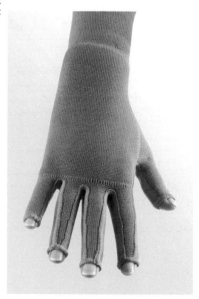

Abb. 3.21 Handpelotte [V481]

Abb. 3.22 Flachstrickhandteil mit eingelegter Pelotte [V481]

3.5.6 An- und Ausziehhilfen

Es werden verschiedene An- und Ausziehhilfen am Markt angeboten. Dabei ist es wichtig, mit dem Patienten die verschiedenen Möglichkeiten zu üben.

Bei eingeschränkter Mobilität werden als **Anziehhilfe** z. B. **Metallgestelle** angeboten. Der Strumpf wird über das Metallgestell gestülpt, der Fuß in den geweiteten Strumpf gesteckt und dann mit den Bügeln der Anziehhilfe hochgezogen (▶ Abb. 3.23). Diese Anziehhilfe kann für rund- und flachgestrickte Strümpfe, für offene und geschlossene Fußspitzen verwendet werden. Bei den anderen Anziehhilfen muss der Patient in der Lage sein, den Strumpf über den Fuß zu ziehen.

Bei der **Ausziehhilfe** zieht der Patient den Strumpf soweit wie möglich herunter. Anschließend steckt er die Ausziehhilfe hinten in den Strumpf und schiebt diesen mit der Ausziehhilfe über die Wade und über die Ferse (▶ Abb. 3.24). So kann der Strumpf jetzt entfernt werden.

> **!**
> **Merke**
> Eine Aufklärung über Einsatzweise und die Erfolgsmöglichkeiten bei konsequentem Tragen erhöht die Compliance des Patienten.

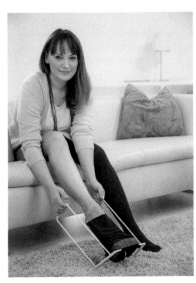

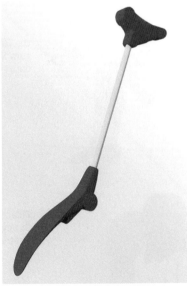

Abb. 3.23 Anziehhilfe für Kompressionsstrümpfe [V481]

Abb. 3.24a Ausziehhilfen für Kompressionsstrümpfe [V481,V601]

3

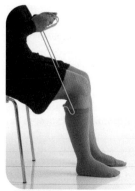

Den Strumpf bis zur Wade herunterstreifen.
Die Ausziehhilfe mit beiden Händen fassen
und wie gezeigt ans Bein anlegen.
Dabei den **„Löffel" eng an der Wade in den
Strumpf schieben**.

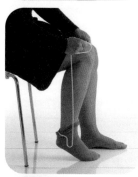

Den Fuß vollständig auf den Boden aufsetzen.
Wade und Ferse müssen eine gerade Linie
bilden.Den Strumpf mit der Ausziehhilfe
langsam nach unten schieben, bis der
„Löffel" die Ferse erreicht. Achten Sie darauf,
dass der „Löffel" immer am Bein anliegt.

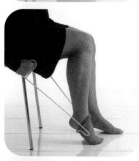

Die **Griffe** der Ausziehhilfe nach und nach
zum Körper ziehen. Den Fuß leicht anheben,
damit der „Löffel" um die Ferse gleiten kann.

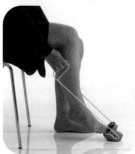

Zuletzt den **Fuß ganz anheben** und den
Strumpf mit der Ausziehhilfe **komplett
abstreifen**.

Abb. 3.24b Ausziehhilfen für Kompressionsstrümpfe [V601]

3.5.7 Verordnung und Erstattung

Alle medizinischen Kompressionsstrümpfe können für gesetzlich versicherte Patienten **als Hilfsmittel** auf Kassenrezept verordnet werden. Bei der Erstversorgung werden meist zwei Paar Strümpfe oder Strumpfhosen genehmigt. Nach 6 Monaten wird die Verordnung einer Wechselversorgung aus hygienischen Gründen übernommen, im weiteren Verlauf meist zwei pro Jahr. Individueller Mehrbedarf, z. B. aus beruflichen Gründen, kann möglich sein.

Die Kostenübernahme durch private Versicherungen hängt von den individuellen Verträgen ab.

Merke

Die Verordnung von medizinischen Kompressionsstrümpfen (Hilfsmittel) belastet das Heilmittelbudget des Arztes nicht, sollte aber wirtschaftlich sein.

Bei der Verordnung von Kompressionsstrümpfen sind folgende **Fragen** zu klären:
- Wie ist das zu behandelnde Krankheitsbild bei eventuellen Komorbiditäten optimal zu versorgen?
- Ist eine Serienverordnung ausreichend (Rundstrick) oder ist die Verordnung nach Maß (Flachstrick) erforderlich?
- Welche Kompressionsklasse sollte eingesetzt werden?
- Welche Ausführung ist notwendig?

Auf der **Verordnung** vom Arzt müssen alle relevanten Angaben vermerkt werden:
- Diagnose
- Anzahl der Strümpfe
- Länge bzw. Ausführung
- Kompressionsklasse
- Materialqualität
- Zusätze wie Pelotten oder andere Individualisierungen

Bei **flachgestrickten** Versorgungen für gesetzlich versicherte Patienten ist immer eine **Genehmigung der Kostenübernahme** der Krankenkasse erforderlich. Maßblatt und Kostenvoranschlag des Herstellers werden bei der Krankenversicherung eingereicht. Es wird in jedem Einzelfall geprüft, ob eine Flachstrickversorgung erforderlich ist und bezahlt wird.

Bei den **rundgestrickten** Strümpfen wurden mit den gesetzlichen Krankenkassen Festpreise vereinbart.

3

3.6 Unterstützende Selbstbehandlung (uSB)

Eva Bimler, Dorothee Escherich-Semsroth

3.6.1 Grundlagen

- Die unterstützende Selbstbehandlung (uSB) ist ein wesentlicher Bestandteil der Therapie und hat großen Einfluss auf den Therapieerfolg.
- Sie umfasst **jede positive Beeinflussung der Ödemsituation durch den Patienten** in Eigenregie. Viele Maßnahmen und Verhaltensweisen sind individuell in den Tagesablauf und Lebensrhythmus integrierbar. Sie sind die Basis für die dauerhafte Erhaltung der Behandlungsergebnisse der KPE.
- Zusammenstellung und Intensität der uSB sind individuell und hängen z. B. von Diagnose, Schweregrad, Komplikationen, Alter, Begleiterkrankungen und Anforderungen im Beruf und Alltag ab.
- **Angehörige** bzw. das **soziale Umfeld** tragen in erheblichem Ausmaß zur Umsetzung der uSB bei.
- **Positive Aspekte** der uSB für den Patienten sind:
  - Körperwahrnehmung und Erspüren von Veränderungen
  - Verbesserung von Krankheitssymptomen aus eigener Kraft
  - Rechtzeitige Reaktion bei Komplikationen
  - Steigerung der Unabhängigkeit trotz chronischer Krankheit
  - Verbesserung der psychischen Stabilität
- Begleitend zur Vermittlung der uSB durch den Therapeuten kann der Patient **Informationsquellen** (Buchratgeber, Internet) und **ergänzende Angebote** (Vorträge, Kurse, Selbsthilfegruppen) mit lymphologischer Ausrichtung nutzen.

> **Merke**
> Mit der uSB werden die Compliance des Patienten und damit die Wirkungen der Maßnahmen der KPE verbessert.

3.6.2 Aufklärung und Motivation

Wichtige **Voraussetzungen** der uSB sind Aufklärung und Motivation des Patienten. Hier sind alle Fachleute der lymphologischen Versorgungskette mitverantwortlich.
- Vermittlung von Grundkenntnissen über Bau und Funktion des Lymphgefäßsystems unter Berücksichtigung des individuellen Krankheitsbildes
- Zeigen von einfachen Verfahren zur Selbstkontrolle des Ödemzustands (z. B. Hautfaltentest, Umfangsmessung, Dellbarkeit) und des Hautbildes (z. B. Hauttrockenheit, Pilzbefall)
- Entwicklung eines passenden und umsetzbaren uSB-Programms gemeinsam mit dem Patienten

Hilfreiche **Materialien** dazu sind:
- Informationsbroschüren und Patientenzeitschriften
- Schautafeln, -plakate
- Schriftliche Übersicht zu den täglichen Übungen
- Dokumentationsblätter für den Therapieverlauf und uSB
- Schmerzdokumentation (Schmerzskala von 1–10)

3.6.3 Manuelle Lymphdrainage

Im Rahmen der MLD durch den Lymphtherapeuten sollten den Patienten Griffe der MLD für die Eigenbehandlung beigebracht werden. Sie sollten regelmäßig kontrolliert und an neue Situationen angepasst werden. Diese unterstützende Selbstbehandlung kann **täglich** durchgeführt werden.

Aufbau der uSB mit einfachen Griffen der MLD:
- Ruhige, entspannte Situation ohne Zeitdruck herstellen.
- Hygiene beachten (z. B. Händewaschen, -desinfizieren, Untersuchungshandschuhe zum Einmalgebrauch bei Genitalbehandlung, sauberes Laken).
- Schmerzfreie, bequeme Lagerung aufsuchen.
- Schulter (langsam) zum Anregen des zentralen Lymphabflusses kreisen.
- Bauchatmung gegen Widerstand der Hände an der Bauchdecke durchführen. Dabei durch die Nase einatmen, durch den Mund bei normaler Atemfrequenz ausatmen.
- Modifizierte MLD-Techniken je nach Krankheitsbild über gut erreichbare Wasserscheiden hinweg in Richtung der gesunden Lymphknotenregionen anwenden.

> **! Merke**
> - Für eine erfolgreiche Mitarbeit müssen Beratung und Anleitung individuell angepasst werden.
> - Nur durch kontinuierliche Kommunikation mit dem Patienten können erforderliche Änderungen eingeleitet werden.
> - Die Selbstbehandlungen sollten immer wieder geübt und korrigiert werden.

3.6.4 Hautpflege

Ein Patient mit lymphostatischen Ödemen leidet unter einer lokalen Immunschwäche und darf deshalb die systemische Hautpflege nicht vernachlässigen (**Infektionsprophylaxe**) (▶ Kap. 3.3):
- Pflegeprodukte, die dem individuellen Hauttyp und der Krankheitssituation entsprechen, benutzen.
- Günstigster Zeitpunkt ist abends vor dem Zubettgehen, damit die Creme gut einwirken kann und das Material des Kompressionsstrumpfes geschont wird.

3.6.5 Selbstbandage

Die Selbstbandage wird in Abhängigkeit des Ödems angewendet:
- Immer, wenn sich das Ödem verschlechtert hat
- Gegebenenfalls nachts
- Gegebenenfalls tagsüber auf den medizinischen Kompressionsstrumpf (MKS)
- Bei Pausen der MLD (z. B. im Urlaub)
- Gegebenenfalls durch Angehörige (bei körperlicher Beeinträchtigung)

3

3.6.6 Apparative intermittierende Kompression (AIK)

Bei der AIK werden Luftkammern in definierter Reihenfolge mit Luft befüllt und wieder entleert. Dadurch kommt es zu einer nach zentral gerichteten Kompression. Die verschiedenen Manschetten für Arme und Beine können eine unterstützende häusliche Therapie ermöglichen. Die AIK ersetzt keine Manuelle Lymphdrainage, kann im Einzelfall aber eine gute Ergänzung sein.

- Die AIK kann ohne vorherige zentrale Vorbehandlung zu Anschwellungen an der Extremitätenwurzel führen.
- Ist als Heimgerät verordnungsfähig (Hilfsmittel).
- Sollte nur unter regelmäßiger ärztlicher und therapeutischer Kontrolle eingesetzt werden.
- Ist nicht für alle Patienten und Ödemformen geeignet.

3.6.7 Bewegungsübungen in Kompression

Ein individuelles **Eigenübungsprogramm** ist Bestandteil der KPE und wird durch den Lymphtherapeuten vermittelt (Heilmittel-Richtlinie ▶ Kap. 3.6.10). Folgendes ist dabei zu **beachten:**

- Übungen regelmäßig, speziell im Anschluss an die MLD, ausführen.
- Übungen immer in Verbindung mit gut sitzendem Kompressionsverband bzw. flachgestricktem Kompressionsstrumpf durchführen.
- Übungen sollten nur kurze Zeit dauern.
- Pausen zwischen den einzelnen Übungen einplanen.
- Überanstrengung vermeiden.
- Übungen dürfen keine Schmerzen auslösen.
- Funktionelle Bewegungen vorziehen.
- Langsame Übungen auswählen.
- Auf komplizierte Bewegungsabläufe verzichten und die Übungen so einfach wie möglich halten.
- Prinzipiell keine schleudernden, reißenden oder stark dehnenden Übungen und Bewegungen ausführen lassen.
- Übungen immer distal beginnen.
- Auf gleichmäßige Atmung beim Üben achten.
- Komplexe Gesamtbewegung der Extremitäten mit Atemübungen kombiniert anwenden.
- Übungen mit und ohne Geräte sind möglich.
- Alltägliche Bewegungen unter Vermeidung von Schonhaltungen einüben.

Zusätzlich können täglich 30-minütige Spaziergänge bei Beinlymphödempatienten oder Nordic Walking bei Armlymphödempatienten unternommen werden. Beim Eigenübungsprogramm immer an den Patienten mit fehlendem Körpergefühl, Ängsten und zu großer Motivation denken. Viel hilft nicht viel und kann sogar zu großen Komplikationen von Seiten des Ödems führen. In diesem Fall kann man dem Patienten zu Entspannungstechniken raten.

Diese Übungen verbessern im Zusammenwirken mit der Kompression den therapeutischen Erfolg. Auch regelmäßig durchgeführte moderate Ausdauer- oder Kraftsportarten sind förderlich und erhöhen die allgemeine Lebensqualität. Auf angemessene Rahmenbedingungen, wie Ausrüstung, Sportstätte, Temperatur und Wetterlage, ist immer zu achten.

3.6.8 Geeignete Sportarten

Anforderungen

- Gleichmäßige Muskelbewegung
- Milde Dehnung
- Peripherer gleichmäßiger Druckaufbau (z. B. Schwimmen)
- Geringes Verletzungsrisiko
- Erforderliche Sportbekleidung sollte gut sitzen und keine Abschnürungen erzeugen

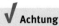
Achtung
Auch kleinste Verletzungen umgehend versorgen. Daher immer ein individuelles Erste-Hilfe-Set mitführen. Bei schwereren Verletzungen ist eine ärztliche Abklärung unerlässlich.

Wassersport

- **Schwimmen**
- **Klassische Wassergymnastik:**
  - Wasserhöhe bis zu den Schultern
  - Günstig auch bei zusätzlichen orthopädischen Einschränkungen und Adipositas
  - Tipp: „The Tidhar-Method" (uSB-Konzept für onkologische Lymphödem-Patienten im Wasser; www.aqua-lymphatic-therapy.com)
- **Aquafitness:**
  - Modernes Ganzkörpertraining zur Leistungssteigerung mit Musik
  - z. B. Aqua-Jogging, -Cycling, -Boxing, -Zumba
  - **Cave:** hohe Pulsfrequenz, Überlastungsgefahr

Merke
Bewegung im Wasser steigert den Lymphabfluss, da der hydrostatische Druck eine Kompression ausübt.

Generell ist zu **beachten:**
- Geeignete Wassertemperatur bis max. 34 °C.
- Kontraindikationen sind offene Wunden, Lymphfisteln, unbehandelte Hautpilzerkrankungen, floride Infektionen, dekompensierte Herzinsuffizienz.
- Badeschuhe tragen wegen erhöhter Verletzungsgefahr und zur Vermeidung von Pilzerkrankungen.
- Keine Massagedüsen innerhalb des Lymphödem- bzw. ödemgefährdeten Gebietes wegen deren unkontrollierbaren hyperämisierenden Wirkung einsetzen.
- Persönliche Leistungsgrenze nicht überschreiten.
- Anschließend medizinischen Kompressionsstrumpf anziehen. Dies kann schwierig werden (feuchte Haut, feucht-warme Umziehkabinen), daher genug Zeit und Anziehhilfe mitbringen.

Indoor-Training

- **Gymnastik-Kurse,** spezialisierte z. B. mit Selbsthilfegruppen organisierbar
- **Allgemeine Präventions-, Spiel- und Sportgruppen:** Info z. B. über Behinderten- und Rehabilitations-Sportverband e. V., Krankenkassen, Turn- bzw. Sportvereine, Fitnesscenter

- **Venen-Gymnastik:** Kurse, Info, Anleitung und DVD über Deutsche Venen-Liga e. V.
- **Rehabilitationssport:** z. B. „Bewegung, Spiel und Sport in der (Brust-)Krebsnachsorge"; Informationen dazu über den jeweiligen Landessportbund
- **Zuhause-Training an Geräten:** z. B. Stehfahrrad, Spinning, Laufband, Cross-Trainer, Stepper; Intervalltraining und Pulsuhr sind dafür sinnvoll
- **Angebote von Geräte- und Kraftsport** in Praxen, Kliniken, Fitnesscentern: Einweisung durch Fachpersonal, Trainingsprotokoll führen, mit geringen Gewichten und kurzen Frequenzen arbeiten, auf korrekte Atmung achten; **Cave** bei Genitalödemen (Bauchpresse!)
- **Tai Chi Chuan:** täglich kurze Übungseinheiten; positive Auswirkung auf Rückfluss bei Armödemen; bei Beinödemen können die Übungen – gerade in der Lernphase – zu statisch sein
- **Tanzen** ohne Wettkampfcharakter: flache Schuhe, lockere und luftige Kleidung tragen; günstig sind z. B. Gesellschafts-, Bauchtanzen sowie andere Folklore-, Kreistänze oder auch NIA (Neuromuscular Integrative Action); **Cave:** trotz Musik die individuellen Pausen nicht vergessen

Outdoor-Sport

- **Walking:**
  - Auf aktiven Armschwung achten
  - Keine zusätzlichen Hanteln einsetzen
  - Dämpfende Sportschuhe (Gelsohle) anziehen
  - Zwischendurch Hände lockern und entstauende Gymnastik durchführen
  - Brustkorb öffnen, gleichmäßigen Atemrhythmus beachten
  - **Empfehlung:** angepasste Leistungsgruppen oder Treffpunkte vereinbaren
- **Nordic Walking:**
  - Laufen mit Spezialstöcken → Ganzkörpertraining mit Schwerpunkt Rumpf-Rücken-Muskulatur, Pumpwirkung durch das Öffnen und Schließen der Hände
  - Stöcke entlasten Gelenke
  - **Cave:**
    - Bei zu hoher Belastung kann es zur Zunahme des Spannungsgefühls innerhalb des Armlymphödems kommen → Dauer und Intensität des Trainings reduzieren
    - Die Schlaufen der Nordic-Walking-Stöcke dürfen den Lymphabfluss der Hand nicht abschnüren
  - Korrekte Technik zunächst bei lizenzierten Trainern erlernen; solche Primärpräventions-Kurse gemäß § 20 SGB V laufen z. B. bei Selbsthilfegruppen
- **Wandern, Bergwandern:**
  - Keine einschnürende Kleidung oder beengendes Gepäck tragen
  - In guten, eingetragenen Laufschuhen wandern
  - Stöcke entlasten die Knie v. a. beim Absteigen
  - Auf regelmäßige Atmung achten
- **Radfahren, Radwandern:**
  - In Kompression, ist z. b. auch mit bandagierten Beinen möglich
  - Mit individuell angepasstem Fahrrad, z. B. Lenkerhöhe, Gelsattel, spezielle Federung
  - Alternativen: Fahrräder mit 3 Rädern, Elektroantrieb und/oder Liegerad

- **Skifahren:**
  - Auf gute Vorbereitung im Sommer bzw. Herbst mit Skigymnastik achten
  - Abfahrtski: nur für bereits geübte, erfahrene Fahrer wegen Sturz- und Verletzungsgefahr (besondere Gefährdung durch Dritte)
  - Langlaufen: langsam angehen, Sturzgefahr nicht unterschätzen

3.6.9 Wichtige Empfehlungen

Publizierte Verhaltensregeln bzw. Infozettel für Lymphödempatienten können nie alle Lebensbereiche im Detail darstellen. ▶ Tab. 3.8 gibt eine Hilfestellung (Gewichtung) für die immer wiederkehrenden Patientengespräche und hilft, auf Problembereiche aufmerksam zu machen. Raten Sie den Patienten zu einer **stichpunktartigen Dokumentation der durchgeführten uSB**, um im Verlauf leichter Fehlerquellen zu identifizieren und die Eigenverantwortung zu stärken.

Diese Regeln sind auch ödemgefährdeten Personen, v. a. nach Entfernung einer größeren Anzahl von Lymphknoten bzw. deren Bestrahlung bei Krebserkrankungen, zu empfehlen.

Tab. 3.8 Wichtige Verhaltensregeln für Ödempatienten (Anzahl an „+" gibt an, wie stark darauf in Eigenverantwortung geachtet werden sollte)

Topic	Alltag, Haushalt	Therapie	Beruf	Freizeit, Hobby	Urlaub
Überlastung	+++	++	+++	+++	+++
Pausen	+++	+	+++	+++	+++
Kompression mit Hilfsmitteln	+++	++	++	+++	+++
Atmung	+++	+++	+++	+++	+++
Schmerzfreiheit	+++	+++	+++	+++	+++
Erste-Hilfe-Set	+++	+++	+++	+++	+++
Wetter	++	+	+++	++	++
Bekleidung	+++	+	+++	+++	+++
Sonnenschutz	++		+++	+++	+++
Mückenschutz	+		++	++	+++
Verletzungsrisiko	+++	+	++	+++	+++
Hygiene, Körperpflege	+++	+	+++	+++	+++
Übereifer	++	++	++	++	++

3.6.10 Verordnung und Erstattung

Zur Komplettierung der KPE und zur Anleitung für ein geeignetes Eigenübungsprogramm sind **Bewegungstherapien in der Ambulanz verordnungsfähig** gemäß Heilmittel-Richtlinie § 19 (Quelle BAnz. Nr. 96 vom 30.6.2011):

- **Übungsbehandlung** als Einzel- oder Gruppenbehandlung (bis 5 Patienten) zusätzlich zu MLD und LKV auf dasselbe Rezept (ergänzendes Heilmittel C).
- **Krankengymnastik** als Einzel- oder Gruppenbehandlung (bis 5 Patienten) nur bei weiterer Symptomatik (z. B. Schulter-Arm-Syndrom bei sekundärem Arm-

lymphödem) auf gesondertes Rezept (vorrangiges Heilmittel A); können nur **Physiotherapeuten** abrechnen.

- Bei der Einweisung bzw. Gruppenzusammenstellung ist zu differenzieren nach Ödemregionen und Krankheitsbildern (z. B. Arm/e oder Bein/e) und Leistungsstärke (z. B. Kurs „Bein leicht", „Bein schwer").
- Tipp: Fachkliniken und z. T. Schwerpunktpraxen bieten ergänzend an:
  - Geräte: Laufband, Cross-Trainer, Fahrrad
  - Kurse: (Hocker-)Gymnastik, (Nordic-)Walking, Bewegung im Wasser, Tanz, Spielegruppen
- **Rehasport und Funktionstraining** für Behinderte oder von einer Behinderung bedrohte Menschen sind als Krankenkassenleistung **befristet** und als „Hilfe zur Selbsthilfe" vom Gesetzgeber vorgesehen.
- Der Anbieter hat eine gültige Qualifizierung nachzuweisen.
- Für eine Lymphödem-Entstauungsgymnastik als solche existiert bislang keine spezifische Anerkennung als Kassenleistung.
- Für alle onkologischen Patienten, mit und ohne Lymphödem, bietet sich Rehabilitationssport an, der nach § 44 SGB IX verordnungsfähig ist.
- Kurse mit dem Siegel SPORT PRO GESUNDHEIT sind zur Primärprävention anerkannt.
- Die Kosten sind nach § 20 SGB V oder § 65 SGB V bei Krankenkassen bezuschuss-/erstattungsfähig, d. h. vor Kursbeginn aktuelle Regelung klären.
- Welche Kosten von den Privatkassen übernommen werden, ist individuell bei der jeweiligen Krankenkasse anzufragen.

3.7 Bedeutung der KPE bei Wunden

Michaela Knestele

Soll die Bedeutung der komplexen physikalischen Entstauungstherapie bei der Wundtherapie bewertet werden, muss unterschieden werden zwischen der Behandlung von:

- Akuten postoperativen oder traumatischen (nicht infektiösen) Wunden (▶ Kap. 3.7.1)
- Chronischen Wunden (▶ Kap. 3.7.2)
- Palliativ versorgten Wunden (▶ Kap. 3.7.3)

3.7.1 Akute postoperative und posttraumatische Wunden

Nach chirurgischen Eingriffen und einem Trauma **bewirken** die Maßnahmen der **KPE** in der Abheilungsphase bei postoperativen oder posttraumatischen Wunden:

- Schnelleren Abbau der postoperativen akuten Schwellung
- Schnelleren Abbau postoperativer Hämatome (evtl. Unterstützung durch die Anwendung von Lymph-Tapes; ▶ Abb. 3.25)
- Sicherung der angestrebten primären Wundheilung
- Bessere Beweglichkeit der Gelenke (v. a. in der Traumatologie und Endoprothetik nützlich)

Der nach der manuellen Lymphdrainage angelegte **lymphologische Kompressionsverband** (KPE Phase I) wird von den Patienten durch die Unterpolsterung gut toleriert, verleiht durch seine stützende Funktion bei der Mobilisierung Sicherheit und reduziert die Bewegungsschmerzen. Unabdingbar ist eine Verbindung der Therapie

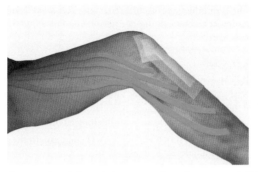

Abb. 3.25 Anwendung von Lymph-Tapes bei postoperativem Hämatom nach Kniegelenksendoprothese [T726]

mit einer **physiotherapeutischen Übungsbehandlung,** um durch Aktivierung der Muskel-Gelenk-Pumpe den venösen und lymphatischen Abfluss zu steigern.

Bei Patienten mit vorbestehendem **Lymphödem** und **Lipolymphödem** ist die KPE im Rahmen der prothetischen Chirurgie **unerlässlich,** um im postoperativen Verlauf einen prolongierten Verbleib der Wunddrainagen bei anhaltender Wundsekretion und die Bildung von subkutanen Seromen zu vermeiden. Im Idealfall erfolgen bereits präoperativ eine ausreichende Entödematisierung und eine Fortsetzung der Therapie direkt postoperativ bereits im Aufwachraum.

3.7.2 Chronische Wunden

Hauptprobleme einer chronischen Wunde beim lymphostatischen Ödem sind die **vermehrte Wundsekretion** und **Infektneigung.** Zumeist handelt es sich um ein seröses, klares bis bernsteinfarbenes Sekret. Erst im Rahmen eines Infektes wird das Sekret trüb und viskös, gelblich bis grünlich. Die Menge kann stark variieren, bei Lymphfisteln können sich durchaus mehrere 100 ml/Tag entleeren.

Ursachen

Wunden bei Patienten mit chronischen lymphostatischen Ödemen entstehen entweder im Rahmen von **Komplikationen** (z. B. nach einem blasenbildenden oder nekrotisierenden Erysipel) oder treten bei **Komorbiditäten** (z. B. einem diabetischen Fußsyndrom) auf. In beiden Fällen ist die **Wundheilung** durch wundheilungshemmende Eigenschaften der Lymphostase **eingeschränkt** (▶ Abb. 3.26).

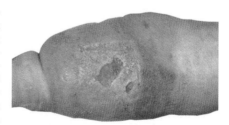

Abb. 3.26 Ausgeprägtes lymphostatisches Ödem mit chronischer Wunde [M876]

Bei Erstuntersuchung einer chronischen Wunde steht die **Ursachensuche** im Vordergrund. Da chronische Wunden häufig **multifaktoriell** bedingt sind, ist es wichtig, nicht nur die augenscheinliche Ursache – z. B. ein lymphostatisches Ödem – zu sichern. Insbesondere im Rahmen einer geplanten Kompressionstherapie gilt es, eine

3

arterielle Verschlusskrankheit auszuschließen. Gefordert wird dazu die routinemäßige dopplersonografische Darstellung der peripheren Pulse und Verschlussdruckmessung bei Ulcus cruris.

Wundheilungsphasen

Durch eine exakte Beurteilung von Wunde und Wundumgebung unter Einbeziehung der Wundlokalisation erfolgt eine Einstufung in Wundheilungsphasen, um aus der Vielzahl der zur Verfügung stehenden Wundtherapeutika dasjenige auszuwählen, das phasengerecht die weitere Wundheilung effektiv unterstützt.

Die Wundheilung wird in **3 Phasen** je nach Gewebebild unterteilt, die idealerweise ohne Verzögerung aufeinanderfolgend ablaufen:

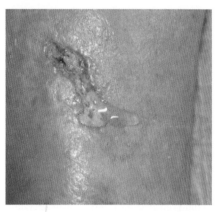

Abb. 3.27 Sekretionsphase. Selbst kleine Ulzerationen können zu einer erheblichen Sekretion führen. [M876]

- **Sekretions- oder Reinigungsphase:** Gewebenekrosen, Fibrinbeläge, meist mit Zeichen der Infektion, vermehrte Sekretion (▶ Abb. 3.27).
- **Granulationsphase:** Nach Ablauf der Autolyse anfangs noch überzogen von Fibrin, im Idealfall vital rot granulierend durch ausreichende Kapillarisierung. Durch die Bildung von Kollagenfasern kommt es im Verlauf der Wundheilung zur Geweberetraktion und damit zu einer zusätzlichen Verkleinerung der Wundfläche.
- **Epithelisierungsphase:** Von den Wundrändern her wandern Keratinozyten ein und bilden die mehrschichtige Epidermis neu.

Die **Bedürfnisse** der Wunde wandeln sich im Laufe der Wundheilung:

- **Sekretionsphase:** Anfangs sind die **Unterstützung der Autolyse** durch genügend Feuchtigkeit, aber auch die **Bindung des entstehenden Zelldetritus** und der freigesetzten Wundsekrete notwendig. Da häufig eine überschießende bakterielle Besiedelung besteht, gilt es, die Wunde **antiseptisch bzw. antibakteriell** zu behandeln, um einen Infekt zu therapieren oder vor einem Infekt zu schützen.
- **Granulationsphase:** Die Weichen für die Wundheilung sind bereits gestellt, die Wunde braucht **Ruhe** sowie **Schutz gegen Austrocknung und Verunreinigungen** von außen.
- **Epithelisierungsphase:** Das Gewebe sollte durch möglichst wenig Manipulation nicht am Ausreifen gehindert werden. Es gilt aber, durch ein ausreichendes **Sekretmanagement** ein zu viel an Feuchtigkeit zu vermeiden.

Je schneller eine Wunde von der Sekretionsphase in die Granulationsphase übergeht, umso zügiger kann sie abheilen. Unterstützt wird dies durch ein lokales Wunddebridement.

Therapie

Die kurative Behandlung chronischer Wunden ist geprägt durch die **Lokaltherapie**. Hauptziel ist jedoch die Behandlung der **Wundursache**.

3

> **! Merke**
> Ohne Beseitigung der wundauslösenden oder -heilungsverzögernden Faktoren kommt es zu keinem zeitgerechten oder sicheren Wundverschluss.

Spürbare **Effekte** der Entödematisierung durch die KPE:

- **Beschleunigte Wundheilung**
- **Reduzierung des Wundschmerzes**
- **Verringerung der Wundsekretion**
- **Sichtbare Granulationsneubildung**

Dies führt insgesamt zur **gesteigerten Lebensqualität** des Patienten. Durchnässende Verbände stigmatisieren den Patienten, er vermeidet soziale Kontakte, denn an diesem sich nach außen abzeichnenden Verband erkennt jeder in seinem Umfeld sein Problem. Durch die Sekretentwicklung (▶ Abb. 3.27), konsekutive Fibrinablagerung und Keimbesiedelung kommt es häufig zur Geruchsbildung, die der Patient niemandem zumuten möchte. Die Reduktion des Ödems und die Verbesserung der lokalen Wundsituation können diese Situation wirkungsvoll verbessern.

Manuelle Lymphdrainage
Bei der MLD auf die notwendige **Sterilität** im Rahmen der Therapie und eine sterile Wundabdeckung am Ende der Therapie (i. d. R. mit zeitgemäßen interaktiven Wundauflagen) achten.

Lokaltherapie
Zu Beginn der lokalen Wundbehandlung steht die Beseitigung von Belägen und Nekrosen, d. h. abgestorbenen Gewebeanteilen sowie eingetrockneter Sekret- und Verbandsreste. Dieses **Debridement** kann erreicht werden durch:

- Förderung der körpereigenen Autolyse durch Aufrechterhaltung eines feuchten Wundmilieus im Rahmen der Verbandsstoffauswahl
- Spülung und Auswischen mit sterilen Kompressen
- Reinigung mit offenporiger Schäumen

Die effektivste Methode bleibt jedoch das **chirurgische Debridement,** bei dem der Fibrinbelag mit einem sterilen Instrument vorsichtig abgehoben wird (▶ Abb. 3.28).

Daran anschließend erfolgt eine antiseptische Reinigung der Wunde mit z. B. Ocetenidin oder polyhexanidhaltigen Wundspüllösungen. Dies ist besonders wichtig bei Patienten mit lymphostatischen Ödemen und **ausgeprägter Papillomatose** (▶ Abb. 3.29). In den Papillomzwischenräumen staut sich Zelldetritus, der sich bakteriell superinfiziert und zu erheblicher Geruchsbildung führen kann. Außerdem kommt es bei diesen Patienten im Umgebungsbereich der Wunde zumeist zu ausgeprägten Mazerationsflächen, die durch das vermehrte Wundsekret ausgelöst werden (▶ Abb. 3.30). Die

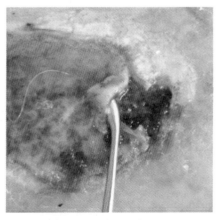

Abb. 3.28 Chirurgisches Debridement [M876]

3

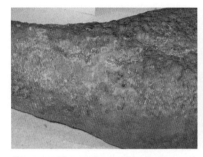
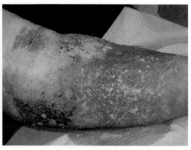

Abb. 3.29 Eingetrocknetes Wundsekret auf papillomatös veränderter Haut [M876]

Abb. 3.30 Großflächige Mazeration [M876]

Mazeration entspricht einer epidermalen Defektzone, bei der durch die Feuchtigkeit oder durch körpereigene Proteasen die Oberhaut angegriffen oder abgelöst wurde (nicht verwechseln mit der weißlichen Verfärbung der Waschfrauenhaut, die durch vermehrte Wassereinlagerung, sprich Quellung der Hornhautschicht, entsteht). Durch Entödematisierung, antiseptische Reinigung und Hautpflege kann sich im Verlauf wieder ein nahezu normaler Hautzustand ausbilden, der auch für einen Rückgang des Infektionsrisikos sorgt.

Durch eine direkte **Behandlung der Wundumgebung** während der manuellen Lymphdrainage kann auch ein Wundrandödem schnell reduziert werden.

> **! Merke**
> Die Lokal- und Wundumgebungsbehandlung in jedem Fall mit dem behandelnden Arzt absprechen.

Bei der **Verbandsstoffwahl** unterscheidet man zunächst zwischen
- **Primärem Wundverband,** der in direktem Kontakt mit der Wund tritt, und
- **Deck- oder Fixierverband.**

Zur Abdeckung der Wundflächen steht eine Vielzahl von Verbandsstoffen zur Verfügung, deren Anwendung an die Wundphase gebunden ist. Alle Materialien, die direkt mit der Wunde in Berührung kommen, müssen steril sein. In der Sekretionsphase liegt das Hauptaugenmerk auf der Bindung des Wundsekretes und der Wundreinigung sowie der Infektbehandlung. Der Verband wird meist täglich gewechselt. In der Granulationsphase unterstützt man durch feuchtigkeitserhaltende Verbände das körpereigene Wachstum. Um die Wundruhe zu gewährleisten, wird der Verband nicht mehr täglich gewechselt. In der Epithelisierungsphase verlängern sich die Verbandsintervalle nochmals.

Der Deckverband kann einerseits eine zusätzliche Sekretspeicherung erzielen, ist aber v. a. zur sicheren Fixierung des Wundverbandes notwendig. Es ist darauf zu achten, dass der Patient den Kompressionsstrumpf anlegen kann, ohne dass sich dabei der Verband verschiebt – eventuell unter Zuhilfenahme einer Anziehhilfe. Im Rahmen einer Pflasterfixierung immer auf Zeichen einer Allergisierung achten.

Hautpflege (▶ Kap. 3.3)

Ein unverzichtbarer Teil der Therapie ist die individuelle Hautpflege und regelmäßige Kontrolle der Wundumgebung. Gerade die konsequente Kompressionstherapie führt zur Hauttrockenheit, der durch tägliche Hautpflege entgegengewirkt wer-

3

den muss. Auch allergisierende Faktoren müssen ausgeschaltet werden. Dies können Konservierungsstoffe, aber auch nicht pflanzliche Fette wie Lanolin oder Pflanzenextrakte wie Kamille oder Teebaumöl sein.

Kompression
Die Kompression stellt einen wesentlichen Pfeiler der Behandlung venöser und lymphostatischer Ulzera dar. Zu Beginn einer Behandlung erfolgt diese durch den LKV mittels **Kurzzugbinden** mit Unterpolsterung oder Pelottierung. Dieser wird häufig anfänglich von den Patienten nur ungern toleriert. Durch die vorausgehende Behandlung mit der MLD und die Verwendung von unterpolsterten Verbänden werden Patienten besser an die Kompression gewöhnt.

Nach Rückgang der Ödeme erfolgt die rasche Umstellung auf die medizinische **Kompressionsbestrumpfung** mit entsprechender Kompressionsklasse, wobei die noch fortlaufende Wundbehandlung keine Kontraindikation darstellt.

Unterstützende Selbstbehandlung (▶ Kap. 3.6)
Der Patient muss hinsichtlich der **Hautpflege** geschult werden, um nach Abheilung der Läsion in Eigenverantwortung zur Rezidivprophylaxe beizutragen. Gerade bei venöser und lymphostatischer Ursache ist der Therapieerfolg nicht unwesentlich von der Mitarbeit des Patienten abhängig. Diese kann nur durch Schulung und Aufklärung des Patienten über das Krankheitsbild und eine unterstützende Selbstbehandlung verbessert werden.

Ein wichtiger Aspekt ist die Mobilität des Patienten. Häufig besteht bei langjähriger Ulkusanamnese bereits eine deutliche Bewegungseinschränkung des Sprunggelenks. Da der Beweglichkeit des Sprunggelenks und der Muskelpumpe eine tragende Bedeutung beim venösen Abfluss zukommt, muss parallel zur Kompressionstherapie ein **Bewegungsprogramm** mit krankengymnastischer Übungsbehandlung und Gangschulung erfolgen.

Hygienemaßnahmen
Bei Behandlung von Patienten mit chronischen Wunden muss auf ein ausreichendes Hygieneregime geachtet werden. Notwendig und wünschenswert ist die Kenntnis der Keimkontamination, insbesondere bei Risikopatienten, bei denen das Robert-Koch-Institut (www.rki.de) ein **MRSA-Screening** (MRSA = Methicillin-resistenter Staphylococcus aureus) empfiehlt. Bei Besiedelung mit multiresistenten Keimen sollte auf eine Abnahme der Wundabdeckung und lokale Drainage der direkten Wundumgebung verzichtet werden. Es ist im Rahmen der Terminplanung im Praxisablauf möglichst darauf zu achten, Patienten mit bekannter MRSA-Besiedelung ans Ende der Praxissprechstunde zu setzen. Zum Schutz weiterer Patienten und zum Eigenschutz müssen die vorgeschriebenen Hygienemaßnahmen des RKI eingehalten werden.

Risiken, bei denen vom RKI bei stationärer Behandlung ein MRSA-Screening **empfohlen** wird:
- Patienten mit bekannter MRSA-Anamnese
- Verlegung aus Einrichtungen mit bekannt hoher MRSA-Prävalenz
- Zuverlegung aus Ländern mit hoher MRSA-Prävalenz (Süd- und Osteuropa, USA, England)
- Patienten mit einem stationären Krankenhausaufenthalt > 3 Tage in den zurückliegenden 12 Monaten

- Patienten, die (beruflich) direkten Kontakt zu Tieren in der landwirtschaftlichen Tiermast und Schlachterei (Schweine) haben
- Patienten, die Kontakt zu MRSA-Trägern hatten
- Patienten, die mindestens 2 der nachfolgenden Risikofaktoren aufweisen:
  - Antibiotikatherapie in den zurückliegenden 6 Monaten
  - Chronische Pflegebedürftigkeit
  - Chronische Wunden
  - Liegende Katheter (z. B. Harnblasenkatheter, PEG-Sonde)
  - Dialysepflichtigkeit
- Schwerwiegende Brandverletzung

3.7.3 Palliativmedizinisch versorgte Wunden

Die Palliativbehandlung stellt eine symptombezogene Therapie dar. In der palliativen Wundtherapie tauchen häufig **ulzerierende Tumoren** auf (▶ Abb. 3.31). Im Rahmen der Therapie gilt es hier, v. a. die Lebenssituation der Patienten zu **erleichtern.** Wundsekretion, Geruchsbildung und Unbeweglichkeit durch die ödematisierte Extremität belasten den Patienten.

Neben der Reduktion der häufig nur noch geringfügig beeinflussbaren Ödematisierung mit Verbesse-

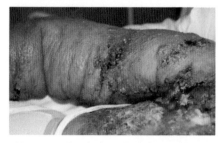

Abb. 3.31 Armlymphödem mit exulzerierendem Lokalrezidiv bei metastasierendem Mammakarzinom [M876]

rung der Beweglichkeit und Rückgang der Wundsekretion kommt hier der manuellen Lymphdrainage in isolierter Form auch ein **psychologisches Moment** zugute. Oft wird der Patient mit seinem Leiden über eine längere Zeit begleitet. Dass dadurch entstehende Vertrauensverhältnis und die menschliche Zuwendung helfen dem Patienten auf seinem letzten Lebensweg.

4 Management des lymphologischen Patienten

4

4.1 Aufgaben der einzelnen Berufsgruppen

Oliver Gültig, Anya Miller

Für die erfolgreiche Behandlung akuter und chronischer lymphostatischer Ödeme ist eine besonders **enge und interprofessionelle Zusammenarbeit** der medizinischen Berufsgruppen mit ihren jeweils zugewiesenen Kompetenzen und Zuständigkeiten notwendig. Für eine erfolgreiche Behandlung ist diese jedoch unabdingbar, um so die häufig unnötigen Aufenthalte in lymphologischen Fachkliniken einzusparen und die Behandlung schon während der Phase I der KPE in eine physiotherapeutische Praxis zu verlagern. Die Weiterbehandlung der Patienten während der Phase II der KPE ist die Domäne der Ambulanz.

Basis der Zusammenarbeit ist dabei die bestehende **Aufgabenteilung** der beteiligten Berufsgruppen. Durch die z. T. zertifizierten Fort- und Weiterbildungen der physiotherapeutischen Berufe, der Ärzte, der lymphkompetenten Sanitätshäuser und Pflegeberufe haben sich in vielen Regionen Deutschlands **lymphologische Netzwerke** etabliert.

4.1.1 Aufgaben des Arztes

- Gesicherte **Diagnose** stellen
- **Verordnung** entsprechend der Heilmittelrichtlinien mit Leitsymptomatik, ICD-Codes und Behandlungsfrequenz ausstellen
  - In der Entstauungsphase der KPE (Phase I) ist eine zeitlich begrenzte Behandlungsfrequenz von mindestens 5-mal wöchentlich unabdingbar
  - In der Erhaltungs- und Optimierungsphase der KPE (Phase II) muss bei chronisch lymphostatischen Ödemen eine bedarfsgerechte Weiterverordnung der KPE als Behandlung außerhalb des Regelfalls oder als Langfristbehandlung erfolgen; die Behandlungsfrequenz ist in dieser Phase sehr individuell
  - Schon während der Phase I der KPE erfolgt die Verordnung der medizinischen Kompressionsstrümpfe, um die nahtlose Versorgung nach dieser Phase zu sichern
- Den Patienten aufklären und Zielvereinbarungen mit ihm treffen
- Behandlungs- bzw. Versorgungsablauf **überwachen**
- Therapiedokumentation **archivieren**
- Verordnungsentscheidung bezüglich Rezeptierung innerhalb bzw. außerhalb des Regelfalls oder als Langfristverordnung treffen

4.1.2 Aufgaben der lymphologisch weitergebildeten physiotherapeutischen Berufe

- Bei **akuten** lymphostatischen Ödemen (postoperativ, traumatisch) sollte die Behandlung des betroffenen Patienten innerhalb von 2 Tagen nach Rezeptierung begonnen werden
- Bei **chronischen** lymphostatischen Ödemen mit länger andauerndem Behandlungsbedarf die Therapie innerhalb der von den Kostenträgern angesetzten Frist von 14 Tagen ab Ausstellung des Rezeptes beginnen
- In der Phase I (Entstauungsphase) der KPE muss die physiotherapeutische Praxis in der Lage sein, die manuelle Lymphdrainage in Verbindung mit dem lymphologischen Kompressionsverband, der entstauenden Übungsbehandlung und

der systemischen Hautpflege umzusetzen sowie die lymphologische Versorgungskette für den Patienten zu planen

- In der Phase II (Erhaltungsphase) der KPE muss nach der manuellen Lymphdrainage immer darauf geachtet werden, dass der Patient seine medizinische Kompressionsbestrumpfung kontinuierlich trägt sowie die unerlässliche systemische Hautpflege und die entstauenden Übungsbehandlungen durchführt
- Vor Therapiebeginn ist ein physiotherapeutischer **Befund** zu erheben
- Standardisierte **Erstdokumentation** erstellen (Gewebebefund, Umfangsmaße, Bilder etc.)
- Spätestens nach der erfolgreichen Phase I der KPE an den verordnenden Arzt eine **Abschlussdokumentation** mit Einschätzung der ggf. notwendigen Weiterbehandlung im Sinn der Erhaltungs- und Optimierungsphase (Phase II) zuleiten
- In den letzten Tagen der Phase I der KPE das **Maßnehmen** durch das lymphkompetente Sanitätshaus für den bereits beantragten medizinischen Kompressionsstrumpf veranlassen, damit dieser am Ende der Phase I der KPE zur Verfügung steht

4.1.3 Aufgaben des lymphkompetenten Sanitätshauses

- Nach Rezeptierung des medizinischen **Kompressionsstrumpfes** diesen schon zu Beginn der Phase I der KPE mit den noch nicht endgültigen Umfangsmaßen bei den Kostenträgern zur **Bewilligung** beantragen
- In der Endphase der Entstauung die **endgültigen Maße** für die medizinischen Kompressionsbestrumpfung erfassen
- Am Ende der Phase I der KPE den medizinischen Kompressionsstrumpf an den Patienten übergeben
- Ein **An- und Ausziehtraining** mit dem Patienten durchführen und diesen ggf. auf die verordnungsfähigen An- und Ausziehhilfen hinweisen
- Den Patienten auf die notwendige Pflege der medizinischen Kompressionsstrümpfe hinweisen
- Passform nach Tragezeit kontrollieren

4.1.4 Aufgaben der pflegenden Berufe

- Insbesondere bei der häuslichen Pflege von Patienten mit chronischen lymphostatischen Ödemen oder offenen Wunden mit den physiotherapeutischen Berufen absprechen
- Lymphologische Verbände anlegen; im Einzelfall müssen die pflegenden Berufe ein Training dafür erhalten
- Dem verordnenden Arzt kontinuierlich eine Dokumentation über den Verlauf der Wundheilung zukommen lassen

> **! Merke**
> Nur bei kontinuierlicher Versorgung mit Kompressionsverbänden und ggf. Wundmanagement sind optimale Erfolge zu erzielen.

4.2 Management und Zusammenarbeit

Hans Pritschow, Kirsten Pritschow, Anya Miller

4.2.1 Ziele

Das Management der Ödemtherapie umfasst alle administrativen und therapeutischen Maßnahmen, die in irgendeiner Weise dazu beitragen, die **Entödematisierung** zu erreichen. Übergeordnetes Ziel ist es, die **Qualität** in der Diagnostik, der Therapie und der Versorgung von Lymphödempatienten zu steigern. Problemzonen sollen dokumentiert und durch die Verbesserung der interdisziplinären Zusammenarbeit und die Einführung von Behandlungsstandards abgebaut werden. Die mit der Therapie zu erreichenden **Teilziele** der Ödemtherapie sind:

- Interdisziplinäre Zusammenarbeit der verschiedenen Berufsgruppen als Folge der lymphologischen Kompetenz, Transparenz und Offenheit
- Zufriedenheit von Patient, Therapeut, Arzt und Bandagist als Folge der erfolgreichen Entödematisierung
- Zufriedenheit der Kostenträger als Folge der Wirtschaftlichkeit und Nachhaltigkeit der Leistungserbringung
- Einhaltung der Rahmenverträge in der Physiotherapie und des Heilmittelkatalogs

Diese Teilziele sind allerdings nur dann erreichbar, wenn sie konkret, messbar, von allen Beteiligten akzeptiert, realistisch und zeitlich bestimmbar umgesetzt werden. Deshalb sind **spezifische Zielsetzungen** notwendig, die für die einzelnen Bereiche formuliert und zwischen allen Beteiligten der Versorgungskette einschließlich des Patienten abgestimmt werden müssen. Beispiele für spezifische Zielsetzungen sind:

- Verkürzung der administrativen Durchlaufzeiten in der ambulanten Praxis → Erhöhung der Patientenzufriedenheit
- Terminvergabe bei posttraumatischen und postoperativen Ödemen innerhalb von 24 Stunden, bei erstmaligem Auftreten eines Lymphödems innerhalb von 48 Stunden
- Aufmerksame Betreuung des Patienten → Beschleunigung und Verbesserung der Therapieergebnisse
- Reduzierung der Fehlbestrumpfung → Verbesserung der Rentabilität der Leistungserbringung
- Reduktion von Bandagematerial → Verbesserung der Bandagetechnik, Einschätzung der Wirksamkeit und Wirtschaftlichkeit
- Entwicklung von Routinen in der administrativen Zusammenarbeit der Leistungserbringer → Verbesserung der Wirtschaftlichkeit und Rentabilität
- Individuelle Beratung, Informationen und Edukation der Ödempatienten → ermöglicht dem Patienten, stärker und aktiv am Behandlungsprozess mitzuwirken

Der Grad der Erreichung dieser Ziele wird **dokumentiert,** womit die Grundlage gegeben ist, am Ende der Versorgungskette die Wirksamkeit der Behandlung zu **bewerten.** Außerdem können mittels des damit gewonnen Überblicks jederzeit **Korrekturmaßnahmen** eingeleitet werden.

4.2.2 Anwendungsplanung

Für jeden einzelnen Patienten mit seinem individuellen Krankheitsbild muss die komplexe physikalische Entstauungstherapie krankheitsbildspezifisch geplant und durchgeführt werden. In ▶ Tab. 4.1 finden sich Vorschläge für den Lymphdrainagetherapeuten zu Therapieziel, Therapiebeginn, Behandlungsintervall und Behandlungsdauer.

Tab. 4.1 Spezifische Krankheitsbilder und deren Zielsetzung

Krankheitsbild	Therapieziel	Behandlungsverlauf
Ödem bei Rheuma, Inaktivität, orthopädischen Erkrankungen, posttraumatisches, postoperatives Ödem	• Intensivbehandlungsziel: – Entödematisierung – Schmerzreduktion – Verbesserung der Beweglichkeit – Vorbereitung für die weiterführende Physiotherapie – Rekonvaleszenzverkürzung • Physiologischen Lymphabfluss nutzen	• **Beginn:** innerhalb von 24 Stunden nach Auftreten des Ödems • **Behandlungsintervall:** 1 Woche tgl. • **Behandlungsdauer:** MLD etwa 15–25 Min., LKV mit ruhiger Polsterung ca. 5–10 Min., Übungsbehandlung und Patientenedukation 10–15 Min.
Primäres und sekundäres Lymphödem, phlebolymphostatisches Ödeme u. U. mit Ulcus cruris venosum	• **Phase I KPE:** – Entödematisierung – Lockerung von Bindegewebeproliferationen – Verhinderung sekundärer Gewebeveränderungen – Kompressionsstrumpfversorgung – Krankheitsselbstmanagement – Vermeidung von Invalidität und maligner Veränderungen im Ödembereich	• **Beginn:** so früh wie möglich • **Behandlungsintervall:** 1–6 Wochen lang tgl. KPE je nach Stadium • **Dauer:** MLD ca. 45–60 Min., LKV ca. 5–15 Min. pro Extremität mit ruhiger oder unruhiger Polsterung, Übungsbehandlung und Patientenedukation 10–15 Min. • Anmessung der Kompressionsversorgung bei maximaler Entödematisierung
	• **Phase II KPE:** – Ergebnis der Entödematisierung erhalten – Reduktion der Bindegewebsproliferationen • Ödemreduktion	• **Beginn:** zeitnah bei Ödemzunahme • **Behandlungsintervall:** abhängig vom Ödemschweregrad • **Behandlungsdauer:** MLD ca. 45–60 Min., LKV ca. 5–15 Min. mit ruhiger oder unruhiger Polsterung, regelmäßige Überprüfung Patientenselbstmanagement, ggf. Wiederholung Patientenedukation 10–15 Min. • Kompressionsversorgung neu nach 6 Monaten, vor Abmessung je nach Ödemschweregrad 2–5 Tage Wiederholung der Phase I KPE

4.2.3 Die Versorgungskette

Durch die Kooperation und Einbindung aller Dienstleister in die medizinische Versorgungskette (Hausärzte, Fachärzte, Krankenhäuser, Lymphdrainagetherapeuten, Orthopädietechniker, ggf. Wundmanager, häuslicher Pflegedienst, Selbsthilfeorganisationen) wird die ganzheitliche Betreuung von Patienten mit Lymphödemerkrankungen nachhaltig gefördert. Die administrativen Zuständigkeiten (Organisation der sinnvollen Abfolge von therapeutischen Schritten) sind deutschlandweit unterschiedlich und müssen innerhalb der Versorgungskette geklärt sein.

Im Zentrum der Versorgungskette steht die **ambulante Praxis.** Die niedergelassene Arztpraxis und die Massage- oder Physiotherapiepraxis können dabei hinsichtlich unterschiedlicher lymphologischer Spezialisierungsgrade (hoch und niedrig) unterschieden werden (▶ Abb. 4.1). Das Schema dient der Verdeutlichung des Beziehungsgeflechts und ist nicht wertend zu verstehen. Ziel ist es, den erforderlichen Kompetenztransfer zwischen den verschiedenen Praxen darzustellen.

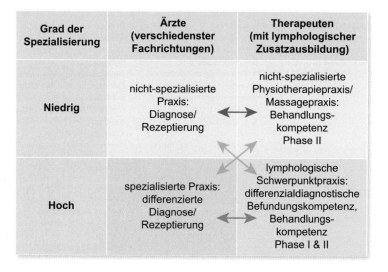

Grad der Spezialisierung	Ärzte (verschiedenster Fachrichtungen)	Therapeuten (mit lymphologischer Zusatzausbildung)
Niedrig	nicht-spezialisierte Praxis: Diagnose/ Rezeptierung ⟷	nicht-spezialisierte Physiotherapiepraxis/ Massagepraxis: Behandlungs- kompetenz Phase II
Hoch	spezialisierte Praxis: differenzierte Diagnose/ Rezeptierung ⟷	lymphologische Schwerpunktpraxis: differenzialdiagnostische Befundungskompetenz, Behandlungs- kompetenz Phase I & II

Abb. 4.1 Lymphologisches Kompetenzgefälle in der Versorgungskette. Rote Pfeile = KPE Phase I nicht möglich, hellgrüne Pfeile = KPE Phase II und ggf. Phase I möglich, dunkelgrüne Pfeile = für KPE Phase I und II optimal. [M877/L231]

Im Behandlungsverlauf eines lymphostatischen Ödems stellt der **Arzt** die Diagnose und das Rezept aus. Der **Lymphdrainagetherapeut** führt – je nach Spezialisierungsgrad – Phase I und/oder II der KPE aus. Bisher wurde die Phase I beinahe ausschließlich in der lymphologischen Fachklinik durchgeführt, die Phase II dann in der niedergelassenen physiotherapeutischen oder Massagepraxis. Ist der Grad der lymphologischen Spezialisierung hoch, kann die Phase I in enger Zusammenarbeit der Beteiligten in der Versorgungskette auch ambulant durchgeführt werden.

Einheitliche Standards für den **Grad der Spezialisierung** existieren derzeit nicht, weshalb hier nur Orientierungen gegeben werden können. Für die **ärztliche Praxis** steht in den Leitlinien der Gesellschaft Deutschsprachiger Lymphologen: „Wenn der Arzt hinreichend lymphologisch versiert ist, kann er meist mittels Basisdiagnostik (Anamnese, Inspektion und Palpation) die Diagnose klinisch stellen." Darüber hinaus können die Ausbildung zum ärztlichen Lymphdrainage-Fachlehrer oder spezielle, von der Kassenärztlichen Vereinigung zertifizierte Fortbildungen zur Spezialisierung beitragen. Der Grad der Spezialisierung in der **lymphologisch-physiotherapeutischen Praxis** ist in der Regel hoch, wenn mindestens 150 Lymphödempatienten pro Jahr oder mindestens 2.000 Behandlungen von Patienten mit lymphologischen Krankheitsbildern pro Jahr nachgewiesen werden können. In Zusammenarbeit mit den Weiterbildungsträgern für KPE können solche Praxen die Zusatzbezeichnung lymphologische Schwerpunktpraxis von der GKV in Berlin erhalten. Unter der Schirmherrschaft der Deutschen Gesellschaft für Lymphologie wird ein „Spezialisierungskurs Phase I KPE in der ambulanten physiotherapeutischen Praxis" angeboten. Weitere Standardisierungen bzw. Zertifizierungen für die ärztliche wie physiotherapeutische lymphologische Arbeit in der Lymphödemtherapie werden angestrebt.

4.2.4 Ärztliches Management

Allgemeine Anforderungen

- Die Diagnostik und Therapie lymphostatischer Ödeme erfordert eine enge Zusammenarbeit zwischen Patient, Arzt, Therapeut und Kompressionsversorger. Für die **erste Kontaktaufnahme** des Patienten mit einem lymphologisch fortgebildeten Facharzt oder Allgemeinmediziner sollte der Patient Vorbefunde wie OP-Berichte und Entlassungsberichte aus Kliniken sowie – falls vorhanden – seine Kompressionsbestrumpfung mitbringen.
- Es erfolgen:
  - **Anamnese** ▶ Kap. 2.2
  - **Körperliche Untersuchung** (Inspektion, Palpation) ▶ Kap. 2.3
  - **Apparative Diagnostik** ▶ Kap. 2.4

> **! Merke**
> Alle Ergebnisse ausführlich **dokumentieren.**

- Vor Einleitung der Phase I KPE sollten **Begleiterkrankungen,** welche die Ödemsituation zusätzlich verschlechtern, behandelt werden. Hierzu ist die Zusammenarbeit mit weiteren betreuenden fachspezifischen Kollegen unbedingt erforderlich. Beispiele:
  - **Herzinsuffizienz:** Rücksprache mit dem betreuenden Kardiologen halten, inwieweit die Maßnahmen der KPE möglich sind.
  - **Diabetes mellitus:** Blutzucker-Werte optimieren. Liegt eine begleitende Polyneuropathie vor?
  - **Adipositas:** Ernährungsberatung, Gewichtsreduktion durchführen.
  - **Hauterkrankungen:** Ekzeme, Mykosen, Ulcus cruris venosum behandeln.
  - **Maligne Erkrankungen:** Aktuellen Befund und geplante onkologische Behandlungen erfragen. Ist der Patient in der Lage, regelmäßige Termine beim Arzt und Physiotherapeuten wahrzunehmen?
- Den Patienten ausführlich über die Ödemerkrankung und die erforderlichen Behandlungen aufklären.
- Nur bei ausreichender Motivation und Fähigkeit des Patienten zur Mitarbeit sind die KPE und der Kosten- und Zeitaufwand gerechtfertigt.

Aufgaben während Phase I der KPE

- Vor Behandlungsbeginn ist sicherzustellen, dass die physiotherapeutische Praxis die Kompetenz und die Kapazität für die Umsetzung der Phase I KPE hat. Die **Planung** sollte gemeinsam mit dem betreuenden Physiotherapeuten erfolgen.

- Für 1–3 Wochen ist 5–6-mal/Woche mit den Maßnahmen der KPE zu behandeln.
- Ist die Berufsausübung mit Kompressionsbandagierung nicht möglich, evtl. eine **Arbeitsunfähigkeitsbescheinigung** (AU) ausstellen.
- Eine **Verordnung für MLD, Kompressionsbandagierung** entsprechend den Vorgaben des Heilmittelkataloges ausstellen, ggf. mit Wärmetherapie, Übungsbehandlung und Krankengymnastik sowie Hinweis auf Langfristgenehmigung.
- Eine **Verordnung** der **Kompressionsverbandsmaterialien** nach Rücksprache mit dem behandelnden Physiotherapeuten ausstellen.
- Die **Kompressionsbestrumpfung** (Flachstrick) verordnen. Die Passform der Kompressionsbestrumpfung nach einem Trageversuch kontrollieren.

4

> **! Merke**
> Alternativ ist die Phase I der KPE auch im Rahmen einer Reha-Maßnahme in einer lymphologischen Spezialklinik möglich.

Aufgaben während Phase II der KPE

- Voraussetzungen für die Einleitung der Phase II KPE sind eine weitgehende Entstauung des lymphostatischen Ödems und eine gut angepasste Kompressionsstrumpfversorgung.
- Den Einsatz der manuellen Lymphdrainage in der Phase II entsprechend der individuellen Ausprägung des Ödems anpassen.
- Eine **Verordnung** für MLD entsprechend dem Heilmittelkatalog ausstellen, ggf. mit Kompressionsbandagierung, Wärmetherapie, Übungsbehandlung und Krankengymnastik.
- Eine **Kompressionsbestrumpfung** (Wechselversorgung) verordnen. Die Passform der Kompressionsbestrumpfung nach dem Trageversuch überprüfen.

Betreuung der Patienten im Verlauf

- Nach jeder Verordnung bzw. Neuverordnung den **Therapieerfolg kontrollieren.** Entscheidend für die Beurteilung des Erfolges sind
  - Lokalbefund,
  - Compliance des Patienten und
  - Einbeziehung und Behandlung zusätzlicher Erkrankungen.
- Die Notwendigkeit einer weiteren Behandlung prüfen.
- Insbesondere bei chronischen primären oder sekundären Lymphödemen die Möglichkeit einer Langfristgenehmigung für MLD bei gesetzlich versicherten Patienten abwägen. Sie ist vom Patienten bei der jeweiligen Krankenkasse zu beantragen, gilt bei einigen Krankheiten (hereditäres Lymphödem, Lymphödem bei malignen Erkrankungen, Elephantiasis) automatisch (Stand Februar 2015).
- Den Therapiebericht des behandelnden Therapeuten durchsehen.
- **Zwischenanamnese** durchführen: Änderungen des Ödems, Änderungen des Allgemeinzustands?
- Gewicht und Bauchumfang messen.
- Standardisierte Fotodokumentation durchführen.
- Bei guter Anleitung durch den Lymphtherapeuten zur unterstützenden Selbstbehandlung kann die erforderliche Behandlungsfrequenz oftmals reduziert werden.
- In ausgewählten Einzelfällen kann der zusätzliche Einsatz der **apparativen intermittierenden Kompression** (AIK) in der ärztlichen Praxis oder als Heimgerät

angezeigt sein. Dabei ist auf hochwertige Mehrkammergeräte zu achten. Beim Einsatz der AIK sicherstellen, dass der Patient für den verantwortungsbewussten Umgang mit dem Gerät vom Arzt bzw. Hersteller geschult wird. Die Verordnung erfolgt mit einem Sonderantrag gegenüber dem Kostenträger.

4.2.5 Lymphdrainagetherapeut

Allgemeine Anforderungen

- **KPE-Ausbildung:** in Deutschland berechtigt ein Vierwochenkurs (170 Unterrichtseinheiten plus Prüfung) zur Abrechnung mit Kostenträgern nach § 70 Abs. 1 SGB V.
- Der Umfang der Leistungen, die der medizinische Masseur oder Physiotherapeut in seiner Praxis zu erbringen hat, sind in der Leistungsbeschreibung Physiotherapie verbindlich beschrieben.
- Die **Mindestanforderungen** an räumliche und materielle Ausstattung der **Massage- bzw. Physiotherapiepraxis** sind definiert. Die ambulante Lymphdrainagepraxis muss spezielle Lagerungsmaterialien, Befundschemata, Maßband, Markierungsstift (Kajal), Maßblätter, Digitalkamera und Computer für Befunderhebung und Dokumentation bereithalten.
- Der Lymphdrainagetherapeut ist in der Phase I KPE täglich über eine Stunde mit dem Patienten und den Ergebnissen seiner Therapie konfrontiert und herausgefordert, adäquat auf die aktuelle Ödemsituation zu reagieren. Neben den klassischen therapeutischen Aufgaben braucht er daher vermehrt **Systemkompetenz** (Verständnis von der bzw. Übersicht über die Prozesskette). Außerdem muss er über die **kommunikative Kompetenz** verfügen, um die erforderlichen physiotherapeutischen Maßnahmen gegenüber dem Arzt, Orthopädietechniker und/oder der Krankenkasse zu vermitteln und den Anforderungen der qualitativen Phase I KPE gerecht zu werden.
- Als Hauptansprechpartner für den Patienten ist der Therapeut **Bindeglied** zu den anderen Berufsgruppen wie Arzt, weiteren spezialisierten Physiotherapeuten und/oder Orthopädietechniker.
- Entsprechend den unterschiedlichen Anforderungen der Ödemtherapie sind regelmäßige **Fortbildungen** erforderlich (▶ Tab. 4.2). Lernprozesse aus der praktischen Erfahrung des Therapeuten müssen im Austausch mit anderen Kollegen konstruktiv aufgearbeitet werden. Diese Art der Zusammenarbeit ist insbesondere für Praxen, die mit den Anforderungen der Phase I KPE konfrontiert sind, wichtig. Da die Form der **kollegialen Fortbildung** ein neues und effektives Instrument der Weiterbildung ist, ist sie hier gesondert aufgeführt (▶ Tab. 4.3).

Tab. 4.2 Fortbildungsmaßnahmen zur Erhöhung der Spezialisierung

Methode	Zielsetzung
• Refresher • DGL-Spezialisierungskurs Phase I KPE • Kongresse • Fachtagungen • Literaturlektüre	• Aktualisierung und Festigung der wissenschaftlichen Seite der Ödemtherapie • Erweiterung der Fachkompetenz
Kontinuierliche Anwendung des Gelernten im therapeutischen Alltag	Reflexion der Wirksamkeit der praktischen Tätigkeit zur Festigung des Gelernten

4

Tab. 4.3 Kollegiale Fortbildung		
Methode	**Inhalt**	**Zielsetzung**
• Kurzvortrag • Diskussion • Rollenspiel • Kollegiale Intervision	• Spezielle oder neue Therapie- und Behandlungsformen • Therapieprognosen und evtl. Anpassungen • Besondere Erfahrungen im Praxisalltag	• Einheitliche Qualitätsvorstellung • Training schwieriger Situationen • Teambildung • Erhaltung der Therapiequalität bei Ausfall eines Therapeuten (Krankheit, Urlaub)

Aufgaben während Phase I der KPE

▶ Abb. 4.2

- Den ärztlichen **Befundbericht** ergänzen.
- Das **Therapieziel** im Gespräch mit dem Patienten erarbeiten und dokumentieren.
- Unter Berücksichtigung des Behandlungsziels die Therapieprognose hinsichtlich Aufwand, Behandlungsdauer und -frequenz sowie Materialbedarf verfassen und einen **Therapieplan** erarbeiten, der die persönliche Situation (chronisches oder akutes Krankheitsbild, Anfahrtsweg, Mobilität etc.) des Patienten berücksichtigt.
- Befundergebnis und ggf. Rezeptierung mit dem Arzt abstimmen.
- Den Behandlungsverlauf dokumentieren und einen **Zwischenbericht** erstellen.
- Die **Kompressionsstrumpfversorgung** vom Kostenvoranschlag und der Abmessung bis zur Anpassung in enger Zusammenarbeit mit dem lymphkompetenten Sanitätshaus organisieren und kontrollieren.
- Eine **kommunikative Patientenbeziehung** gestalten und den Patienten über die Maßnahmen der KPE informieren.
- Den Patienten in die Behandlung einbeziehen und zur unterstützenden MLD-Selbstbehandlung und Selbstbandagierung anleiten.

Aufgaben während Phase II der KPE

▶ Abb. 4.2

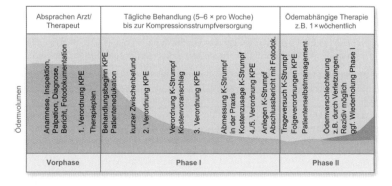

Abb. 4.2 Anforderungsprofil und Prozesskette der ambulanten Ödemtherapie. Rot = Zeitverlauf und Phasen der KPE, orange = Ödemverhalten. [L231]

- Die KPE und das Behandlungsintervall je nach Ödemform mit dem Arzt absprechen.
- Das Krankheitsselbstmanagement überprüfen und ggf. die Patientenschulung wiederholen.
- Die Kompressionsstrumpfqualität beurteilen. Ist sie ausreichend oder neu erforderlich?
- Die Reödematisierungstendenz in Rücksprache mit dem Arzt beurteilen. Bei Verschlechterung der Ödemsituation die Behandlungsfrequenz erhöhen und ggf. Phase I KPE wiederholen.
- Den Behandlungsverlauf dokumentieren.

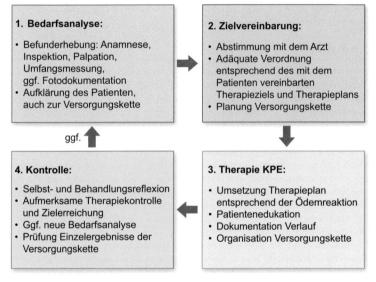

1. Bedarfsanalyse:
- Befunderhebung: Anamnese, Inspektion, Palpation, Umfangsmessung, ggf. Fotodokumentation
- Aufklärung des Patienten, auch zur Versorgungskette

2. Zielvereinbarung:
- Abstimmung mit dem Arzt
- Adäquate Verordnung entsprechend des mit dem Patienten vereinbarten Therapieziels und Therapieplans
- Planung Versorgungskette

ggf.

4. Kontrolle:
- Selbst- und Behandlungsreflexion
- Aufmerksame Therapiekontrolle und Zielerreichung
- Ggf. neue Bedarfsanalyse
- Prüfung Einzelergebnisse der Versorgungskette

3. Therapie KPE:
- Umsetzung Therapieplan entsprechend der Ödemreaktion
- Patientenedukation
- Dokumentation Verlauf
- Organisation Versorgungskette

Abb. 4.3 Qualitätsregelkreis und Aufgaben des Lymphdrainagetherapeuten [L231]

Qualitätsregelkreis

Eine schematische Darstellung des Untersuchungsablaufs und der Therapie für die Phase I KPE ist im Qualitätsregelkreis (nach Pritschow) dargestellt (▶ Abb. 4.3). Besondere Bedeutung kommt der Selbst- und Behandlungsreflexion des Therapeuten zu. Diese impliziert, dass der Therapeut im Verlauf der Entödematisierung tastend (palpatorisch), beobachtend (inspizierend) und befragend die Wirkung seiner Behandlung hinterfragt und ggf. durch Umfangsmessung objektiviert.

4.2.6 Lymphkompetentes Sanitätshaus

- In der Versorgungskette des Lymphödempatienten tritt das lymphkompetente Sanitätshaus **während Phase I** KPE auf. Die Anforderungen, um passformgerechte Kompressionsstrümpfe anzumessen, sind festgelegt und zertifiziert.
- Die Kompressionsstrumpfanmessung erfolgt in der Physiotherapiepraxis. Der Therapeut bandagiert direkt nach der Abmessung den Patienten erneut, um eine „Kompressionslücke" zu vermeiden.

- Den Patienten über Kosten, Bestrumpfungsarten (Flach-, Rundstrick) und -möglichkeiten informieren und **beraten;** es gibt – je nach Indikation – Kompressionsstrümpfe für Arm, Bein oder Unterschenkel, Zehenkappen, Bolero, Bermuda, Capri-Hose und Kopfmasken.
- Den **Kostenvoranschlag** auf Grund der Flachstrick-Kompressionsstrumpfrezeptierung zur Genehmigung **an die Krankenkasse** schicken.
- Nach Genehmigung des Kostenvoranschlags den Kompressionsstrumpf nach Maß mit Naht fertigen, **liefern** und dem Patienten das An- und Ausziehen sowie die Pflege erklären.
- Der **Trageversuch** dauert mindestens 4 Tage. Die Wirksamkeit der medizinischen Kompressionsstrümpfe überprüft der verordnende Arzt bzw. Therapeut während des Trageversuchs. Passt die Kompressionsversorgung nicht, muss neu angemessen und angefertigt werden.

4.2.7 Patient

- Er ist **Hauptperson** der gemeinsamen Bemühungen der einzelnen Glieder in der Versorgungskette. Seine Gesundheit wiederherzustellen und ihm einen Alltag ohne Einschränkungen zu ermöglichen, ist das vorrangige Ziel der Lymphdrainagebehandlung.
- Er ist Teil der Versorgungskette.
- Die Patientenrolle ist nicht passiv zu verstehen. Der Patient muss daher bereit sein, während und nach der Behandlung **aktiv** an seiner Genesung mitzuarbeiten.
- Das **Krankheitsselbstmanagement** und die **Selbstbehandlung** werden im Verlauf des Therapieprozesses mit dem Therapeuten eingeübt und in der Folge mit ihm wiederholt. Dazu gehören die Information des Patienten über den Behandlungsablauf, die Selbstbehandlung mit MLD, die Selbstbandage (LKV), das Tragen der medizinischen Kompressionsbestrumpfung an behandlungsfreien Tagen und die individuellen Bewegungsübungen.
- In Phase I KPE ist der Therapeut in einer Trainerrolle gegenüber dem Patienten. Er ist der Spezialist auf seinem Gebiet, hat Gesprächskompetenz und muss das notwendige Wissen zur unterstützenden Selbstbehandlung im Sinne der gemeinsamen Zielvereinbarungen an den Patienten weitergeben.
- Umgekehrt findet eine Rückkopplung vom Patienten zum Therapeuten über die Ergebnisse der Selbstbehandlung statt, die der Therapeut ggf. abfragt.

4.2.8 Dokumentation

- Sie ist ein wichtiger Bestandteil des **Qualitätsmanagements** in der ambulanten Lymphdrainagepraxis.
- Sie beginnt mit der **Erstbefundung** und wird während des Behandlungsverlaufs regelmäßig aktualisiert, d. h. der **Therapieverlauf** (Ödemreaktion, Umfangsdifferenz etc.) wird schriftlich festgehalten (▶ Tab. 4.4).
- Die optimale Therapie erfordert dabei Kommunikation mit den Beteiligten und situatives Handeln. Eine Rückkopplung zwischen vereinbarter Vorgehensweise bzw. dem Therapieziel und dem aktuellen Krankheitsgeschehen erfolgt permanent.
- Am Ende von Phase I KPE erhebt der Therapeut den **Abschlussbefund.** Dieser dokumentiert das Behandlungsergebnis und stellt eine Ergebniskontrolle für Therapeuten, Arzt, Patienten und ggf. Krankenkasse dar.

Tab. 4.4 Inhalte der Behandlungsdokumentation		
Bestandteil	**Inhalt**	**Status**
Individueller Behandlungsplan	Ärztliche Verordnung mit Angabe von Indikation (Diagnose und Leitsymptomatik), Therapieziel und Ergebnis der physiotherapeutischen Befunderhebung	Erforderlich
Verlaufsdokumentation	• Je Behandlungseinheit • Umfasst die im einzelnen erbrachten Leistungen, die Reaktion des Patienten und Besonderheiten bei der Durchführung	Erforderlich
Mitteilung an den verordnenden Arzt	• Sofern vom Arzt erwünscht • Therapeut unterrichtet Arzt am Ende der Behandlungsserie über Stand der Therapie	Erforderlich
Umfangmessungen	Messungen der Ödemumfänge zu Beginn und bei Abschluss der Behandlungsserie	Empfohlen
Fotodokumentation	Bild des Ödems (sofern darstellbar) zu Beginn und bei Abschluss der Behandlungsserie	Empfohlen
Therapieprognose	Prognose über Anzahl und Dauer der KPE-Behandlungen (von spezialisiertem Therapeuten zu erstellen)	Empfohlen

4

5 Phlebödem und Phlebolymphödem

5

5.1 Definition und Epidemiologie

Christine Schwahn-Schreiber

Phlebödem und Phlebolymphödem sind – unabhängig von der Ursache – bedingt durch eine **Insuffizienz des Venensystems**. Sie entstehen als klinische Manifestation der chronisch venösen Insuffizienz (CVI) im Stadium I (Phlebödem), wenn die Kompensation durch das gesunde Lymphsystem versagt. Ist im Verlauf auch das Lymphsystem in seiner mechanischen Funktion eingeschränkt, entsteht ein Phlebolymphödem (CVI Stadium II und III).

17 % der erwachsenen Bevölkerung sind von einem Phlebolymphödem betroffen.

5.2 Krankheitsentstehung

Christine Schwahn-Schreiber

5.2.1 Ursachen

Ursachen für die Entstehung der CVI sind:
- **Funktionsverlust der Venenklappen** durch Dilatation der Venen oder Zerstörung der Venenklappen → Klappeninsuffizienz führt zum venösen Reflux, d. h. es kommt zum retrograden Fluss ins Bein
- **Ausfall der peripheren Venenpumpe** durch Immobilität, Muskellähmung oder Gelenkversteifung → fehlender bzw. verminderter Abtransport des venösen Blutes aus dem Bein

Hauptmanifestationen der CVI:
- Im oberflächlichen (epifaszialen) Venensystem: **Varizen**
- Im tiefen (subfaszialen) Venensystem: **Leitveneninsuffizienz** als Folge einer
  - lange bestehenden dekompensierten **Varikose** mit Dilatation der tiefen Venen und damit Insuffizienz der Venenklappen als sekundäre Leitveneninsuffizienz
  - **Thrombose** mit Zerstörung der Venenklappen
  - angeborenen Klappenagenesie oder Angiodysplasie (selten in Europa)

Folgen einer Thrombose:
- Teilobstruktion oder Obstruktion der betroffenen tiefen Venen → Behinderung des venösen Abflusses aus dem Bein
- Schädigung der Venenklappen → venöser Reflux (postthrombotisches Syndrom)

Merke
Sowohl Reflux durch Destruktion der Venenklappen als auch Obstruktion der Vene sind im gleichen Venensystem möglich und bedeuten eine Potenzierung des Schadens.

Alle Läsionen, einzeln oder kombiniert, führen zu einer **venösen Hypertonie und Hypervolämie,** entweder durch venösen Reflux, gestörten Abfluss oder eine Kombination aus beidem. Dadurch entsteht ein Rückstau in die Venen bis in die Blutkapillaren – besonders am tiefsten Punkt im Knöchelbereich. Das Starling-Gleichgewicht verschiebt sich in Richtung Ultrafiltration im Sinne einer passiven Hyperämie; es kommt zum **Anstieg der lymphpflichtigen Wasserlast.** Der Abtransport der vermehrt anfallenden Wasserlast im interstitiellen Gewebe muss durch das Lymphsystem durch ein erhöhtes Lymphzeitvolumen im Rahmen der Sicherheitsventilfunktion erfolgen.

5.2.2 Ödembildung bei CVI

- Wird die funktionelle Reserve zum Abtransport der Wasserlast überschritten, entsteht ein Ödem auf dem Boden einer dynamischen Insuffizienz (**Hochvolumeninsuffizienz**). Es entsteht das **Stadium I** der CVI nach Widmer bzw. **C3** nach der CEAP-Klassifikation (▶ Abb. 5.1; ▶ Tab. 5.1). Man spricht von einem **Phlebödem**.
- Vermutlich bedingt die persistierende venöse Hypertonie eine Mikrozirkulationsstörung durch Schädigung der Blutkapillaren. Leukozyten werden durch Scherstress mit Leukozytentrapping aktiviert und humorale Gewebeaktivatoren (Zytokine) ausgeschüttet.
- Dadurch steigt die Zellwandpermeabilität und es kommt zu einer vermehrten Durchlässigkeit der Kapillarzellwand für Eiweiß und Blutzellen (Erythrozyten, Leukozyten).
- Durch die Erweiterung der Endotheljunktionen der Kapillarwand (Phänomen der auseinandergezogenen Poren) aufgrund des venösen Hochdrucks wird die Permeabilität der Gefäßwand zusätzlich erhöht. Es entsteht ein **eiweißreiches Ödem**.
- Über eine Fibroblastenaktivierung im eiweißreichen Ödem kommt es zur Bindegewebsproliferation und konsekutiv zur Fibrose, die auch die Lymphgefäße mit ein-

5

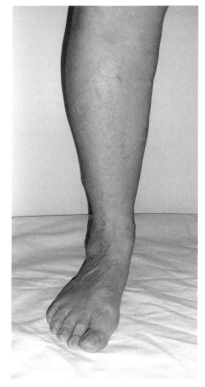

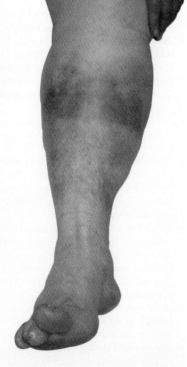

Abb. 5.1 Stadium I der CVI mit Varizen [M878]

Abb. 5.2 Stadium II der CVI mit Dermatoliposklerose und Hyperpigmentierung der Haut [M879]

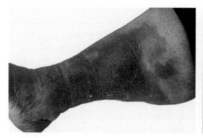 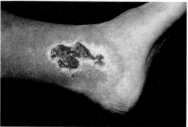

Abb. 5.3 Hypodermitis mit flächenförmiger Rötung der gestauten und oft auch sklerosierten Haut [M879]

Abb. 5.4 Stadium III der CVI mit Ulkus [R168]

bezieht (**Dermatoliposklerose; Stadium II** nach Widmer bzw. **C4** nach CEAP; ▶ Tab. 5.1; ▶ Abb. 5.2). Man spricht von einem **Phlebolymphödem.**

- Bei zunehmender Stauung kann durch den Austritt von Leukozyten und Erythrozyten eine **sterile Entzündungsreaktion** auftreten, die sog. **Hypodermitis** (▶ Abb. 5.3). Sie äußert sich als Rötung und Überwärmung der Haut und des Unterhautgewebes. Differenzialdiagnostisch muss sie von einem Erysipel abgegrenzt werden, das meist mit Fieber einhergeht und die Haut nicht so stark sklerosiert.

- Durch den Erythrozytenzerfall im Gewebe entsteht aus dem darin enthaltenen Eisen Hämosiderin, das eine **bräunliche Pigmentierung** verursacht.

- Dies unterhält weiter einen sterilen Entzündungsprozess über freie Sauerstoffradikale, der eine weitere Reduktion der Lymphangiomotorik mit sich bringt.

- Die oft zu beobachtende **Atrophie blanche** (weiße Flecken im Stauungsareal) bedeutet, dass ein kapillararmer und damit schlecht durchbluteter atrophischer Bereich vorliegt (Mikrozirkulationsstörung), der schmerzhaft ist und leicht ulzeriert.

- Durch Bagatellverletzungen, zusätzliche Infektionen oder Zunahme des Ödems entsteht aus der Gewebeveränderung ein **Ulcus cruris** (**Stadium III** oder **C6;** ▶ Abb. 5.4).

- 80–90 % aller Hautulzerationen sind venös bedingt, 10–20 % sind entweder arteriell bedingt (dann aber meist Ulzerationen an den Akren oder an druckexponierten Stellen) oder beruhen auf einer Mischform.

- Diese pathophysiologischen Prozesse verursachen die Zunahme eines vermehrt eiweißreichen Ödems.

- Parallel dazu entwickelt sich auf Grundlage der entzündlichen narbigen Destruktion der Lymphgefäße eine **Reduktion der Lymphtransportkapazität.**

- Zu der Hochvolumeninsuffizienz kommt jetzt noch eine mechanische Insuffizienz des Lymphsystems. Bei erhöhter lymphpflichtiger Last *und* verminderter Transportkapazität entsteht eine kombinierte Insuffizienz, die sog. **Sicherheitsventilinsuffizienz.**

- Diese verstärkt sich umso mehr, je öfter Ulzerationen über zusätzliche bakterielle Infektionen eine Verklebung und Sklerosierung der Lymphgefäße bedingen bzw. rezidivierend auftretende Thrombosen und Thrombophlebitiden erneut zu Lymphangitiden der benachbarten Lymphkollektoren führen.

> **! Merke**
>
> Bei venöser Ursache und Versagen der lymphologischen Kompensationsmechanismen spricht man auch von einem phlebolymphostatischen Ödem oder einer chronischen venös-lymphostatischen Insuffizienz.

Tab. 5.1 Stadieneinteilung der CVI. CEAP = Clinical – Etiological – Anatomical – Pathological Findings (Befunde) nach internationaler Einteilung.

Stadium nach CEAP	Beschreibung	Stadium nach Widmer
C0	Keine Veränderungen	
C1	• Teleangiektasien • Corona phlebectatica	
C2	Varikose	
C3	Ödem	Stadium I
C4	Hypodermitis (= abakterielle Entzündung des Fettgewebes der Subkutis) mit sekundärer Ausbildung einer Dermatoliposklerose	Stadium II
C4a	• Hyperpigmentierung (bräunlich) • Ekzem	
C4b	• Lipodermatosklerose • Atrophie blanche (Depigmentierung)	
C5	Abgeheiltes Ulcus cruris	Stadium III
C6	Florides Ulcus cruris	

5

5.3 Klinik

Christine Schwahn-Schreiber

5.3.1 Symptomatik

Die CVI ist ein Zeichen der Dekompensation der Hämodynamik. Sie beginnt zunächst mit einem **abendlichen belastungsabhängigen Ödem im Knöchelbereich,** das Schweregefühl und Spannungsbeschwerden hervorrufen kann. Es ist nach der Nachtruhe wieder ausgeschwemmt. Mit zunehmender Dekompensation treten die in ▶ Tab. 5.1 beschriebenen **Hautveränderungen** wie bräunliche Pigmentierung, Stauungsdermatitis und -ekzem auf. Je weiter das Lymphsystem durch den entzündlichen Prozess mechanisch geschädigt wird, desto mehr verhärtet die Haut durch den Fibrosierungsprozess (Dermatoliposklerose), das Ödem persistiert auch nachts. Atrophie blanche und Ulzerationen entstehen. Aus dem eiweißarmen Phlebödem ist eine eiweißreiches Phlebolymphödem entstanden.

Ohne Therapie ist die CVI eine **fortschreitende Erkrankung.** Je nach Grunderkrankung (Varikose oder postthrombotisches Syndrom) geschieht dies in einem unterschiedlich schnellen, meist nicht vorhersehbaren Zeitraum: beim postthrombotischen Syndrom je nach Ausdehnung des Schadens meist innerhalb weniger Jahre, bei der Varikose kann es viele Jahre bis Jahrzehnte dauern.

Die fortgeschrittene CVI betrifft nicht nur die Haut, sondern alle Gewebestrukturen des distalen Unterschenkels. Auch Faszien, Muskulatur, Sehnen und der Bandapparat des Sprunggelenks sind von diesem Sklerosierungs- und Vernarbungsprozess betroffen. Zuerst durch die schmerzbedingte Schonhaltung, dann durch die zusätzliche Fibrosierung entsteht eine **Versteifung des Sprunggelenks** in Spitzfußstellung. Das vermindert wiederum durch die fehlende Gelenkfunktion die venöse Pumpfunktion und es kommt zum **arthrogenen Stauungssyndrom** (▶ Abb. 5.5). Um die Gelenkbeteiligung hervorzuheben, werden die schweren Formen als **Dermatolipofaszio(arthro) sklerose** (▶ Abb. 5.6) bezeichnet.

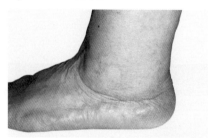

Abb. 5.5 Arthrogenes Stauungssyndrom [M878]

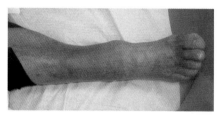

Abb. 5.6 Dermatolipofasziosklerose [M879]

5.3.2 Komplikationen

- **Arthrogenes Stauungssyndrom** (▶ Abb. 5.5): Im schlechtesten Fall kommt es über die **Dermatolipofasziosklerose** zur Einbeziehung der subfaszialen Muskulatur mit Muskelatrophie und Versteifung des Sprunggelenks durch Entzündung und schmerzbedingte Schonhaltung. Damit verselbstständigt sich die Erkrankung. Diese schwerste Form, die **Dermatolipofaszioarthrosklerose** (▶ Abb. 5.6) mit Ulzerationen, hat früher bis zur Amputation des Beines geführt.
- **Ulzerationen** in sklerotischem Umfeld sind schwer zur Abheilung zu bringen und oft sehr schmerzhaft, was einen **Analgetikaabusus** zur Folge haben kann.
- **Infektion** der Weichteile: Die immer vorhandene Kontamination der ulzerierten Haut mit Bakterien kann zu einer Infektion der Weichteile mit **Lymphangitis** und **Erysipel** führen. Das Erysipel wird meist durch Streptokokken oder Staphylokokken hervorgerufen, geht häufig mit Fieber und schwerem Krankheitsgefühl einher. Im schlimmsten Falle kann es zur **Sepsis** führen, zur **Endokarditis und Glomerulonephritis** mit entsprechenden auch dauerhaften Folgeschäden der Organe. Eine fulminante bakterielle Infektion eines Ulkus kann zu einer **Fasziitis** führen. Diese hochseptische Infektion führt meist zur Amputation der Extremität oder auch zum Tod.
- Eine Infektion bedingt zusätzlich eine **Verklebung und Vernarbung der Lymphbahnen** und führt dadurch weiter zur Verschlechterung des begleitenden Lymphödems.

- Die Lokaltherapie des Ulkus mit einer Vielzahl von Salben und Antibiotika führt bei vielen Patienten zu **Allergien.**
- **Mykosen** sind durch das begleitende Lymphödem häufig, v. a. zwischen den Zehen.

5.4 Diagnostik

Jocelin Dietrich, Yvonne Eschke, Reimund Goerke-Steinborn, Imke Meyer-Dörwald, Christine Schwahn-Schreiber, Julia Steinborn

5.4.1 Anamnese

Die Anamnese entspricht der allgemeinen Ödemabklärung (▶ Kap. 2.2).

- Beginn der Symptomatik
- Krankheitsverlauf
- Beschwerden: Lokalisation, Zeitpunkt der ausgeprägtesten Schwellung (abends?), Schweregefühl, Spannungsgefühl, Kribbeln, Schmerzen
- Begleiterkrankungen
- Medikamente
- Familienanamnese
- Bisherige Behandlung: MLD und Kompressionsversorgung (LKV, medizinische Kompressionsbestrumpfung)

5.4.2 Körperliche Untersuchung

Die körperliche Untersuchung entspricht der allgemeinen Ödemabklärung (▶ Kap. 2.3).

Inspektion

- Varizen, retikuläre Varikose, Besenreiser
- Ödem: Lokalisation
- Hautverfärbungen
- Hautveränderungen
- Hautfurchen durch einschnürende Kleidung, Verbände

Palpation

- Ödemkonsistenz
- Stemmer-Zeichen
- Hautelastizität
- Schmerzen
- Beweglichkeit der Sprunggelenke
- Sensibilitätsstörung

Orientierende Ganzkörperuntersuchung

- Orthopädisch
- Neurologisch
- Internistisch

5

Dokumentation

- Umfangsmessungen an definierten Fixpunkten (Fuß, Unterschenkel, Knie, Oberschenkel)
- Gegebenenfalls Fotodokumentation, v. a. der Ulzeration

5.4.3 Apparative Diagnostik

Basisdiagnostik

- Bidirektionale Doppler-Untersuchung der Venen (oberflächlich, transfaszial, tief)
- Bidirektionale Doppler-Untersuchung der Arterien mit Druckmessung der Knöchelarterien
- Lichtreflexionsrheografie, Fotoplethysmografie (Messung der venösen Wiederauffüllzeit; LRR, DPPG)
- Venenverschlussplethysmografie (Messung der venösen Kapazität und des venösen Abstroms)
- Histologische Untersuchung bei nicht heilenden Ulzera (Ausschluss Karzinom, Vaskulitis)
- Abstrich vom Ulkusgrund nur bei einer vom Ulkusbereich ausgehenden Infektion (nicht routinemäßig, da Kontamination mit Bakterien üblich ist)

Erweiterte Diagnostik

- **Farbkodierte Duplex-Sonografie** des Venen- und ggf. Arteriensystems (gilt als internationale Standarduntersuchungsmethode)
  - Zur Darstellung der Morphologie innerhalb (Thrombose, Stenosen, Mediasklerose) und außerhalb der Gefäße (Hämatome, Zysten, Tumoren)
  - Zum Nachweis eines Refluxes mit Bestimmung von Refluxgeschwindigkeit, Refluxdauer und Refluxstrecke
- **Phlebographie** zur detaillierten Beurteilung der venösen Strombahn vom Unterschenkel bis zur V. cava inferior
- **Phlebodynamometrie** (Venendruckmessung): bei der CVI bestehen ein erhöhter Venendruck, ein verminderter Druckabfall bei der Pumpfunktion und eine Verkürzung der Druckanstiegszeit
- **Serologische Untersuchungen** (Ausschluss von z. B. Kollagenosen)

5.4.4 Differenzialdiagnosen

- Internistische Erkrankungen, die Ödeme verursachen (z. B. Herz-, Niereninsuffizienz, Myxödem, Hypoproteinämie)
- Begleitvaskulitis bei Autoimmunerkrankungen wie Kollagenosen
- Livedovaskulitis
- Pyoderma gangraenosum
- Mikrozirkulationsstörungen (z. B. bei Diabetes mellitus, Kryoglobulinämie)
- Ulcus hypertonicum Martorell
- Hämatologische Erkrankungen (z. B. Sichelzellanämie)
- Myeloproliferative Erkrankungen (z. B. Polycythämia vera, Thrombozythämie, Morbus Werlhof)
- Neuropathische Erkrankungen
- Ulzerierte maligne Hauttumoren

5.5 Therapie

Christine Schwahn-Schreiber

5.5.1 Kausale medizinische Therapie

Basis jeder Therapie ist die **Beseitigung der Ursache,** soweit dies möglich ist. Bei der CVI ist dies die Reduktion der vorwiegend orthostatischen Druck- und Volumenüberlastung im Venensystem.

Varikose

Ausschaltung des pathologischen Reflux' durch Beseitigung der primären Stamm- und Perforansvarikose:

- **Varizenstripping** der Stammvarikose (V. saphena magna und parva): Die dilatierte insuffiziente Stammvene wird operativ mittels Venenstripper entfernt. Dies erfolgt inklusive Crossektomie, bei der alle Seitenäste in der Leiste bzw. Kniekehle mit durchtrennt werden.
- **Miniphlebektomie** der Perforans-und Seitenastvarikose: Die Venenäste werden mit einer Häkchennadel über eine Stichinzision entfernt.
- **Thermoablation** durch Laser, Radiowelle oder Heißdampf der Stammvarikose, der Perforans-und Seitenastvarikose
- Endoskopische **Perforansdissektion** bei CVI mit Dermatoliposklerose: Die insuffizienten Perforansvenen werden subfaszial durchtrennt oder geklippt. Dies geschieht durch einen endoskopischen Zugang, der entfernt von den pathologischen Hautveränderungen unter der Dermatoliposklerose liegt.
- **Schaumverödung** aller Varizenanteile: Das aufgeschäumte Verödungsmedikament Äthoxysklerol® wird injiziert, das zu einer Entzündungsreaktion mit konsekutiver Verklebung der Gefäße führt.

Postthrombotisches Syndrom

Ausschaltung des pathologischen Reflux' durch Beseitigung der sekundären Stamm- und Perforansvarikose (soweit vorhanden):

- Gleiche Verfahren wie bei Therapie der Varikose.
- **Klappenrekonstruktion** oder **Einsetzen eines klappentragenden Venensegments** aus einer gesunden Vene jeweils in die tiefe Vene, um den pathologischen Reflux zu stoppen: Diese Verfahren werden nur in ausgewählten Fällen und selten in spezialisierten Zentren angewendet. Sie sind durch hohes Thromboserisiko belastet. Eine Indikation besteht nur bei Ulkus und Leitveneninsuffizienz (Klappeninsuffizienz der tiefen Venen) Die Erfolgsrate ist bei primärer Leitveneninsuffizienz besser als beim postthrombotischen Syndrom.
- Einlage eines **Stents:** Verbessert bei venöser nichtmaligner Obstruktion der V. cava inferior, V. iliaca oder V. femoralis den venösen Abstrom.

> **! Merke**
> Der Vorteil einer Sanierung des epifaszialen Venensystems in Bezug auf
> - Verbesserung einer CVI,
> - Abheilung eines Ulkus,
> - Verlängerung eines rezidivfreien Intervalls
> ist bei Patienten mit einem insuffizienten tiefen Venensystem geringer als bei Patienten mit suffizientem tiefem Venensystem.

5.5.2 Lokaltherapie

▶ Kap. 3.6

Wundheilung ist ein körpereigener Vorgang. Er kann durch ärztliche Maßnahmen **beschleunigt** werden, indem hemmende interne und externe Einflüsse, z. B. Infektionen, beseitigt werden. Die Optimierung der Wundbedingungen durch konsequente Kausaltherapie (▶ Kap. 5.5.1) ist erforderlich.

- **Reinigung des Ulkus:** Dazu können neben mechanischer Reinigung sterile Kochsalzlösung und Trinkwasser (Wunde ausduschen) verwendet werden. Antiseptika und lokale Antibiotika sollten wegen der Gefahr der Sensibilisierung gegen die Inhaltstoffe und die Auslösung von Kontaktallergien nur gezielt und zeitlich begrenzt zum Einsatz kommen.
- **Wundverband:**
  - Aufnahme von Wundsekret
  - Verhindern von Austrocken der Wunde
  - Schutz vor mechanischer Verletzung, Kälte, Kontamination mit Keimen
  - Darf keine Allergien auslösen
  - Darf keine Verbandsmaterialien an die Wunde abgeben
  - **Wirkstofffreie** Wundauflagen, die ein feuchtes Wundmilieu aufrechterhalten, bei venös bedingten Wunden vorteilhaft
  - Prinzipielle Überlegenheit bestimmter Wundauflagen gegenüber anderen wurde bisher nicht gefunden

Nicht ausreichend belegte Therapieverfahren sind:
- Wachstumsfaktoren
- Applikation von Laserstrahlen
- Applikation gepulster elektromagnetischer Felder oder gepulsten Gleichstroms
- Ultraschallbehandlung
- Hyperbare Sauerstofftherapie

5.5.3 Ulkuschirurgie

Ein Ulcus cruris, das unter optimaler phlebologischer Therapie innerhalb von 3 Monaten keine Heilungstendenz zeigt bzw. nicht innerhalb von 12 Monaten abgeheilt ist, gilt nach der Leitlinie der Deutschen Gesellschaft für Phlebologie (DGP) als therapieresistent. Für diese therapieresistenten Ulzera haben operative Verfahren der Ulkuschirurgie eine wichtige Bedeutung.

Eine **alleinige Hauttransplantation** auf einen gesäuberten Wundgrund hat zwar eine gute Abheilung, aber eine **hohe Rezidivrate** des Ulkus ergeben. Da die Sklerose im Ulkusgrund und um das Ulkus schlecht durchblutetes Gewebe ist, ist die hohe Misserfolgsrate pathophysiologisch zu erklären. So haben sich zwei Operationsverfahren etabliert, die diese Sklerose mit entfernen. Mit beiden Operationsverfahren können ca. 80 % aller therapieresistenten Ulzera längerfristig über viele Jahre zur Abheilung gebracht werden.

Die Grunderkrankung wie das postthrombotische Syndrom, die zu dem Ulkus geführt hat, wird durch diese Operationen jedoch nicht beseitigt; das Lymphsystem bleibt durch die Fibrosierung der Haut und des Unterhautgewebes geschädigt bzw. wird reseziert. Zudem sind die epifaszialen Lymphabflusswege nach den oft multiplen Infektionen häufig bis zu den regionalen Lymphknoten geschädigt.

> **❗ Merke**
> Nach beiden Operationsverfahren sind dauerhafte manuelle Lymphdrainage und Kompressionstherapie in der Nachbehandlung obligat.

Shavetherapie

Bei der Shavetherapie wird das gesamte, über Jahre vernarbte, nekrotische und sklerotische **Haut- und Unterhautgewebe** um und unter der Ulzeration oberhalb der Faszie schichtweise tangential mit einem elektrischen Messer (Dermatom) **abgetragen,** bis man wieder auf gesunde Gewebeschichten trifft. Diese sind an punktförmigen Blutungen erkennbar. Das bedeutet, dass aus einem kleinen Ulkus oft eine größere, jetzt aber gut durchblutete Wunde gemacht werden muss. Dieses gesunde Gewebe ist dann eine gute Grundlage für eine Hauttransplantation. Dazu wird ein dünnes Hauttransplantat meist vom Oberschenkel auf die Wunde aufgebracht.

Faszienresektion

Bei sehr ausgeprägten Ulzerationen, die subfaszial die Muskulatur und Sehnen mit einbezogen haben, reicht die Shavetherapie oft nicht aus. Hier besteht eine Indikation für die Faszienresektion. Dabei wird der **gesamte Faszienmantel** einschließlich des nekrotischen und fibrotischen Gewebes von der Muskulatur **abgetragen.** Die Hauttransplantation erfolgt auf die Muskulatur.

Im Vergleich zur Shavetherapie ist die Faszienresektion deutlich invasiver, der postoperative Heilungsverlauf länger, das kosmetische Ergebnis schlechter; daher sollte sie nur bei sehr tief reichenden Befunden der Sklerose mit Sehnenbeteiligung, transfaszialen Nekrosen und Therapieversagern nach Shavetherapie durchgeführt werden. Die Shavetherapie ist daher die operative Methode der Wahl.

5.5.4 Systemische medikamentöse Therapie

Adjuvante Therapie

Als adjuvante Pharmakotherapeutika werden u. a. folgende Substanzen mit unterschiedlichem Erfolg bei der Behandlung der CVI eingesetzt:
- Rosskastaniensamenextrakt
- Flavonoide
- Rotes Weinlaub
- Pentoxiphyllin

Sie bewirken eine Entödematisierung und Ödemprotektion des Gewebes durch Stabilisierung der Zellmembran der Blutkapillaren. In klinischen Studien wurden abheilungsfördernde Effekte bei Ulzera gefunden. Sie ersetzen allerdings nicht die Kompressionstherapie.

Diuretika

Sie sollten wegen der systemischen Nebenwirkungen **nicht oder nur ganz kurzfristig** eingesetzt werden. Über eine Hämokonzentration und Erhöhung des kolloidosmotischen Drucks im Blut kommt es im Stadium I der CVI zu einer erhöhten Rückresorption der lymphpflichtigen Wasserlast. Dies ist jedoch durch den Einsatz medizinischer Kompressionsstrümpfe nebenwirkungsfreier zu erzielen. Bereits ab Stadium II ist das Ödem jedoch eiweißreich. Bei Gabe von Diuretika bleibt dann das Eiweiß im Gewebe liegen und bewirkt eine beschleunigte Sklerosierung.

Schmerztherapie

Zwei Drittel der Patienten mit venösen Ulzera leiden an unterschiedlich ausgeprägten Schmerzen. 50 % davon nehmen nicht ausreichende oder gar keine Analgetika. Dies führt zu einer Verschlechterung der Erkrankung durch schmerzbedingte Bewegungseinschränkung, zu einer Minderung der Lebensqualität, zur Arbeitsunfähigkeit und vorzeitigen Berentung.

Zur komplexen kausalen Therapie gehört daher eine effektive Schmerztherapie. Da es keine spezielle stadiengerechte Schmerztherapie für venös bedingte Ulzera gibt, wird das WHO-Schema der Schmerztherapie empfohlen.

5.6 Komplexe physikalische Entstauungstherapie (KPE)

5.6.1 Grundsätze der Behandlung

Jocelin Dietrich, Yvonne Eschke, Reimund Goerke-Steinborn, Imke Meyer-Dörwald, Julia Steinborn

Durch die KPE kommt es zu einer Entstauung des Phlebolymphödems. Besteht zusätzlich ein venöses Ulkus, beschleunigt die KPE dessen Abheilung über eine verbesserte Mikrozirkulation zwischen Blutkapillaren und dem Gewebe. Die KPE wirkt über:

- Verminderung der pathologisch erhöhten Ultrafiltration
- Verschiebung interstitiell gestauter Flüssigkeit
- Aktivierung des zentralen Lymphtransportes
- Verbesserung der Diffusionsstrecke für Sauerstoff und Nährstoffe

Die Behandlung des venös bedingten Ödems unterscheidet sich je nach Stadium der CVI: Erst ab dem Stadium II kommt die MLD zum Einsatz (▶ Tab. 5.2).

Tab. 5.2 Behandlung des Phlebödems und Phlebolymphödems

	Phlebödem	Phlebolymphödem
Stadium (nach Widmer)	Stadium I	Stadium II und III
Insuffizienzform des Lymphgefäßsystems	Dynamische Insuffizienz (phlebolymphodynamische Insuffizienz)	Sicherheitsventilinsuffizienz (phlebolymphostatische Insuffizienz)
Therapie	• Kompression • Entstauende Übungsbehandlung in Kompression	• MLD • Systemische Hautpflege • Kompression • Entstauende Übungsbehandlung in Kompression

Grundsätze zur Behandlung Stadium I der CVI

Weil das Lymphgefäßsystem in diesem Stadium nicht geschädigt, sondern nur durch die Erhöhung der Wasserlast überfordert ist, findet die **MLD keine Anwendung.** Durch seine Sicherheitsventilfunktion arbeitet das Lymphgefäßsystem von sich aus maximal; es liegt eine dynamische Insuffizienz des Lymphgefäßsystems vor.

Da die Stadien fließend ineinander übergehen, können die Maßnahmen der MLD im Übergang vom Stadium I zum Stadium II jedoch manchmal sinnvoll sein.

Die **Ödeme** treten erst in der 2. **Tageshälfte** auf und sind über Nacht reversibel. Das Ödem ist **leicht dellbar,** da es sich um ein eiweißarmes Ödem handelt. Es sind meist noch keine Hautveränderungen vorhanden.

Therapeutische Maßnahmen:
- Medizinische **Kompressionsbestrumpfung,** die morgens im ödemfreien Zustand angemessen werden muss
- **Bewegung** (Venenwalking) in den Kompressionsstrümpfen

Grundsätze zur Behandlung Stadium II und III der CVI

Durch die fortschreitende Erkrankung ist auch das Lymphgefäßsystem geschädigt. Die Ödeme bilden sich über Nacht nicht mehr vollständig zurück. Es liegt nun ein phlebolymphostatisches Ödem vor, die KPE muss eingeleitet werden (▶ Abb. 15.1). Bei weiterem Voranschreiten des Phlebolymphödems kann sich zusätzlich zu den anderen Symptomen im Stadium III ein Ulcus cruris venosum entwickeln. Dies kann nach ärztlicher Anordnung unter klinischen Bedingungen auch vom geschulten Physiotherapeuten behandelt werden.

Eine **Ulkusbehandlung** und die **Wundversorgung** erfolgen immer vor der MLD (▶ Kap. 3.6).

5.6.2 Manuelle Lymphdrainage (MLD)

Jocelin Dietrich, Yvonne Eschke, Reimund Goerke-Steinborn, Imke Meyer-Dörwald, Julia Steinborn

Phlebolymphödem (CVI Stadium II)

▶ Abb. 15.1

Vorbehandlung
- Patient liegt auf dem Rücken
- Kontaktaufnahme am Hals ▶ Kap. 3.2.4
- Bauchtiefdrainage oder Atemtherapie nach Befund ▶ Kap. 3.2.4
- Nll. inguinales mit stehenden Kreisen behandeln
- Oberschenkel den normalen anatomischen Verhältnissen entsprechend mit stehenden Kreisen und Pumpgriffen im Wechsel mit Betonung des ventromedialen Bündels behandeln
- Durchführung im Verlauf der gesunden, in der Regel noch suffizient arbeitenden Lymphkollektoren

Behandlung Ödemgebiet
- Patienten nach Befund lagern
- Lymphödematöse Region von proximal nach distal mit stehenden Kreisen und Pumpgriffen im Wechsel freiarbeiten
- Langsam arbeiten, d. h. langsamer Griff und längeres Verweilen an einer Stelle, solange bis das Gewebe reagiert
- Mit mehr Schub arbeiten, d. h. mit erhöhter Intensität, aber vorsichtig genug, sodass die Haut nicht geschädigt wird
- Knieregion, Unterschenkel, Fuß und Zehen nach Befund freiarbeiten

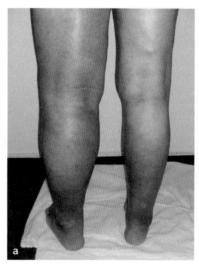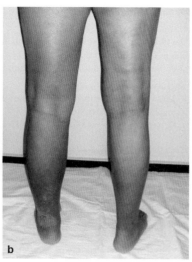

Abb. 5.7 CVI Stadium II vor (**a**) und nach MLD (**b**) [M878]

- Leichte Ödemgriffe je nach Gewebezustand zusätzlich nutzen
- Immer wieder mit stehenden Kreisen und Pumpgriffen mit verlängerter Schubphase bis in den Oberschenkel mit Betonung des ventromedialen Bündels und der Nll. inguinales nacharbeiten
- Andere Seite ggf. genauso behandeln (▶ Abb. 5.7)

Phlebolymphödem (CVI Stadium III)
▶ Abb. 15.1

Ulkusbehandlung mit Wundversorgung
- Wundversorgung nur nach ärztlicher Anordnung
- Im Wundbereich nur mit Handschuhen arbeiten
- Wunde reinigen
- Stehende Kreise am Wundrand in Richtung Wundgrund ausführen
- Wunde nochmals reinigen
- Wunde mit den vom Arzt verordneten Wundauflagen versorgen
- Wunde steril abdecken

Vorbehandlung
▶ CVI Stadium II

Behandlung Ödemgebiet
- ▶ CVI Stadium II
- In der Nähe bzw. auf Höhe der Wunde:
  - Gebiet um die Wunde freiarbeiten
  - Anschließend sternförmig vom Ulkusrand weg arbeiten
- Andere Seite ggf. genauso behandeln (▶ Abb. 5.8)

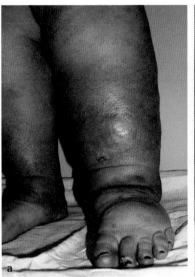
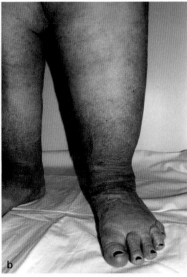

Abb. 5.8 CVI Stadium III mit sekundärem Lymphödem vor (**a**) und nach MLD (**b**) [M878]

5.6.3 Lymphologischer Kompressionsverband (LKV)

Jocelin Dietrich, Yvonne Eschke, Reimund Goerke-Steinborn, Imke Meyer-Dörwald, Julia Steinborn

- Da die Ödematisierung in der Regel auf Fuß und Unterschenkel begrenzt ist, ist eine Kompression bis zum Knie ausreichend (▶ Abb. 5.9). Bei Varizen am Oberschenkel, bei Thrombosegefahr oder einem postthrombotischen Syndrom die Kompression bis zur Leiste durchführen.
- Zu Materialbedarf und Anlagetechnik ▶ Kap. 3.4.6.
- KPE **Phase I** (Entstauungsphase): LKV sollte täglich im Anschluss direkt nach der Lymphdrainage erfolgen.

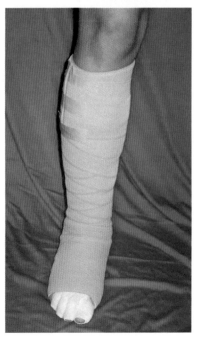

Abb. 5.9 LKV bis zum Knie bei einem Patienten mit CVI im Stadium II [M878]

- KPE **Phase II** (Erhaltungs- und Optimierungsphase): Der Patient trägt täglich seinen Kompressionsstrumpf. Am Behandlungstag kann bei Bedarf im Anschluss an eine Lymphdrainagebehandlung ein LKV angelegt werden.
- Bei einem **Ulcus cruris venosum** gilt es, Kompressionsdruck auf den Wundgrund zu vermeiden. Geschieht dies nicht ausreichend durch die **Wundauflagen,** arbeitet man mit einem zugeschnittenen Schaumstoffring als Auflage auf den Wundrand innerhalb des LKV.
- In Ergänzung zur Kompressionstherapie und bei ungehindertem Lymphabfluss kann mit der **apparativen intermittierenden Kompression** eine bessere und schnellere Ulkusabheilung erzielt werden.

5.6.4 Medizinische Kompressionsbestrumpfung

Monika Rakers

Terminvereinbarung

Bei einem Phlebolymphödem den Anmesstermin für die Strumpfversorgung möglichst **früh am Morgen** vereinbaren, da dann die Beine noch nicht ödematös angeschwollen sind.

Befunderhebung

- Ein Bild über den Zustand der Beine machen.
- Anhand des Sicht- und Tastbefundes entscheiden, welche Strumpfqualität benötigt wird (▶ Kap. 3.5.2).
- Gleichzeitig über die Ausführung (welches Material, welche Materialstärke, welche Ausführung, Kniestrumpf, Schenkelstrumpf, Strumpfhose) des medizinischen Kompressionsstrumpfs mit dem Patienten unterhalten, um eine optimale Versorgung zu finden. Diese im Anschluss mit dem verordnenden Arzt besprechen.

Anmessen

- Mit der Messung am Fuß beginnen und je nach Versorgungsart bis zu definierten Messpunkten (cD, cG oder cT) messen (▶ Abb. 5.10).
- Das Maßband dazu locker an den Messpunkt legen, um das Hautmaß zu ermitteln.
- Die Umfänge auf einem Maßblatt eintragen (▶ Abb. 5.11).
- Anhand einer Tabelle bei entsprechenden Kalibersprüngen entscheiden, ob noch eine Versorgung mit rundgestrickter Qualität ausreicht oder eine Versorgung mit flachgestrickter Kompressionsstrumpfqualität notwendig wird. Bei venös bedingten Ödemen finden häufig die rundgestrickten Kompressionsstrümpfe Anwendung (▶ Abb. 5.12).

! Merke
Die Messpunkte nicht unter Zug messen.

Ihre Meßpunkte von cA bis Leibteil hinten

Hinweis: bitte Längenmaße bis ℓG auf der Innenseite des Beines ablesen!

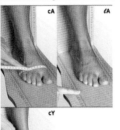

cA, ℓA, ℓZ
Das Umfangmaß cA wird kurz hinter den Zehengrundgelenken, am Ansatz der kleinen Zehe, abgenommen. **Die Fußteillänge für Strümpfe ohne Fußspitze** wird durch das Längenmaß ℓA bestimmt, das vom Fersenrücken bis zum Messpunkt cA gemessen wird. **Die Fußteillänge für Strümpfe mit Fußspitze** wird vom Fersenrücken bis zu den Zehenspitzen ausgemessen = ℓZ-Maß.

cY
Das Umfangmaß cY, rund um die Ferse und den Spann, wird bei maximaler Dorsalextension des Fußes gemessen.

cB, ℓB
Das Umfangmaß cB und das Längenmaß ℓB werden am geringsten Umfang des Unterschenkels, direkt über dem Fußgelenk abgenommen. Dieses Maß oberhalb des Knöchels ist besonders wichtig für die Auswahl der Strumpfgröße, da der **Druck hier 100%** beträgt.

cB¹, ℓB¹
Das Umfangmaß cB¹ und das Längenmaß ℓB¹ liegen in Höhe des Wadenansatzes bzw. am Übergang zur Achillessehne.

cC, ℓC
Am größten Umfang der Wade wird das cC-Maß und das ℓC-Längenmaß gemessen.

cD, ℓD
Der Umfang cD und das Längenmaß ℓD werden etwa zweifingerbreit unterhalb der Kniekehle, in Höhe des Fibulaköpfchens gemessen.

cE, ℓE
Das Umfangmaß cE ist der Knieumfang, der unter der Kniekehle hindurch, in der Mitte der Kniescheibe gemessen wird. Das Bein sollte dabei leicht angewinkelt sein. Das Längenmaß ℓE wird bei gestrecktem Bein abgenommen.

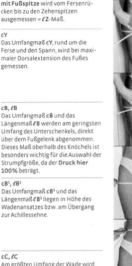

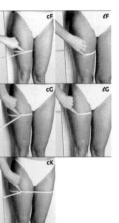

cF, ℓF
Das Umfangmaß cF und das Längenmaß ℓF liegen am Ansatz des inneren Oberschenkelmuskels bzw. in der Mitte des Oberschenkels.

cG, ℓG
Das cG-Maß und das Längenmaß ℓG wird etwa 3 cm unterhalb des Schrittes abgenommen.

cK
Das Umfangmaß cK wird in Höhe des g-Maßes um beide Beine gemessen.

cH, ℓH
Das Umfangmaß cH wird in Hüfthöhe an der stärksten Stelle des Gesäßes abgenommen.

cT, ℓT
Das Umfangmaß cT wird in der Taille gemessen.

Leibteillänge vorne
wird vom Schritt bis zur Taille gemessen. Für den Patienten ist es jedoch angenehmer, wenn Sie vom Schritt aus 3 cm zur Seite gehen und von hier aus die Leibteillänge messen.

Leibteillänge hinten
wird von der Pofalte bis zur Taille gemessen. Wünscht der Patient ein längeres bzw. kürzeres Leibteil, müssen Sie bis zur Stelle messen, die der Patient als Leibteillänge wünscht. Die Angabe „Taille" entspricht nur der Standardlänge.

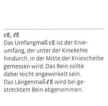

5

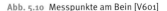

Abb. 5.10 Messpunkte am Bein [V601]

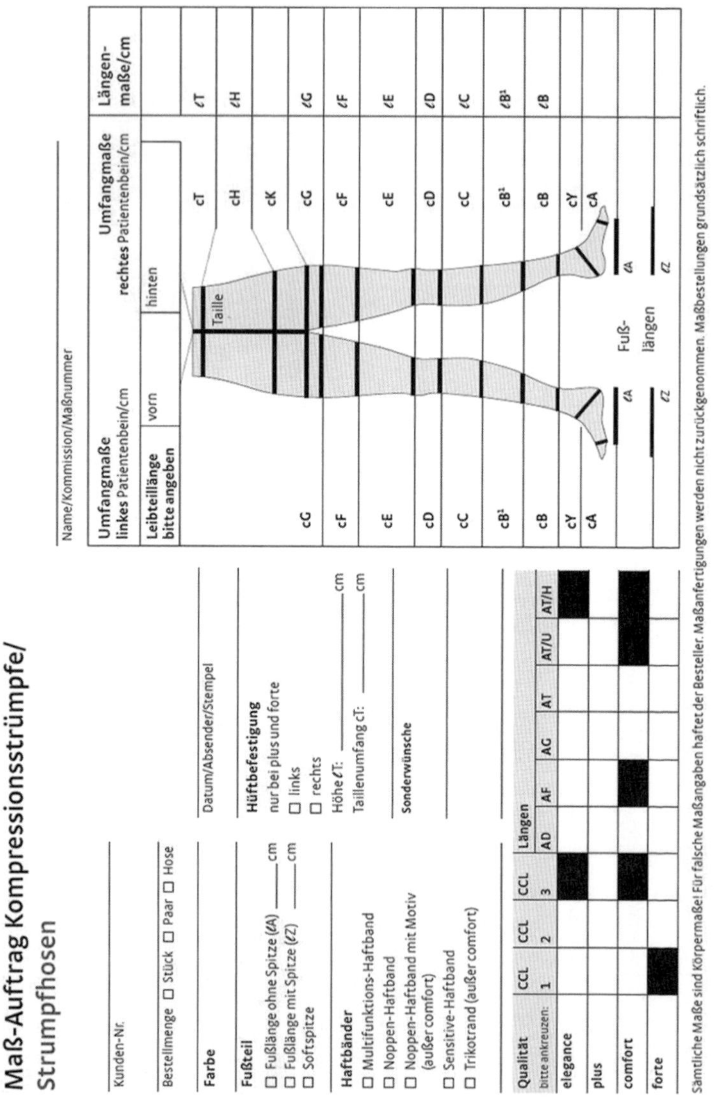

5

Maß-Auftrag Kompressionsstrümpfe/Strumpfhosen

Kunden-Nr.:

Bestellmenge ☐ Stück ☐ Paar ☐ Hose

Farbe

Fußteil
☐ Fußlänge ohne Spitze (ℓA) _____ cm
☐ Fußlänge mit Spitze (ℓZ) _____ cm
☐ Softspitze

Haftbänder
☐ Multifunktions-Haftband
☐ Noppen-Haftband
☐ Noppen-Haftband mit Motiv (außer comfort)
☐ Sensitive-Haftband
☐ Trikotrand (außer comfort)

Datum/Absender/Stempel

Hüftbefestigung
nur bei plus und forte
☐ links
☐ rechts

Höhe ℓT: _____ cm
Taillenumfang cT: _____ cm

Sonderwünsche

Qualität bitte ankreuzen:	CCL 1	CCL 2	CCL 3	Längen AD	AF	AG	AT	AT/U	AT/H
elegance									
plus									
comfort									
forte									

Name/Kommission/Maßnummer

Umfangmaße linkes Patientenbein/cm		Umfangmaße rechtes Patientenbein/cm	Längenmaße/cm
Leibteillänge bitte angeben	vorn	hinten	
		cT	ℓT
	Taille	cH	ℓH
		cK	
cG		cG	ℓG
cF		cF	ℓF
cE		cE	ℓE
cD		cD	ℓD
cC		cC	ℓC
cB¹		cB¹	ℓB¹
cB		cB	ℓB
cY		cY	
cA		cA	
ℓA Fuß- längen	ℓA		
ℓZ	ℓZ		

Sämtliche Maße sind Körpermaße! Für falsche Maßangaben haftet der Besteller. Maßanfertigungen werden nicht zurückgenommen. Maßbestellungen grundsätzlich schriftlich.

Abb. 5.11 Maßblatt, in das die Messpunkte für Kompressionsstrümpfe eingetragen werden [V481]

An- und Ausziehen

Der Versorger muss mit dem Patienten das An- und Ausziehen der Kompressionsversorgung üben. Dazu stehen auch verordnungsfähige Anzieh- und Ausziehhilfen zur Verfügung (▶ Kap. 3.5.6). Der Patient sollte sich die Kompressionsversorgung möglichst selbstständig an- und ausziehen können. Es wird empfohlen, verschiedene Modelle mit zum Patienten zu nehmen, damit er diese ausprobieren kann. Nur so ist gewährleistet, dass der Patient die richtige An- und Ausziehhilfe bekommt.

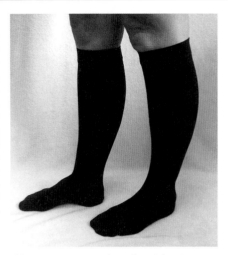

Abb. 5.12 Versorgung mit rundgestrichen Kompressionsstrümpfen [M872]

5.6.5 Unterstützende Selbstbehandlung

Jocelin Dietrich, Yvonne Eschke, Reimund Goerke-Steinborn, Imke Meyer-Dörwald, Julia Steinborn

Patiententipps

- Hinweise zur unterstützenden Selbstbehandlung (▶ Kap. 3.6)
- Bewegung in Kompression
- Wechselduschen (nur im Stadium 0 und I)
- Kneipp-Güsse (nur im Stadium 0 und I)
- **3-S-3-L-Regel:** Sitzen und stehen sind schlecht, liegen und laufen sind lobenswert
- Physiotherapie und intensives kontrolliertes Gehtraining: Die **Gelenk- und Muskelpumpe** ist für den venösen Rückstrom von eminenter Bedeutung. Sie ist bei Einschränkung der Funktionsfähigkeit der Gelenke durch ein arthrogenes Stauungssyndrom, Arthrose oder Gelenkversteifung eingeschränkt. Oft kommt es durch diese Funktionsbehinderung zu einer Muskelatrophie oder Kontraktur. Auch beim orthostatischen Immobilisationssyndrom durch andauerndes Herabhängenlassen der Beine in permanenter Sitzposition ist eine Aktivierung der Muskel- und Gelenkpumpe mittels Entstauungsgymnastik in Verbindung mit dem Einsatz medizinischer Kompressionsstrümpfe erforderlich.

Verhaltensregeln

- Information über Erysipelprophylaxe
- Konsequentes Tragen der Kompression
- Kein Nikotin
- Kein übermäßiger Alkoholkonsum
- Übergewicht reduzieren
- Keine Sonnenbäder und Saunagänge

Selbstbehandlung

- Schulterkreisen und tiefe Bauchatmung, um eine Sogwirkung auf die Leisten-lymphknoten und die Kollektoren im Oberschenkel zu erzielen
- Anregen der Nll. inguinales durch stehende Kreise
- Hautpflege in Abflussrichtung
- Ausstreichungen in Abflussrichtung
- Selbstbandage nur bei Bedarf notwendig

5

6 Primäres Lymphödem

6

6.1 Definition und Epidemiologie

Ursula Heine-Varias, Anya Miller

Das primäre Lymphödem wird durch eine genetisch bedingte **Fehlentwicklung** des Lymphgefäßsystems verursacht. 97–99 % der Betroffenen haben Spontanmutationen und nur 1–3 % haben hereditäre Veränderungen mit familiärer Beteiligung.

Die große Mehrzahl der primären Lymphödeme (ca. 95 %) betreffen die **unteren Extremitäten** und sind **einseitig.** Kopf-, Arm- und Genitallymphödeme oder eine Beteiligung mehrerer Körperregionen sind selten. Lymphabflussstörungen können neben den Extremitäten auch parenchymatöse Organe (Leber, Lunge, Darm) und das ZNS betreffen.

Zur **Häufigkeit** des primären Lymphödems sind keine genauen Zahlen verfügbar. Weltweit schwanken die Angaben zwischen 0,0115‰ und 0,3‰. Schätzungen gehen für Deutschland von ca. 40.000 an einem primären Lymphödemen Erkrankten aus. In den USA wird die Häufigkeit mit 1,15/100.000 Personen angegeben. Insgesamt soll ¼–⅓ der Lymphödeme primären Ursprungs sein mit Bevorzugung des **weiblichen** Geschlechts (m : w = 1 : 6–10).

Findet sich schon bei Geburt ein Ödem, spricht man von einem **Lymphoedema congenitum.** Das **Lymphoedema praecox** tritt bis zum 30. Lebensjahr auf. Anschließend spricht man von einem **Lymphoedema tardum.**

6.2 Krankheitsentstehung

Ursula Heine-Varias, Anya Miller

6.2.1 Ursachen

- Vielfach sind **Chromosomendefekte,** insbesondere bei Lymphödemen im Rahmen von Syndromen, bekannt (www.omim.org, www.ghr.nlm.nih.gov).
- **Störungen der frühen Lymphangiogenese** werden durch inaktivierende Mutationen von VEGFR-3 (Vascular Endothelial Growth Factor Receptor) infolge eines Defekts des FLT 4-Gens (Fms Related Ryrosine Kinase 4) ausgelöst und führen zu aplastischen initialen Lymphgefäßen und Lymphkollektoren. Diese Veränderungen finden sich beim Typ Nonne-Milroy oder 1A. FOXC2-Mutationen (Forkhead Box Protein C2) finden sich teilweise beim Lymphödem-Distichiasis-Syndrom.
- Meist sind nur **Teilbereiche des Lymphgefäßsystems** betroffen (▶ Tab. 6.1). Das Fehlen sämtlicher Lymphgefäßanteile in einem Körperabschnitt ist mit dem Leben nicht vereinbar.

Tab. 6.1 Morphologische Veränderungen des Lymphgefäßsystems und ihre Lokalisation

Morphologische Veränderung	Lokalisation
Hypoplasie (häufigste Variante; ca. 90 %)	• Initiale Gefäße • Lymphkollektoren • Lymphknoten
Hyperplasie	• Initiale Gefäße • Lymphkollektoren
Atresie, Aplasie	• Einzelne Lymphkollektoren • Initiale Gefäße • Lymphknoten

Tab. 6.1 Morphologische Veränderungen des Lymphgefäßsystems und ihre Lokalisation *(Forts.)*

Morphologische Veränderung	Lokalisation
Leistenlymphknotenfibrose (ca. 1 %)	Lymphknoten
Lymphangiom	Kapilläre oder trunkuläre Malformation
Lymphzyste (lokalisierte, von Endothelzellen ausgekleidete Lymphgefäßerweiterung, meist subkutan oder auch intraabdominal)	Uni- oder multilokulär im Kollektorverlauf

> **! Merke**
> Primäre Lymphödeme sind Folge genetischer Störungen und können isoliert oder im Rahmen von Syndromen auftreten.

6.2.2 Einteilung

- Zumeist wird in folgende **Formen** unterteilt:
  - Typ I: Nonne-Milroy (Elephantiasis congenita hereditaria)
  - Typ II: Meige (familiäres nicht kongenitales Lymphoedema praecox)
  - Typ III: syndrombegleitende Lymphödeme (▶ Tab. 6.2)
- 2010 wurde von Connell eine Klassifikation nach dem **Phänotyp** vorgeschlagen, 2013 noch einmal überarbeitet und ein Algorhythmus mit folgenden Untergruppen erstellt:
  - Syndrome (unbekannte und bekannte, z. B. Noonan-Syndrom, Turner-Syndrom)
  - Systemische bzw. viszerale Beteiligung mit prä- oder postnatalem Beginn (z. B. Hennekam-Syndrom)
  - Gestörtes Wachstum, kutane Manifestationen, vaskuläre Manifestationen (z. B. Proteus-Syndrom, CLOVES-Syndrom, Parkes-Weber-Syndrom)
  - Kongenitaler Beginn (z. B. Milroy)
  - Beginn nach dem 1. Lebensjahr (z. B. Meige)

Typ I: Nonne-Milroy (Elephantiasis congenita hereditaria)

- Ursache: autosomal-dominante Vererbung, Defekt des FLT4-Gens
- Anatomische Veränderungen: partielle Aplasie von Lymphkollektoren, Präkollektoren oder initialen Lymphgefäßen
- Klinik:
  - Lymphödem der unteren Extremität bei Geburt bzw. in früher Kindheit (▶ Abb. 6.1)
  - Seltener obere Extremität betroffen
  - Chylothorax
  - Chylöser Aszites
  - Gegebenenfalls prominente weitkalibrige Venen
  - Perikarderguss

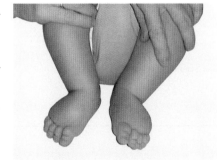

Abb. 6.1 Nonne-Milroy-Lymphödem bei einem Säugling [M880]

Typ II: Meige (familiäres nicht kongenitales Lymphoedema praecox)

- Ursache: vermutlich Mutation des FOX2-Gens
- Anatomische Veränderung: Hypoplasie der Lymphgefäße
- Klinik: Lymphödem vorwiegend der unteren Extremitäten

Typ III: Lymphödeme im Rahmen von Syndromen

Bisher sind ca. 40 verschiedene mit einem Lymphödem assoziierte Syndrome bekannt (▶ Tab. 6.2). Bei 23 sind bisher die Gendefekte bekannt.

Tab. 6.2 Ausgewählte Syndrome mit Dysplasien des Lymphgefäßsystems (s. auch www.omim.org)

Syndrom	Defekt	Klinisches Bild
Sturge-Weber-Syndrom	Lokalisation 9q21.2	• Kutane Naevi • Arteriovenöse Fisteln • Intrakraniale vaskuläre Anomalien • Leptomeningeale Angiomatose • Faziale kutane Malformation • Glaukom
Klippel-Trénaunay-Syndrom	• AKT/PIK3 und mTOR-Weg • VG5Q	• Angioosteohypertrophie • Kavernöse Hämangiome • Variköse pralle bzw. pulsierende Venen, evtl. mit wahrnehmbaren Schwirren → arteriovenöse Fistel • Hypo-, Hyper-, partielle Aplasie des Lymphgefäßsystems (Ödem bei 75 % der Patienten)
Klippel-Trénaunay-Weber-Syndrom	Lokalisation 8q22.3	• Kutane Hämangiome • Hypertrophie von Knochen und Gewebe der betroffenen Region
Turner-Syndrom (Ullrich-Turner-Syndrom, Lemphedema-Lymphangiectasia-Mental Retardation Syndrome)	Chromosomenanomalie 45XO	• Zwergenwuchs • Pterygium colli • Fingernageldefekte • Gesichtsdysmorphie • Patellahypoplasie • Dysplasien des Lymphgefäßsystems • Lymphödeme der Extremitäten (passager bis manifest)
Noonan-Syndrom (Pseudo-Ulrich-Turner-Syndrom)	• PTPN11 • KRAS • SOS1 u. a.	• Minderwuchs • Skelettanomalien • Skelett-Reifungsverzögerung • Kongenitale Herzfehler • Milde mentale Retardierung • Verspätete Pubertät • Intestinale Lymphangiektasie

Tab. 6.2 Ausgewählte Syndrome mit Dysplasien des Lymphgefäßsystems (s. auch www.omim.org) *(Forts.)*

Syndrom	Defekt	Klinisches Bild
Prader-Labhart-Willi-Syndrom	• Mikrodeletion 15q11 • Maternale UPD 15	• Adipositas • Minderwuchs, Hypogonadismus • Geistige Retardierung, Verhaltensstörungen • Muskulärer Hypertonus • Im Verhältnis zu kleine Hände und Füße • Lymphostase kann an Extremitäten auftreten
CLOVES-Syndrom (Congenital lipomateus overgrowth, vascular malformations, epidermal naevi and skeletal abnormalities)	• AKT/PIK3/mTOR-Weg: somatisches Mosaik PIK3CA • Genlokus 3q26.32	• Partieller Riesenwuchs von Subkutangewebe, Muskulatur und viszeralem fibroadipösen Gewebe • Trunkuläre vaskuläre Malformationen • Skoliose • Insgesamt ähnlich Proteus-Syndrom
Syndrom der gelben Fingernägel	Unbekannt	Oft in Verbindung mit rekurrierenden entzündlichen Atemwegserkrankungen (Bronchiektasien) und Pleuraerguss
Proteus-Syndrom	• Lokalisation 14q32.33 • Genlokus AKT1	• Fehlbildung der Gelenke • Skoliose • Makrozephalie • Hautpigmentationsstörungen • Lymphangiome • Hämangiome • Lipomatose • Dysplasie im uropoetischen Bereich • Progressiver segmentaler Riesenwuchs
Lymphödem-Distichiasis-Syndrom	Autosomal-dominate Vererbung von Mutationen am FOXC2-Gen	• Lymphödem der unteren Extremitäten • Doppelte Wimpernreihe • Oft venöse Veränderungen • Selten kardiale Fehlbildungen • Gaumenspalte • Extradurale Zysten
Hennekam-Syndrom	• CCBE-1-Mutation auf Chromosom 18q21 • VEGF-C kann nicht unterstützt werden	• Lymphödem der Extremitäten • Lymphangiektasie des Darms • Geistige Retardierung • Flaches Gesicht • Hypertelorismus • Oft Hydrops fetalis und weitere, z. B. kardiale, Störungen

6

6.2.3 Weitere Malformationen des Lymphgefäßsystems

▪ **Lymphangiome:**
  – Benigne, partiell mit primären Lymphödemen einhergehende Tumoren
  – Unterschieden werden kapilläre, kavernöse, makro- oder mikrozystische Subtypen
  – Vereinzelt finden sich Kombinationen mit hämangiomatösen Anteilen

- Lokalisation: meist in Kopf-Hals-Bereich, Axilla, Thorax, oberen Extremitäten
- Manifestation: zu 90 % bis zum 2. Lebensjahr, 2. Manifestationsgipfel um das 40. Lebensjahr
- Therapie: chirurgische Entfernung, Laser- oder Sklerosierungstherapie
- Lymphangiomatose
- Lymphangiomyom bzw. -myomatose
- Hobnail-Hämangiom
- Lymphangioma circumscriptum
- Benignes Lymphangioendotheliom
- Zystisches Hygrom

6.3 Klinik

Ursula Heine-Varias, Anya Miller

6.3.1 Stadien

▶ Tab. 6.3

Tab. 6.3 Stadieneinteilung des primären Lymphödems

Stadium	Klinik, Pathophysiologie
Stadium 0 (Latenz- oder Intervallstadium)	• Lymphangiopathie mit noch **suffizientem Lymphgefäßsystem** • Nachweis durch Funktionslymphszintigrafie • TK ↓ > LL normal (▶ Abb. 1.32)
Stadium I (spontan reversibles Stadium)	• Weiches, evtl. teigiges Ödem • **Dellen leicht eindrückbar** • Stemmer-Zeichen evtl. negativ
Stadium II (spontan irreversibles Stadium)	• Zunehmende Fibrose • **Dellen kaum eindrückbar** • Stemmer-Zeichen eindeutig positiv, Kastenzehen • Chronische **Hautveränderungen** wie Pachydermie, Hyperkeratose, Papillomatose
Stadium III (lymphostatische Elephantiasis)	• **Elephantiasis,** monströses Volumen in stammförmiger oder lobulärer Form • Exzessive Fibrosklerose und/oder Verfettung • Schwere Hautveränderungen

 Merke

Nur die Kombination von Hautveränderungen und Volumenzunahme erlaubt die Diagnosestellung einer lymphostatischen Elephantiasis.

6.3.2 Symptomatik

- Die Mehrzahl der primären Lymphödeme (ca. 95 %) betreffen die unteren Extremitäten.
- Arm-Kopf-Genitallymphödeme oder eine Beteiligung mehrerer Körperregionen sind selten.
- Das primäre Lymphödem neigt unbehandelt zur Progredienz und durchläuft die verschiedenen Stadien (▶ Kap. 6.3.1) und Komplikationen (▶ Kap. 6.3.3).

Extremitätenlymphödem

- Positive Familienanamnese (3 %)
- Aszendierender Verlauf
- Langsame Progression
- Vor allem untere Extremitäten betroffen (▶ Abb. 6.2)
- Einseitigkeit bzw. bei beidseitigem Auftreten Asymmetrie
- Schmerzfreiheit

> **!**
> **Merke**
> Bei Extremitätenlymphödemen im Kindes- und Jugendalter auf Lymphangiodysplasien oder andere Malformationen achten.

Thoraxwandlymphödem

- Einseitige Verdickung der Hautfalten in den unteren Rumpfquadranten
- Asymmetrische Hautfalten
- Eventuell inklusive Ödematisierung von äußeren Genitalien (▶ Abb. 6.3), Gesäß und unterer Bauchhaut

Genitallymphödem

- Ausgeprägte Vergrößerung wegen des weichen Gewebes möglich (▶ Abb. 6.3)
- Stellt für den Patienten durch Einschränkung der Lebensqualität und des Sexuallebens eine erhebliche Belastung dar
- Geht mit mehr Komplikationen einher, z.B. häufigeren und dramatischer verlaufenden Erysipelen, vermehrt auftretenden Lymphzysten und Lymphfisteln sowie Papillomatosis cutis lymphostatica

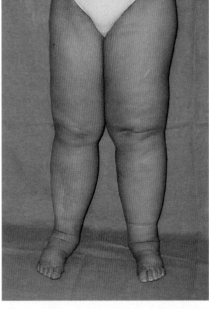

Abb. 6.2 Primäres beidseitiges Lymphödem [T726]

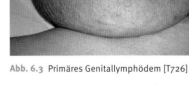

Abb. 6.3 Primäres Genitallymphödem [T726]

Lymphostatische Enzephalo- und Ophthalmopathie

Obwohl es im ZNS keine Lymphgefäße gibt, werden der Liquor und die interstitielle zerebrale Flüssigkeit über ein prälymphatisches Kanalsystem in Gebiete abdrainiert, die mit Lymphgefäßen versorgt sind. Über leptomeningeale Manschetten an Hirn- und Spinalnerven sowie Bindegewebskanälchen in der Adventitia der Hirnblutgefäße (Virchow-Robin-Räume) wird die lymphpflichtige Last in resorptionsfähige perineurale Areale bzw. zu den Lymphgefäßen der Halsblutgefäße geleitet.

6

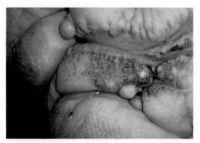

Abb. 6.4 Papillomatose und Hyperkeratose der Großzehe beim primären Beinlymphödem [M877]

Vorkommen von Lymphödemen mit Enzephalo- und Ophthalmopathie:
- Beim primären Kopflymphödem
- Im Rahmen von Dysplasien der Kiefer- und Nebenhöhlen
- Beim Melkersson-Rosenthal-Miescher-Syndrom

Symptome:
- Weichteilödem
- Allgemeine Verlangsamung
- Apathisches Verhalten
- Konzentrationsstörungen
- Papillen- und Netzhautödem

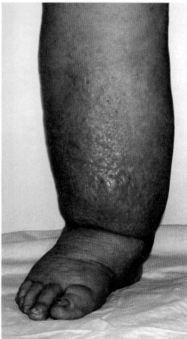

Abb. 6.5 Tiefe Hautfalte beim primären Lymphödem [M879]

Lymphostatische Enteropathie

Symptome des eiweißreichen Darmwandödems mit Hyperplasie der Chylusgefäße oder Dysplasie der Regio cysterna chyli:
- Malabsorption
- Eiweiß- und Gammaglobulinverlust mit hypoproteinämischen Ödemen und Immunschwäche
- Mangel an Eisen und Kalzium

Bei Hyperplasie der intestinalen Lymphgefäße können **chyloenterale Fisteln** auftreten und weitere Symptome verursachen:
- Diarrhö
- Fettstühlen
- Chylöser Aszites
- Mangel an fettlöslichen Vitaminen (A, D, E, K)
- Lymphozytopenie
- Untergewicht

6.3.3 Komplikationen

Merke

Die gravierendsten Veränderungen finden sich in der **Haut**.

Hautveränderungen

- Hyperkeratose (▶ Abb. 6.4)
- Pachydermie
- Xerosis
- Diskrete Überwärmung
- Papillomatosis cutis lymphostatica (▶ Abb. 6.4)
- Lichenifikation (▶ Abb. 6.5)
- Fibrose (▶ Abb. 6.6)
- Sekundär: Mazeration, Ekzeme, Pigmentierungen, Nageldystrophie

Lokale Immunschwäche

- **Pachydermie** und **Fibrosierung** von Epidermis und Dermis → schränken die Flexibilität der Haut und damit die mechanische Schutzfunktion deutlich ein und erhöhen das Risiko von Traumatisierung durch Druck von außen (z. B. enges Schuhwerk)
- **Reduzierter Lymphabfluss** → eingeschränkte Antigenpräsentation in den immunkompetenten Organen, wie den Lymphknoten, und damit reduzierte Immunantwort
- **Folge:** gehäuftes Auftreten von lokalen Infektionen wie **Mykosen** (▶ Abb. 6.7), **Erysipelen** (▶ Abb. 6.8; ▶ Kap. 7.3.3) und Verrucae

Weitere Komplikationen

- ▶ Kap. 7.3.3
- Lymphzysten, -fisteln und Reflux (▶ Abb. 6.9)
- Mykosen
- Erysipel (Wundrose)
- Angiosarkom (Stewart-Treves-Syndrom)
- Lymphostatische Lymphangio- und Lymphonodopathie
- Lymphostatische Arthropathie
- Lymphostatische Hämangiopathie

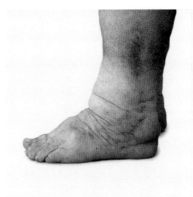

Abb. 6.6 Lymphostatische Fibrose beim primären Lymphödem [M877]

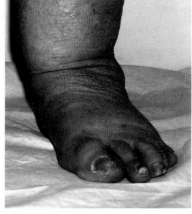

Abb. 6.7 Primäres Lymphödem in Verbindung mit einer Digital- und Onychomykose [T726]

6

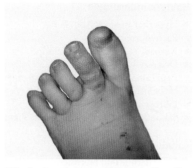

Abb. 6.9 Lymphokutane Fisteln als Komplikation des primären Lymphödems [T726]

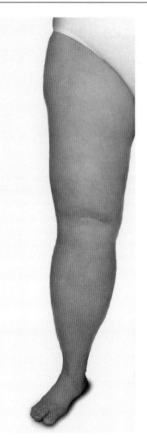

Abb. 6.8 Erysipel bei einem primären Beinlymphödem [T726]

6.4 Diagnostik

Monika Fuggert, Vilas B. Göritz, Oliver Gültig, Ursula Heine-Varias, Stefan Hemm, Thomas Künzel, Jan Mann, Angela Nolden, Anne Stassen, Kay Trübner

6.4.1 Anamnese

Die Anamnese entspricht der allgemeinen Ödemabklärung (▶ Kap. 2.2).

Typische Befunde und Angaben bei primären Lymphödemen:

- Bei 3 % positive Familienanamnese
- Eher distaler Beginn
- Beginn schleichend mit langsamer Progredienz
- Kein auslösender Faktor vorhanden
- Erstmals nach einem Bagatelltrauma bemerkt
- Erstmals nach starker körperlicher Belastung aufgetreten

6.4.2 Körperliche Untersuchung

Die körperliche Untersuchung entspricht der allgemeinen Ödemabklärung (▶ Kap. 2.3).

Inspektion

Typische Befunde bei primären Lymphödemen:
- Ödem: Lokalisation, ein- oder beidseitig, asymmetrische Verteilung
- Ödematisierung der äußeren Genitalien
- Sekundäre Hautveränderungen (Hyperkeratose, Fibrose, Sklerose, Dystrophie)
- Vertiefte Hautfalten (Zehen, Sprunggelenk, Knie)
- Einziehungen, Aussackungen (lobuläre Hautveränderungen)
- Hinweise auf Infektionen
- Schonhaltung (→ evtl. orthopädische Probleme)

Palpation

- Stemmer-Zeichen im Seitenvergleich: Beim primären Lymphödem einseitig oder beidseitig.
- Dellbarkeit des Ödems: Reduzierte Dellbarkeit ist ein Hinweis auf die fortgeschrittene Fibrosklerosierung des Gewebes.
- Hautfaltendicke: Die verbreiterten Hautfalten im Vergleich zu gesunden Bereichen geben eine wichtige Information über die Ausdehnung der Ödematisierung. Da die entsprechenden Rumpfquadranten ebenfalls zum Tributargebiet der axillären bzw. inguinalen Lymphknoten gehören, ist eine genaue Palpation auch über die Rumpfquadranten vorzunehmen.
- Reduzierte Hautverschieblichkeit.
- Eingeschränkte Gelenkbeweglichkeit mit reduziertem Bewegungsausmaß.

> **! Merke**
> Bei beidseitiger Ödematisierung der Beine die verbreiterten, schwer abhebbaren Hautfalten der 2. Zehe mit den entsprechenden Hautfalten des 2. Fingers vergleichen.

6.4.3 Apparative und Labordiagnostik

- Eine apparative Diagnostik ist beim unkomplizierten primären Lymphödem meist nicht erforderlich.
- Unklare Frühstadien werden durch die Lymphabflussszintigrafie erfasst.
- Bei Verdacht auf eine lymphostatische Enteropathie ist die Abdomensonografie Mittel der Wahl zur Darstellung des Ödems der Dünndarmwand.
- Bei Kombinationsformen und speziellen Fragestellungen können auch andere bildgebende Verfahren wie Sonografie, CT und MRT zum Einsatz kommen.
- Bei V. a. gastrointestinale Beteiligung mit lymphostatischer Enteropathie sollten Proteine (Gammaglobuline), fettlösliche Vitamine (A, D, E, K), Kalzium und Lymphozyten kontrolliert werden.
- Zum Ausschluss Ödeme anderer Genese die entsprechenden Laborparameter erheben.

6.4.4 Differenzialdiagnosen

- Sekundäre Ödeme z. B. durch internistische, hormonelle oder iatrogene Störungen (▶ Kap. 7.4.4, ▶ Kap. 9, ▶ Kap. 10, ▶ Kap. 12, ▶ Kap. 13).
- Ödeme durch maligne Erkrankungen

Merke
Das primäre Lymphödem ist eine Ausschlussdiagnose.

6.5 Therapie

6.5.1 Kausale medizinische Therapie

Ursula Heine-Varias

Eine **kausale Behandlung** des primären Lymphödems ist derzeit nicht möglich.

Merke
Therapie der Wahl beim primären Lymphödem ist die KPE

6.5.2 Operative Therapie

Anya Miller

- **Resezierende Maßnahmen:** Bei jahrelang bestehendem Lymphödem können sich ausgeprägte Wammen und Aussackungen bilden, die sich nach intensiver Entstauung nicht zurückbilden. Diese Hautlappen können chirurgisch unter Berücksichtigung lymphologischer Aspekte mit engmaschiger KPE reseziert werden.
- **Liposuktion:** Bildet sich bei chronischen Lymphödemen eine fettige Degeneration mit nicht dellbaren Ödemen, besteht die Möglichkeit, dieses Gewebe abzusaugen. Die Liposuktion beim Lymphödem erfordert hohes Fachwissen und sollte nur in darauf spezialisierten Zentren vorgenommen werden. Anschließend ist nach bisherigen Erkenntnissen eine lebenslange 24-stündige Kompression erforderlich.

6.5.3 Therapie der Komplikationen

Monika Fuggert, Oliver Gültig, Thomas Künzel, Jan Mann, Kay Trübner

Lymphostatische Fibrose

Lockerung der lymphostatischen Fibrose:
- Flächige Verwringung (Spezialgriff der MLD)
- Abhebegriffe (Spezialgriff der MLD)
- Einarbeiten von unruhigen Oberflächen in den lymphologischen Kompressionsverband (selbst hergestellt oder industriell vorgefertigt; ▶ Abb. 6.10)

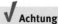
Achtung
Bei Varizen, atrophierter Haut und Lipödem (z. B. Oberarmtyp) dürfen diese Spezialgriffe und unruhigen Oberflächen nicht angewandt bzw. eingesetzt werden.

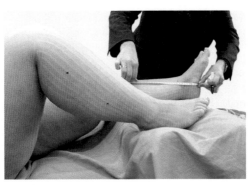

Abb. 6.10 Lockerung der lymphostatischen Fibrose durch Einarbeiten von unruhigen Oberflächen in den lymphologischen Kompressionsverband [T726]

6

Intertrigo

- Sorgfältige Aufpolsterung der Hautfalte innerhalb des LKV mit Kompressen oder individuell zugeschnittenen Schaumstoffen, um feuchte Kammern zu verhindern
- Eventuell medikamentöse Behandlung der beeinträchtigten Haut

Mykosen

- Ausgeprägte Pilzerkrankungen sind eine Kontraindikation der KPE. Nach antimykotischer Behandlung ist die Therapie möglich, ggf. unter Fortsetzung prophylaktischer antimykotischer Lokalbehandlung.
- Bei Soor ist die Behandlung mit der Mundinnendrainage kontraindiziert.

Papillomatose, Hyperkeratose

- Intensive Hautpflege mit keratolytischen Externa (z. B. Urea)
- Möglichst steril arbeiten
- Gegebenenfalls podologische Mitbehandlung
- Gegebenenfalls prophylaktische antimykotische Behandlung

Lymphkutane Zysten und Fisteln

- Intensive zentrale Vorbehandlung bei der KPE → durch konsequente zentrale Vorbehandlung trocknen die Zysten und Fisteln meist nach den ersten Behandlungen ab
- Zysten und Fisteln vor der Therapie steril abdecken
- Keine starken Zug- und Dehnreize auf diese Regionen setzen
- Gute Polsterung und Schutz beim LKV
- Gegebenenfalls Injektionen mit Äthoxysklerol oder PVP Polyvidonjod

Erysipel

▶ Kap. 7.3.3

Genitallymphödem

- Beim Lymphödem der äußeren Genitalien sind beide Nll. inguinales insuffizient → zentrale Vorbehandlung wie beim beidseitigen primären bzw. sekundären Beinlymphödem zu den Nll. axillares beidseits

- Zur MLD der Genitalien Untersuchungshandschuhe tragen
- Das Genitale unmittelbar nach der MLD mittels LKV komprimieren
- Anleitung zur unterstützenden Selbstbehandlung und Selbstbandage

Einschnürungen, Abschnürungen

- Entstehen oft durch zu enge Kleidung oder falsche Kompressionsbestrumpfung und behindern den Lymphabfluss (▶ Abb. 6.11)
- Patienten über adäquate Kleidung und Kompression aufklären
- Einschnürungen bzw. Abschnürungen vermeiden (z. B. durch zu enge Leibwäsche); diese müssen unterpolstert werden
- Bei frischoperierten Patienten mit einem Tracheostoma kann es leicht zu zirkulären Abschnürungen durch die Befestigung kommen
- Kompressionsbestrumpfung nach Maß erst nach einer Entstauungsphase anfertigen lassen

√ **Achtung**
An artifizielle Abschnürungen denken und bei Verdacht mit dem Arzt bzw. Physiotherapeuten Kontakt aufnehmen.

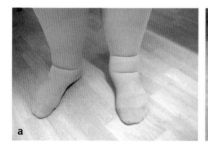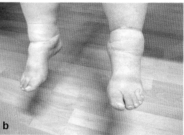

Abb. 6.11 Einschnürende Kompressionsbestrumpfung (**a**) und deren Auswirkungen (**b**) [T726]

6.6 Komplexe physikalische Entstauungstherapie (KPE)

6.6.1 Grundsätze der Behandlung

Monika Fuggert, Oliver Gültig, Thomas Künzel, Jan Mann, Kay Trübner

- Wegen der Progredienz der Erkrankung sollte die Therapie frühzeitig eingeleitet werden.
- Die lokale Immunschwäche führt zu einem erhöhten Infektionsrisiko. Deshalb gehören konsequente Hautpflege, Behandlung von Hautkrankheiten und Vermeidung von Verletzungen, z. B. durch unpassende Schuhe, zur unbedingten Basistherapie.
- Dies alles gilt schon ab dem Latenzstadium des Lymphödems.
- **Phase 1 (Entstauungsphase):**
  - Dauer: ödemabhängig, ca. 2–4 Wochen
  - MLD 5–6-mal/Woche
  - Lymphologischer Kompressionsverband

- **Phase 2 (Erhaltungs- und Optimierungsphase):**
  - Gegebenenfalls lebenslang
  - Frequenz der MLD ödemabhängig
  - LKV und medizinische Kompressionsbestrumpfung (letztere nach Maß erst nach der Entstauungsphase anfertigen lassen)

! Merke
Bei schulpflichtigen Kindern die Entstauungsphase am besten in die Ferienzeit legen.

6.6.2 Manuelle Lymphdrainage (MLD)

Monika Fuggert, Oliver Gültig, Thomas Künzel, Jan Mann, Kay Trübner

Primäres einseitiges Beinlymphödem

! Merke
Bei einem zusätzlichen Genitallymphödem die Behandlung wie bei einem beidseitigen primären Beinlymphödem (unter besonderer Berücksichtigung der Genitalien) aufbauen.

Häufig sind beim primären Lymphödem der unteren Extremität die physiologischen **Lymphabflüsse zu den Nll. inguinales insuffizient,** sodass die Nll. axillares der betroffenen Seite als wesentliches Abflussgebiet in die Behandlung mit einbezogen werden (▶ Abb. 15.2).

✓ Achtung
80 % der einseitigen primären Beinlymphödempatienten weisen ein latentes Lymphödem der kontralateralen Seite auf. Daher die noch nicht lymphödematöse Seite (Nll. inguinales der Gegenseite) nicht als Abflussgebiet in die Vorbehandlung mit einbeziehen.

Zentrale Vorbehandlung
- Patient liegt auf dem Rücken oder auf der Seite
- Kontaktaufnahme am Hals ▶ Kap. 3.2.4
- Bauchtiefdrainage oder Atemtherapie nach Befund ▶ Kap. 3.2.4
- Ventraler Behandlungspfad axillo-inguinal:
  - Vorbehandlung gesunder oberer Rumpfquadrant von ventral: Nll. axillares und therapeutisches Dreieck mit stehenden Kreisen behandeln
  - Verbindungen anregen: die axillo-inguinalen Anastomosen behandeln (10–20–10), d.h. mit mind. 10 stehenden Kreisen im direkt angrenzenden nicht ödematösen Gebiet, mind. 20 stehenden Kreisen mit verlängerter Schubphase (2–3 Sekunden) auf der Wasserscheide (Aktivierung der lympholymphatischen Anastomosen) und mind. 10 stehenden Kreisen im an die Wasserscheide direkt angrenzenden ödematösen Gebiet mit verlängerter Schubphase
  - Den ventralen betroffenen Rumpfquadranten nach Befund in Richtung Nll. axillares der gleichen Seite mit stehenden Kreisen, Dreh- und Pumpgriffen mit verlängerter Schubphase entstauen
- In Richtung Nll. axillares der gleichen Seite mit gleicher Grifftechnik nacharbeiten
- Patient liegt auf dem Bauch oder auf der Seite

- Dorsaler Behandlungspfad axillo-inguinal:
  - Vorbehandlung gesunder oberer Rumpfquadrant von dorsal: Nll. axillares und therapeutisches Dreieck mit stehenden Kreisen behandeln
  - Verbindungen anregen: die axillo-inguinalen Anastomosen behandeln (10–20–10)
  - Den dorsalen betroffenen Rumpfquadranten nach Befund in Richtung Nll. axillares der gleichen Seite mit stehenden Kreisen, Dreh- und Pumpgriffen mit verlängerter Schubphase entstauen
- Mit tiefen Griffen (stehende Kreise mit den Fingerkuppen) paravertebral behandeln
- In Richtung Nll. axillares der gleichen Seite mit gleicher Grifftechnik nacharbeiten

Behandlung des Beins bei Reaktion

- Patienten nach Befund lagern
- Lateralen Oberschenkel mit stehenden Kreisen, Dreh- und Pumpgriffen freiarbeiten
- Gesamten Oberschenkel und Leistenregion nach lateral zu den vorbereiteten Anastomosenwegen mit stehenden Kreisen mit verlängerter Schubphase freiarbeiten (Achtung: Nll. inguinales sind insuffizient)
- Die Ischiasanastomose und die Vasa vasorum in der ventralen Adduktorensepte mit tiefen Griffen anregen
- Knie (Achtung: Nll. poplitei sind insuffizient), Unterschenkel, Fuß und Zehen nach Befund freiarbeiten
- Zusätzlich Ödemgriffe und lymphostatische Fibroselockerungsgriffe nutzen
- Immer wieder mit stehenden Kreisen, Pump- und Drehgriffen mit verlängerter Schubphase über die freien Anastomosenwege und über die untere transversale lymphatische Wasserscheide nacharbeiten (▶ Abb. 6.12, ▶ Abb. 6.13)

Primäres beidseitiges Beinlymphödem

Fast immer sind beim primären Lymphödem die physiologischen **Lymphabflüsse zu den Nll. inguinales insuffizient,** sodass die Nll. axillares der betroffenen Seite als wesentliches Abflussgebiet in die Behandlung mit einbezogen werden (▶ Abb. 15.3).

Zentrale Vorbehandlung

- Patient liegt auf dem Rücken oder auf der Seite
- Kontaktaufnahme am Hals ▶ Kap. 3.2.4
- Bauchtiefdrainage oder Atemtherapie nach Befund ▶ Kap. 3.2.4
- Ventraler Behandlungspfad axillo-inguinal:
  - Vorbehandlung gesunder oberer Rumpfquadrant von ventral: Nll. axillares und therapeutisches Dreieck mit stehenden Kreisen behandeln
  - Verbindungen anregen: die axillo-inguinalen Anastomosen behandeln (10–20–10), d. h. mit mind. 10 stehenden Kreisen im direkt angrenzenden nicht ödematösen Gebiet, mind. 20 stehenden Kreisen mit verlängerter Schubphase (2–3 Sekunden) auf der Wasserscheide (Aktivierung der lympholymphatischen Anastomosen) und mind. 10 stehenden Kreisen im an die Wasserscheide direkt angrenzenden ödematösen Gebiet mit verlängerter Schubphase
  - Den ventralen betroffenen Rumpfquadranten nach Befund in Richtung Nll. axillares der gleichen Seite mit stehenden Kreisen, Dreh- und Pumpgriffen mit verlängerter Schubphase entstauen
- Andere Seite genauso behandeln
- Beidseits an der Flanke mit Schub in Richtung Nll. axillares mit gleicher Grifftechnik nacharbeiten
- Patient liegt auf dem Bauch oder auf der Seite

- Dorsaler Behandlungspfad axillo-inguinal:
  - Vorbehandlung gesunder oberer Rumpfquadrant von dorsal: Nll. axillares und therapeutisches Dreieck mit stehenden Kreisen behandeln
  - Verbindungen anregen: die axillo-inguinalen Anastomosen behandeln (10–20–10)
  - Den dorsalen betroffenen Rumpfquadranten nach Befund in Richtung Nll. axillares der gleichen Seite mit stehenden Kreisen, Dreh- und Pumpgriffen mit verlängerter Schubphase entstauen
- Mit tiefen Griffen (stehende Kreise mit den Fingerkuppen) paravertebral behandeln
- Andere Seite genauso behandeln
- Beidseits an der Flanke mit Schub in Richtung Nll. axillares mit gleicher Grifftechnik nacharbeiten

Behandlung der Beine bei Reaktion

- Patienten nach Befund lagern
- Lateralen Oberschenkel mit stehenden Kreisen, Dreh- und Pumpgriffen freiarbeiten
- Gesamten Oberschenkel und Leistenregion nach lateral zu den vorbereiteten Anastomosenwegen mit stehenden Kreisen mit verlängerter Schubphase freiarbeiten (Achtung: Nll. inguinales sind insuffizient)
- Die Ischiasanastomose und die Vasa vasorum in der ventralen Adduktorensepte mit tiefen Griffen anregen
- Knie (Achtung: Nll. poplitei sind insuffizient), Unterschenkel, Fuß und Zehen nach Befund freiarbeiten
- Zusätzlich Ödemgriffe und lymphostatische Fibroselockerungsgriffe nutzen
- Immer wieder mit stehenden Kreisen, Pump- und Drehgriffen mit verlängerter Schubphase über die freien Anastomosenwege und über die lymphatischen Wasserscheiden nacharbeiten (▶ Abb. 6.12, ▶ Abb. 6.13)

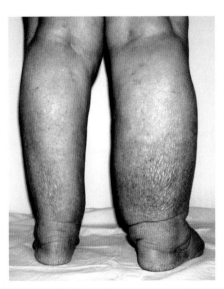

Abb. 6.12 Primäres beidseitiges Beinlymphödem vor MLD [M878]

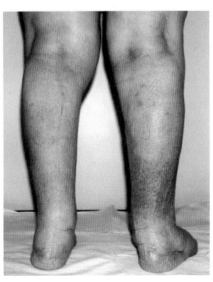

Abb. 6.13 Primäres beidseitiges Beinlymphödem nach MLD [M878]

Primäres Lymphödem mit isolierter Ödematisierung von Fuß und Unterschenkel

Wenn sich, wie in seltenen Fällen möglich, das primäre Lymphödem des betroffenen Beines nach Jahrzehnten nur auf Unterschenkel und Fuß beschränkt, wird von einer **Suffizienz** der regionären **Nll. inguinales** und der Kollektoren des Oberschenkels ausgegangen (▶ Abb. 15.4).

Merke

Zur Kontrolle in der Entstauungsphase Umfangsmessungen am Oberschenkel durchführen. Falls dieser wider Erwarten anschwillt, sind die Nll. inguinales insuffizient und das Lymphödem muss dann wie das einseitige komplett ödematisierte Beinlymphödem behandelt werden (▶ Abb. 15.2).

Vorbehandlung

- Patient liegt auf dem Rücken
- Kontaktaufnahme am Hals ▶ Kap. 3.2.4
- Bauchtiefdrainage oder Atemtherapie nach Befund ▶ Kap. 3.2.4
- Nll. inguinales mit stehenden Kreisen behandeln
- Oberschenkel den normalen anatomischen Verhältnissen entsprechend mit stehenden Kreisen und Pumpgriffen im Wechsel mit Betonung des ventromedialen Bündels behandeln

Behandlung Ödemgebiet bei Reaktion

- Patienten nach Befund lagern
- Lymphödematöse Region von proximal nach distal mit stehenden Kreisen, Pump- und Schöpfgriffen im Wechsel freiarbeiten
- Langsam arbeiten, d. h. langsamer Griff und längeres Verweilen an einer Stelle, solange bis das Gewebe reagiert
- Knieregion, Unterschenkel, Fuß und Zehen nach Befund freiarbeiten
- Zusätzlich Ödemgriffe und lymphostatische Fibroselockerungsgriffe nutzen
- Immer wieder mit stehenden Kreisen, Pump- und Schöpfgriffen mit verlängerter Schubphase bis in den Oberschenkel mit Betonung des ventromedialen Bündels und der Nll. inguinales nacharbeiten

Primäres Armlymphödem

Isolierte einseitige primäre Armlymphödeme sind extrem selten. Deren Behandlungsaufbau entspricht dem Behandlungsaufbau des sekundären einseitigen Armlymphödems (▶ Kap. 7.6.2, ▶ Abb. 15.7).

6.6.3 Lymphologischer Kompressionsverband (LKV)

Monika Fuggert, Oliver Gültig, Thomas Künzel, Jan Mann, Kay Trübner

Nach der MLD wird immer ein individueller LKV angelegt. Er sollte bis zur nächsten Behandlung auch über Nacht getragen werden. Grundsätzlich gilt: Bewegung im LKV steigert die entstauende Wirkung.

Beinlymphödem

- Zu Materialbedarf und Anlage-technik am Bein ▶ Kap. 3.4.6 (▶ Abb. 6.14).
- Nach Kontrolle des Druckgefäl-les des angelegten LKV von dis-tal nach proximal unter Belas-tung des Beins können eventuel-le Schwachstellen mit einer 10 cm- oder 12 cm-Kurzzugbin-de ausgeglichen werden.

Armlymphödem

Zu Materialbedarf und Anlage-technik am Arm ▶ Kap. 3.4.5

6.6.4 Medizinische Kompressionsbe-strumpfung

Monika Rakers

Terminvereinbarung

Das Anmessen einer Kompressi-onsstrumpfversorgung bei einem Lymphödem sollte möglichst di-rekt **nach einer Lymphdrainagebe-handlung** erfolgen.

Befunderhebung

- Fotodokumentation der Aus-gangssituation (auch hilfreich für die Beantragung der Kosten-

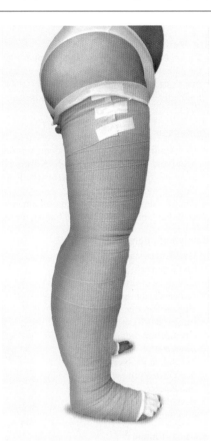

Abb. 6.14 LKV beim primären Beinlymphödem [0912]

übernahme bei den gesetzlichen Krankenversicherungen)
- Anamnese und Inspektion des Ödems erfolgen unter Beachtung weiterer Er-krankungen. Auf folgende Besonderheiten achten:
  - Entzündungen der Haut (Rötung, Schuppung, Erosion, Überwärmung)
  - Allgemeine Hauterkrankungen (z. B. Schuppenflechte, Neurodermitis)
  - Allergien
  - Lokale Druckempfindlichkeiten
  - Begrenzte Gewebeverhärtungen
  - Massive lokale Ödematisierungen
- Bei der **Armversorgung** auch den oberen Thoraxbereich befunden und ggf. auch mit einer Kompression versorgen.
- Den Patienten ausführlich über die Möglichkeiten der individuellen Kompres-sionsbestrumpfung informieren.
- Gegebenenfalls den verordnenden Arzt informieren und mit ihm Rücksprache halten.

> **!** **Merke**
> Vor der Palpation der betroffenen Körperstellen immer das Einverständnis des Patienten einholen.
> Den Kostenvoranschlag für die medizinische Kompressionsbestrumpfung von der betreffenden Krankenkasse genehmigen lassen.

Anmessen

■ Das Maßnehmen bei Lymphödemen erfolgt grundsätzlich unter **Zugmaß**. Das Maßband wird dazu fest um die Körperpartie gezogen. Mit dieser Messtechnik kann der flachgestrickte medizinische Kompressionsstrumpf eine Reödematisierung verhindern.
■ Aus Dokumentationsgründen und um eine bessere Übersicht bei Veränderungen (z. B. bei Gewichtsverlust) zu haben, immer Haut- und Zugmaß erfassen.

Beinlymphödem

■ Das Anmessen sollte möglichst **im Liegen** erfolgen.
■ Um die Mobilität des Patienten zu berücksichtigen, sind häufig altersabhängige Individualisierungen der Kompressionsbestrumpfung möglich, z. B. eine zweigeteilte Versorgung.
■ Besondere Problemzonen mit der Verordnung von Zusätzen wie Pelotten, Zehenkappe (▶ Abb. 6.15), Knieeinkehre oder Haftband einbeziehen.

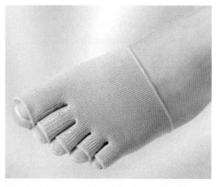

Abb. 6.15 Flachgestrickte Zehenkappe [T726]

Armlymphödem

■ Beim Anmessen folgende Körperregionen besonders berücksichtigen:
    – Ellenbogen, -beuge: nicht unter starken Zug messen (Vorbeugung von lokaler Hautrötung und Scheuerstellen)
    – Handgelenkbereich (cC): ohne Zug messen (Verhinderung von Einschnürungen und Blockade des Lymphabflusses aus der Hand)
    – Oberarm-Schulter-Bereich: Einschnürungen vermeiden
    – Rutschfester Abschluss (schmales Noppenband)
    – Eventuell Oberarmerhöhung
■ Besondere Problemzonen mit der Verordnung von Zusätzen wie Pelotten und Lymphpads einbeziehen.
■ Bei empfindlicher Haut kann ein Vlies im Ellenbeugenbereich eingenäht werden.

An- und Ausziehen

■ Da **flachgestrickte** Nahtware eine feste Kompressionsversorgung mit hoher Wandstärke ist (▶ Abb. 6.16), sollte sich der Versorger Zeit nehmen, um mit dem Patienten das An- und Ausziehen zu üben.

- Das erstmalige Anziehen einer flachgestrickten Versorgung sollte direkt im Anschluss an die MLD erfolgen.
- Dem gesetzlich versicherten Patienten stehen als verordnungsfähige **Hilfsmittel** verschiedene An- und Ausziehhilfen zur Verfügung (▶ Kap. 3.5.6). Bei privat Versicherten Patienten ist die Kostenübernahme vertragsabhängig. Auch das An- und Ausziehen einer oberen Thoraxversorgung ist mit diesen Anziehhilfen leichter.
- Um der Austrocknung der Haut entgegenzuwirken, auf eine tägliche systemische **Hautpflege** achten, welche die hochwertigen Materialien des medizinischen Kompressionsstrumpfs nicht angreifen.
- Medizinische Kompressionsstrümpfe sollten **täglich gewaschen** werden.

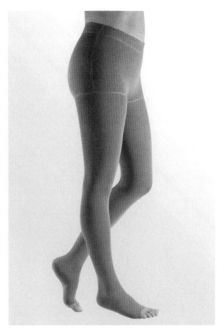

Abb. 6.16 Flachgestrickte Kompressionsstrumpfhose [V481]

6.6.5 Unterstützende Selbstbehandlung

Monika Fuggert, Oliver Gültig, Thomas Künzel, Jan Mann, Kay Trübner

Patiententipps

- Hinweise zur unterstützenden Selbstbehandlung (▶ Kap. 3.6)
- Bewegung in Kompression unterstützt die entstauende Wirkung und die Lockerung der lymphostatischen Fibrose
- Ausdauersportarten wie Schwimmen, Walken oder Radfahren sind zu empfehlen
- Gezieltes Krafttraining unter Anleitung eines Therapeuten (Cave: Bauchpresse)
- Mundschleimhautpflege beim Kopflymphödem

Verhaltensregeln

- Konsequentes Tragen der Kompression
- Gezielte und gründliche Hautpflege
- Information über Erysipelprophylaxe
- Kein Nikotin
- Übergewicht vermeiden
- Keine Sonnenbäder und Saunagänge

Selbstbehandlung

- Schulterkreisen und tiefe Bauchatmung, um eine Sogwirkung auf die Lymphknoten und die Kollektoren zu erzielen
- Anregen der Nll. inguinales bzw. Nll. axillares durch stehende Kreise
- Hautpflege in Abflussrichtung
- Ausstreichungen in Abflussrichtung
- Anleitung zur Selbstbandage

6

7 Sekundäres Lymphödem

7

7.1 Definition und Epidemiologie

Ursula Heine-Varias, Anya Miller

Sekundäre Lymphödeme sind **Folge** einer **Schädigung des Lymphgefäßsystems**. Damit ein chronisches Lymphödem entsteht, müssen der erworbene Schaden erheblich und die Kompensationsmechanismen des Körpers im Hinblick auf eine Lymphostase überschritten sein.

Genaue Daten zur **Häufigkeit** fehlen. Es wird insgesamt von einer Prävalenz des Lymphödems von 1,8 % (2 % Frauen, 1,5 % Männer) ausgegangen. Etwa ⅔ davon sind sekundär.

Weltweit sind die meisten sekundären Lymphödeme entzündlich durch die in Tropen und Subtropen endemische **Filariasis** bedingt. Die WHO geht von ca. 120–200 Millionen Infizierten aus, mit geschätzten 40 Millionen Lymphödemen.

In **Westeuropa und Nordamerika** sind die meisten Lymphödeme durch chirurgische oder radiologische Behandlungen onkologischer Erkrankungen verursacht. Sekundäre Lymphödeme werden zunehmend im Rahmen weiterer Erkrankungen, wie CVI, Adipositas und Lipödemen beobachtet.

7.2 Krankheitsentstehung

Ursula Heine-Varias, Anya Miller

7.2.1 Ursachen

Ursachen von sekundären Lymphödemen sind:
- Maligne Tumoren (ca. 4 %)
- Entzündung: jede schwerwiegende Entzündung kann ein sekundäres Lymphödem verursachen, die in Frage kommenden Noxen sind entsprechend vielfältig
  - Bakterien
  - Parasiten
  - Viren
  - Pilze
- Chronische Hautkrankheiten wie Rosazea, Akne, Psoriasis, Neurodermitis
- Rheumatoide Erkrankungen wie chronische Arthritiden, rheumatoide Arthritis (▶ Kap. 10)
- Vaskuläre Erkrankungen wie rezidivierende Phlebitiden, postthrombotisches Syndrom
- Postischämisch oder postrekonstruktiv
- Traumatische Geweberverletzungen wie Verbrennungen, Quetschungen, Frakturen
- Iatrogene Gewebeschädigungen durch Operationen, Radiatio
- Medikamentös: viele Medikamente können als Nebenwirkung ein Ödem auslösen (▶ Kap. 14)
- Artifiziell
- Kongenital durch ein angeborenes Ringband

Malignes Lymphödem

Ursachen:
- Primärtumor, Rezidiv
- Lymphknotenmetastasen

- Lymphangiosis carcinomatosa
- Lymphome
- Angiosarkom

Es kommt zum endovaskulären Verschluss der Lymphgefäße oder Lymphknoten oder Lymphabflussblockade von außen mit distalen Lymphödemen. In 1–2 % ist das Ödem das erste Symptom einer Tumorerkrankung, in ca. 10 % Zeichen eines Rezidivs bei Mammakarzinom.

Zur Klinik ▶ Kap. 7.3.2 und Therapie ▶ Kap. 7.5.1

Filariasis

Die lymphatische Filariasis wird durch verschiedene **Nematoden** (Fadenwürmer; 90 % Wucheria bancrofti, 10 % Brugia malai und timor) verursacht, die in Lymphgefäßen und Lymphknoten siedeln, bis zu 10 Jahre alt, bis zu 10 cm groß werden und Millionen von Mikrofilarien produzieren. **Zwischenwirt** und **Überträger** sind **Stechmücken.**

Sie ist in Asien, v. a. Indien, Afrika, Mittel- und Südamerika sowie Ozeanien endemisch, aber auch in Europa muss nach längerem Tropenaufenthalt an diese Erkrankung gedacht werden. Die Zahl der Infizierten wird auf 120 Millionen, die der dadurch verursachten Lymphödeme auf 16 Millionen geschätzt. Diese wiederum sind weltweit der vierthäufigste Grund für Invalidität.

Verlauf der Erkrankung je nach Immunität:
- Asymptomatisch.
- Rezidivierende akute Schübe mit Fieber, Lymphgefäß- und Lymphknotenentzündungen.
- Nach 10–15 Jahren Übergang in chronisches Stadium mit **Lymphödem** (▶ Abb. 7.1), meist an den **unteren Extremitäten,** je nach Erreger aber auch am **männlichen Genitale.** Durch massive Verlegung der Lymphbahnen ist ein chylöser Reflux möglich.

Die **Diagnose** erfolgt durch Nachweis der Mikrofilarien, der Filarienantigene oder der Nematoden-DNA im peripheren Blut. Die Sonografie eignet sich zum Nachweis der Nematoden in den skrotalen Lymphgefäßen und ist zur Frühdiagnostik geeignet.

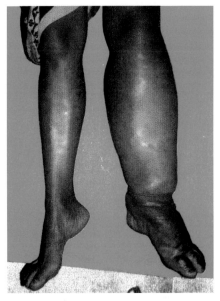

Abb. 7.1 Durch Filariasis bedingtes Lymphödem [O913]

Erysipel (Wundrose)

! Merke

Rezidivierende Erysipele können sekundäre Lymphödeme verursachen. Ein Erysipel ist auch die häufigste Komplikation beim Lymphödem (▶ Kap. 7.3.3).

Verursacht ist ein Erysipel meist durch **Streptokokken,** selten Staphylokokken.

Risikofaktoren für die Entstehung eines Erysipels:
- Systemisch:
  - – Immunsuppression
  - – Adipositas
  - – Diabetes mellitus
- Lokal:
  - – Lymphödem
  - – Chronische venöse Insuffizienz (CVI)
  - – Inzision der Hautoberfläche z. B. bei Operationen
  - – Ulkus
  - – Tinea pedis

Zur Klinik ▶ Kap. 7.3.3 und Therapie ▶ Kap. 7.5.1

Posttraumatisches Lymphödem

Verursachen schwerwiegende Weichteilverletzungen oder schwere Verbrennungen einen bleibenden Schaden am Lymphgefäßsystem, kann ein posttraumatisch-sekundäres Lymphödem resultieren, v. a. wenn Regionen betroffen sind wie Innenseite Knie, Leiste, Oberarm, wo die oberflächlichen Kollektoren gebündelt verlaufen (▶ Kap. 9).

Dies ist **abzugrenzen** vom
- Posttraumatischen Ödem bzw. akut-entzündlichen Ödem, das nach *jeder* Verletzung entsteht und Ausdruck der komplexen Reaktions- und Heilungsvorgänge des Gewebes auf diesen schädigenden Reiz darstellt,
- Posttraumatisch-primären Lymphödem, bei dem ein Bagatelltrauma das vorbestehende Latenzstadium beendet.

> **! Merke**
> Vom posttraumatisch-primären Lymphödem (akutes Lymphödem) nach Bagatellschaden ist ein posttraumatisch sekundäres Lymphödem nach ausgedehnter Weichteil- und Lymphgefäßschädigung zu differenzieren, da dies v. a. unter versicherungsrechtlichen Aspekten bedeutsam ist.

Postoperatives Lymphödem

- Schon bei der Operationsplanung sollten Schnittgröße, -lokalisation und -richtung bedacht werden. Mikroinvasive Techniken und Meidung der Regionen mit hoher Lymphkollektorendichte können postoperative Ödeme reduzieren.
- Bei vielen Karzinomen ist eine Sentinel-Lymphnode-Resektion statt einer ausgedehnten Lymphknotendissektion möglich.
- Bei Sekundärheilungen und Seromen kann die KPE sekundäre Lymphödeme reduzieren.
- Bei Operationen wegen eines Mammakarzinoms konnte die Zahl der sekundären Armlymphödeme durch geänderte Schnittführungen und weniger invasive Verfahren deutlich reduziert werden. Zu beachten ist das Thoraxwandödem.
- Bei akuten Ödemen nach unfallchirurgischen und orthopädischen Eingriffen kann durch die KPE eine beschleunigte Wundheilung erreicht werden.

Postradiogenes Lymphödem

Trotz Reduktion der Radiodermatitis durch moderne zielgenaue Bestrahlung entsteht zunächst ein akutes Ödem und im Verlauf – mitunter Jahre später – durch die Vernarbung ein chronisches Lymphödem. In allen Stadien ist die KPE möglich.

Postischämisches und postrekonstruktives Lymphödem

Eine Ischämie, aber auch eine Reperfusion nach Rekonstruktion der arteriellen Strombahn führen durch Schädigung der endothelialen Glykokalyx zu einer Erhöhung der Blutkapillarpermeabilität. Dies führt zu einem vermehrten Albuminaustritt ins Interstitium (▶ Abb. 7.2).

Bei den postrekonstruktiven Lymphödemen, die sich nach Bypassoperationen entwickeln, kommen als weitere verschlechternde Faktoren eine ischämisch bedingte gestörte Vasoregulation der Endstrombahn sowie die operativ bedingte Schädigung des Lymphgefäßsystems dazu.

Das Lymphödem bei schwerer peripherer arterieller Verschlusskrankheit (pAVK) wird durch MLD ohne oder nur mit leichter Kompression behandelt.

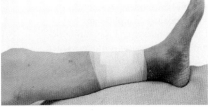

Abb. 7.2 Postischämisches Lymphödem nach Stent-Operation [T726]

Artifizielles Lymphödem

Das Lymphödem wird vom Patienten selbst erzeugt bzw. verschlimmert. Zugrunde liegen meist **autoaggressive Persönlichkeits- und Verhaltensstörungen,** die alle Schweregrade bis hin zum Münchhausen-Syndrom umfassen können.

Mögliche Verhaltensweisen sind:
- Abschnüren einer Extremität
- Chronisches Beklopfen z. B. des Handrückens
- Einreiben mit Chemikalien
- Konsequente Immobilisierung einer Extremität

Auffälligkeiten in der Anamnese, die entscheidende Hinweise geben:
- Oft Bagatellunfall oder Berufsgenossenschaftsfall in der Vorgeschichte
- Rentenbegehren, Versicherungsvorteil, sekundärer Krankheitsgewinn im sozialen Umfeld
- Verdachtsdiagnose Morbus Sudeck oder primäres Lymphödem
- Unerklärliche Schmerzen und Verschlechterungen
- Auffällige Hautveränderungen
- Einschnürungen bis hin zur Gewebsatrophie, Schnürfurche
- Häufiger Arzt- oder Therapeuten-Wechsel, häufiger Klinikaufenthalt
- Wunsch nach intensiver Diagnostik
- Schlechter oder kein Therapieerfolg

Die zu Beginn nur funktionelle Schädigung des Lymphgefäßsystems ist durch die in den ersten Jahren festzustellende **Diskrepanz** zwischen dem **klinischen Befund** und den durch die indirekte Lymphangiografie und qualitative sowie quantitative Lymphszintigrafie nur **diskreten pathologischen Veränderungen** nachzuweisen.

7

Diese sind bei jahrelanger Schädigung allerdings wegen der eingetretenen organischen Veränderungen der Lymphgefäße nicht mehr aussagekräftig. Die Zusammenarbeit mit Psychologen oder Psychiatern ist meist erforderlich.

Angeborenes Ringband

Seltene Form, die Folge einer Abschnürung einer Gliedmaße durch die Nabelschnur oder ein amniotisches Band ist.

7.2.2 Kombinationsformen beim sekundären Lymphödem

Die klinisch bedeutsamsten Kombinationsformen beim sekundären Lymphödem sind:
- **Phlebolymphödem** (▶ Kap. 5)
- **Lipolymphödem** (▶ Kap. 8)
- **Adipositas-Lymphödem**

Da Lymphödeme, Lipolymphödeme und Adipositas immer wieder Anlass zu Verwechslungen bieten, oft aber auch gemischt vorliegen, soll im Folgenden auf ihre Abgrenzung eingegangen werden.

Phlebolymphödem

Das Phlebödem ist Folge einer chronischen venösen Insuffizienz, z. B. durch Stamm- und/oder Leitveneninsuffizienz, postthrombotische Veränderungen oder kongenitale Störungen des Venensystems. Aus einem lange bestehenden Phlebödem kann sekundär ein Lymphödem entstehen (▶ Abb. 7.3; ▶ Kap. 5).

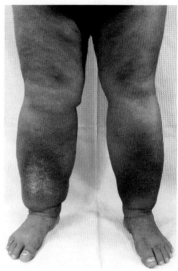

Abb. 7.3 Phlebolymphödem mit leichter Lipödemkomponente [M877]

Lipödem und Lymphödem

Das Lipödem der Beine ist gekennzeichnet durch eine Dysbalance zwischen dem Oberkörper und der Hüfte bzw. den Beinen. Beim Lipödem der Arme ist der Stamm ebenfalls schlanker. Typische klinische Zeichen sind Ödemneigung, Schmerzen und Neigung zu Hämatomen. Die häufigsten Differenzialdiagnosen sind Lipohypertrophie, Adipositas und Lymphödem (▶ Tab. 7.1). Ein Lymphödem kann sekundär bei lange bestehendem Lipödem auftreten oder als primäres Lymphödem vorliegen (▶ Kap. 8).

Tab. 7.1 Differenzierung von Lipödem und Lymphödem

Lipödem	Lymphödem
Symmetrische Ausprägung	Meist einseitig oder asymmetrisch
Druckdolent oder spontanschmerzhaft	Schmerzlos
Verstärkte Hämatomneigung	Keine Hämatome
Keine Erysipele	Erysipele

Tab. 7.1 Differenzierung von Lipödem und Lymphödem *(Forts.)*

Lipödem	Lymphödem
Fußrücken nicht betroffen	Fußrücken betroffen
Stemmer-Zeichen negativ	Stemmer-Zeichen stadienabhängig positiv
Gewebe stadienabhängig grobknotig und ödematös	Gewebe stadienabhängig weich, Dellen hinterlassend bis hart

Adipositas und Lymphödem

Die Prävalenz von Übergewicht (BMI 25–30 kg/m²) und Adipositas (BMI > 30 kg/m²) hat in den letzten Jahrzehnten in den Industrienationen, aber auch in Schwellenländern stetig zugenommen. Entsprechend steigt auch die Anzahl **Adipositas-assoziierter oder -aggravierter Lymphödeme** (▶ Abb. 7.4).

Fettzellen dienen nicht nur als Energiereservoir und zur Wärmedämmung. Sie sezernieren auch Substanzen wie Leptin, Resistin, Adiponektin, Östrogene und weitere Mediatoren. Neben vielfach unbekannten Funktionen fördern sie die Ausbildung von Ödemen. Die Lymphödeme **bei Adipositas permagna** befinden sich als uni- oder bilaterale asymmetrische, sackförmige Fettgewebsdeformationen im Inguinalbereich, an der Oberschenkelinnenseite oder am

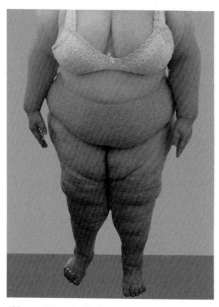

Abb. 7.4 Adipositasbedingte Lymphostase [M872]

Boden einer Fettschürze. Wegen der **proximalen Betonung** ist das Stemmer-Zeichen über den Zehenrücken nur diskret positiv.

Adipositas gilt als Risikofaktor für manche Karzinome (u. a. Mamma-, Kolonkarzinom) und beeinflusst deren Prognose. Mammakarzinompatientinnen mit Adipositas heben ein erhöhtes Risiko für die Entwicklung eines posttherapeutischen Armlymphödems.

Die Therapie des Lymphödems bei Adipositas bezieht interdisziplinär die Behandlung des Übergewichtes und der meist vorhandenen weiteren Komorbiditäten mit ein.

Lipödem und Adipositas

Das Lipödem ist nicht alleine durch die Bestimmung des BMI zu diagnostizieren. Im Gegensatz zur Adipositas ist die Fettanlagerung an den Beinen und/oder Armen lokalisiert und hat eine Dysbalance zum Stamm. Bei Gewichtsreduktion bleibt die Lipohypertrophie der betroffenen Regionen weitgehend unberührt. Hinzu kommen die typische Ödemneigung, Spontan- und Druckschmerzen sowie die Neigung zu Hämatomen. Die **Komorbidität** von Lipödemen mit Adipositas ist häufig und erfordert eine kombinierte Therapie beider Veränderungen. Bei Gewichtsreduktion bessern sich mitunter die Symptome des Lipödems.

7.3 Klinik

Ursula Heine-Varias, Anya Miller

7.3.1 Stadien

▶ Kap. 6.3.1

7.3.2 Symptomatik

Die Klinik des sekundären Lymphödems entspricht dem primären Lymphödem (▶ Kap. 6.3.2) mit zusätzlichen Symptomen der auslösenden Ursache.

Extremitätenlymphödem

- Einseitigkeit bzw. bei beidseitigem Auftreten Asymmetrie
- Schmerzfreiheit
- Spannungsgefühl
- Hautfarbe normal
- Stadienabhängig zunehmende Gewebsverhärtung
- Hautfalten verdickt, Stemmer-Zeichen positiv (Kastenzehen)
- Hand- bzw. Fußrücken mit betroffen
- Hautfalteneinziehung bzw. Lichenifikation über den Gelenken

Mamma- und Thoraxwandlymphödem

- Das sekundäre Lymphödem an der Thoraxwand und/oder Mamma befindet sich meist am behandelten Rumpfquadranten, kann aber auch bis zur Gegenseite reichen
- Vertiefte bzw. stärkere Einschnürung des BH's auf der betroffenen Seite
- Aufgeworfene und vergrößerte Mamille
- Spannungsgefühl in der Brust
- Volumenzunahme
- Hautfaltenverbreiterung der Brust- und Rückenhaut im Seitenvergleich zur gesunden Seite
- Verhärtungen bzw. lymphostatische Fibrosen
- Orangenhautartige Veränderung der Mamma

> **! Merke**
> Ein Mammaödem kann sich auch noch Jahre nach dem Eingriff manifestieren. Es neigt bei ausbleibender Behandlung zur Progression.

Kopflymphödem

- Manifestiert sich meist am Hals und an der unteren Gesichtshälfte bis zum Unterlid (Doppelkinn, ödematöse Wangen und Lippen)
- Schluckbeschwerden

- Eventuell Atemnot
- Zusätzliche Symptomatik der lymphostatischen Enzephalo- und Ophthalmopathie

Genitallymphödem

- Auftreten nach onkologischer Behandlung eines Prostatakarzinoms, von urologischen und gynäkologischen Tumoren sowie chronischen Entzündungen (z. B. Pyodermia fistulans, Akne inversa) (▶ Abb. 7.5)
- Stellt für den Patienten durch Einschränkung der Lebensqualität und des Sexuallebens eine erhebliche Belastung dar
- Geht mit mehr Komplikationen einher wie häufigeren und dramatischer verlaufenden Erysipelen, vermehrt auftretenden Lymphzysten und Lymphfisteln sowie Papillomatosis cutis lymphostatica

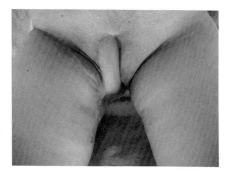

Abb. 7.5 Sekundäres (postoperatives) Genitallymphödem [M877]

Lymphostatische Enzephalo- und Ophthalmopathie

Obwohl es im ZNS keine Lymphgefäße gibt, werden der Liquor und die interstitielle zerebrale Flüssigkeit über ein prälymphatisches Kanalsystem in Gebiete abdrainiert, die mit Lymphgefäßen versorgt sind. Über leptomeningeale Manschetten an Hirn- und Spinalnerven sowie Bindegewebskanälchen in der Adventitia der Hirnblutgefäße (Virchow-Robin-Räume) wird die lymphpflichtige Last in resorptionsfähige perineurale Areale bzw. zu den Lymphgefäßen der Halsblutgefäße geleitet.

Vorkommen von Lymphödemen mit Enzephalo- und Ophthalmopathie:
- Beim sekundären Kopflymphödem
- Nach Neck Dissection (▶ Abb. 7.6)
- Nach Strahlentherapie bei malignen Tumoren von Larynx, Pharynx, Zunge, Mundboden, Schilddrüse oder malignen Lymphomen
- Flüchtig auch bei Z. n. Tonsillektomie

Symptome bei Lymphabflussstörungen im Kopf-Hals-Bereich:
- Weichteilödem
- Allgemeine Verlangsamung
- Apathisches Verhalten
- Konzentrationsstörungen
- Papillen- und Netzhautödem

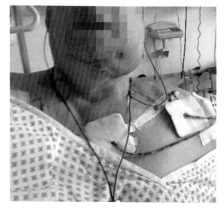

Abb. 7.6 Sekundäres Kopflymphödem nach Neck Dissection links [T726]

7

Lymphostatische Enteropathie

Ursachen sind entzündliche oder maligne Erkrankungen des Darmes oder eine lymphatische Abflussstörung:

- Chronische Darmentzündungen (Morbus Whipple, Morbus Crohn, Colitis ulcerosa, mesenteriale Tuberkulose)
- Schwere Rechtsherzinsuffizienz
- Konstriktive Mediastinoperikarditis
- Lymphangiosis carcinomatosa
- Parasitenbefall der mesenterialen Lymphgefäße
- Iatrogen, z. B. Malignombehandlung

Symptome des eiweißreichen Darmwandödems:

- Malabsorption
- Eiweiß- und Gammaglobulinverlust mit hypoproteinämischen Ödemen und Immunschwäche
- Mangel an Eisen und Kalzium

Bei Hyperplasie der intestinalen Lymphgefäße können **chyloenterale Fisteln** auftreten und weitere Symptome verursachen:

- Diarrhö
- Fettstühle
- Chylöser Aszites
- Mangel an fettlöslichen Vitaminen
- Lymphozytopenie
- Untergewicht

Diagnostik: Nachweis des Dünndarmlymphödems durch

- Laparoskopie
- Endoskopie
- Sonografie
- Eventuell CT oder MRT-Enterografie

> **! Merke**
> Lymphabflussstörungen können neben den Extremitäten auch parenchymatöse Organe (Leber, Lunge, Darm) und das ZNS betreffen.

Malignes Lymphödem

Als malignes Lymphödem werden **Ödeme aufgrund maligner Erkrankungen** bezeichnet. Jedes akut beginnende Ödem mit rascher Verschlechterung, starken Schmerzen und zentrifugaler Ausbreitung muss an eine maligne Ursache denken lassen (▶ Abb. 7.7).

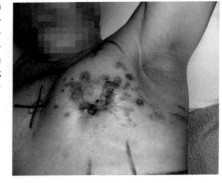

Abb. 7.7 Malignes Lymphödem [T726]

Tab. 7.2 Differenzialdiagnostik des nicht malignen und malignen Lymphödems

	Nicht malignes Lymphödem	Malignes Lymphödem
Beginn	Schleichend	Akut
Verlauf	Langsam (Monate bis Jahre)	Schnell (Wochen)
Schmerzen	Keine, ggf. Spannungschmerzen	Stark, analgetikabedürftig
Betonung	Distal	Deutliche zentrale Betonung inkl. des Rumpfquadranten

Haut	Normal	• Umschriebene Veränderungen:
		  – Livide weiche Plaques
		  – Verstärkte Gefäßzeichnung
		• Zyanose oder Blässe
		• Knötchen, Ulzerationen
		• Lymphknotenvergrößerung

Konsistenz	Weich bis derb	Prall, evtl. Glanzhaut
Therapieerfolg KPE	Gut	Verschlechterung trotz Therapie
Allgemeinbefinden	Gut	Schlechter AZ und EZ

7

! Merke

Bei jedem neu auftretenden Ödem zunächst eine maligne Ursache abklären und zum gutartigen Lymphödem abgrenzen (▶ Tab. 7.2).

Symptome maligner Lymphödeme:
- Akutes Ödem unbekannter Ursache
- Schmerzen
- Lähmung
- Ulzeration
- Hautverfärbungen
- Lymphangiosis carcinomatosa (▶ Abb. 7.8): schleichend entwickelnde Rötung und Überwärmung der Haut mit unruhiger Oberfläche und unregelmäßiger Begrenzung durch lymphogene Metastasierung eines Karzinoms in die Lymphgefäße der Haut
- Kollateralvenen (▶ Abb. 7.9)
- Lymphokutane Fisteln

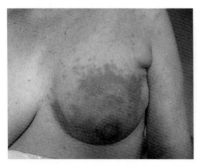

Abb. 7.8 Sekundäres Lymphödem und Lymphangiosis carcinomatosa [M885]

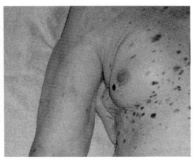

Abb. 7.9 Kollateralvenen beim malignen Lymphödem [M877]

Differenzialdiagnosen:
- Phlebothrombose
- CVI
- Kompartmentsyndrom
- Lymphostatische Arthropathie
- Artifizielles Lymphödem
- Infektion
- Radiogene Schädigung
- Neuropathie
- Erysipel

7.3.3 Komplikationen

 Merke
Die gravierendsten Veränderungen finden sich in der **Haut**.

Hautveränderungen
- Hyperkeratose (▶ Abb. 6.4)
- Pachydermie
- Xerosis
- Diskrete Überwärmung
- Papillomatosis cutis (▶ Abb. 6.4)
- Lichenifikation (▶ Abb. 7.10)
- Fibrose (▶ Abb. 6.6)
- Sekundär: Mazeration, Ekzeme, Nageldystrophie

Lymphzysten, -fisteln und Reflux
- Erhöhter intravasaler Druck bei Lymphabflussstörungen → Lymph-

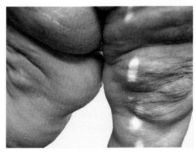

Abb. 7.10 Ausgeprägte Hautfalte beim Lipolymphödem [M884]

angiektasien und mit Endothel ausgekleidete Zysten, die bei Vorwölbung durch die Epidermis klinisch sichtbar sein können
- Ruptur der Zysten → Fisteln (▶ Abb. 7.11) → Lymphorrhö über die Haut und Schleimhäute, in Gelenke oder Körperhöhlen
- Bei Vorkommen an Ductus thoracicus oder enteralen Lymphgefäßen auch chylöser Reflux möglich
- Erhöhte Infektionsgefahr, da Eintrittspforte für Krankheitserreger
- Verlust von Plasmaproteinen

 Merke
Eine desinfizierende Lokalbehandlung bei Fisteln der Haut ist zur Vermeidung von Erysipelen erforderlich.

Lokale Immunschwäche

- **Pachydermie** und **Fibrosierung** von Epidermis und Dermis → schränken die Flexibilität der Haut und damit die mechanische Schutzfunktion deutlich ein und erhöhen das Risiko von Traumatisierung durch Druck von außen (z. B. enges Schuhwerk)
- **Reduzierter Lymphabfluss** → eingeschränkte Antigenpräsentation in den immunkompetenten Organen, wie den Lymphknoten, und damit reduzierte Immunantwort

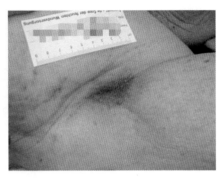

Abb. 7.11 Lymphokutane Zysten und Fisteln [T726]

- **Folge:** gehäuftes Auftreten von lokalen Infektionen wie Mykosen (▶ Abb. 6.7), Erysipelen und Verrucae vulgares

Mykosen

- Onychomykose und Tinea pedum: sind weit verbreitet und können durch Mazeration der Haut Eingangspforten für Bakterien sein
- Bei Kopflymphödem an Soor denken und mitbehandeln
- Neben der Behandlung der Mykose ist eine gute Hautpflege als Prophylaxe wichtig; ggf. regelmäßig antimykotische Lokalbehandlung auch bei klinischer Symptomfreiheit

Erysipel (Wundrose)

Ein Erysipel ist eine Entzündung der Kutis und Subkutis, die meist durch Streptokokken, aber auch Staphylokokken und andere Bakterien hervorgerufen wird. Es führt zu einer mechanischen Insuffizienz des lymphatischen Drainagesystems durch Einengung und Obliteration der Lymphstrombahn. Typische klinische Zeichen sind Rötung, Überwärmung und Schmerzen.

Ursachen:
- Lokale Immunschwäche
- Hautveränderungen mit gestörter Epidermis
- Schlechte Gewebsdrainage

 Merke

Rezidivierende Erysipele können Lymphödeme verursachen und verschlechtern. Kommt es nach einem Erysipel zum Lymphödem, muss von einer Vorschädigung bzw. einem Latenzstadium ausgegangen werden.

Risikofaktoren:
- Lymphödem Stadium II–III, Genitallymphödem (Zysten), Beinlymphödem (Fußpilz)
- Hautverletzungen (z. B. Schnittverletzung, Insektenstich)
- Lymphzysten und Lymphfisteln

- Lymphödem mit Hautkrankheiten wie Neurodermitis oder Psoriasis
- Lymphödem mit Ulkus (CVI, Strahlenulkus)
- Mykosen, v. a. Interdigitalmykose
- Xerosis cutis
- Hautfalten

Symptome:
- Die klinischen Symptome können stark divergieren: von leichter Rötung der Haut bis zu ausgeprägtem Krankheitsgefühl mit Fieber und Schüttelfrost
- Die Veränderungen der Haut sind meist scharf begrenzt, teilweise mit flammenförmigen Ausläufern (▶ Abb. 7.12)

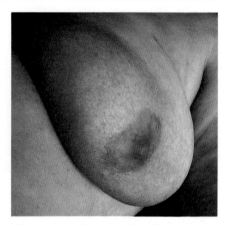

Abb. 7.12 Erysipel bei sekundärem Mammalymphödem [T726]

Schwere Verlaufsformen:
- Bullöses Erysipel
- Nekrotisierendes Erysipel (Cave: DD Fasziitis)

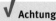
Merke
Jede Hautrötung in einer lymphgestauten Region sollte als erstes an ein Erysipel denken lassen.

Diagnostik:
- Meist typischer klinischer Befund
- Labor: Blutbild, CRP, Blutsenkung
- Evtl. Blutkultur
- Bei V. a. Fasziitis MRT

Differenzialdiagnosen:
- Thrombose, Thrombophlebitis
- Allergische Hauterkrankungen
- Insektenstich
- Lymphangiosis carcinomatosa
- Flüchtige, abakterielle Dermatitis des Lymphödems als akute Verschlimmerung der chronischen, chemisch bedingten Entzündung des lymphgestauten Gewebes
- Mykosen

Entscheidend ist die **Prävention:**
- Bestmögliche Reduktion des Ödems
- Gute Hautpflege und Hautsanierung

✓ Achtung
Ein Erysipel ist **keine Kontraindikation** für die **KPE**. Nach Rücksprache mit dem behandelnden Arzt und Beginn einer antibiotischen Behandlung kann die KPE durchgeführt werden.

Angiosarkom (Stewart-Treves-Syndrom)

- Erstmals 1948 von Stewart und Treves beschrieben
- Seltener, hochmaligner Hauttumor des vaskulären Endothels
- Auftreten beim Lymphödem meist in fortgeschrittenen Stadien nach ca. 10–18 Jahren
- **Klinik:** lividblaue Makulae (wie Hämatome), bei Progredienz blau-rötliche bis schwärzliche Hautknoten mit Tendenz zur Ulzeration und Blutung (▶ Abb. 7.13)
- **Diagnostik:** Histologie (oft nicht eindeutig), evtl. MRT
- **Therapie:** evtl. Strahlen- und Chemotherapie
- **Prognose:** schlecht; Fünf-Jahres-Überlebensrate ca. 10 %

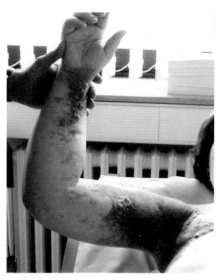

Abb. 7.13 Lymphangiosarkom bei sekundärem Lymphödem von Arm und Thoraxwand [M880]

Lymphostatische Lymphangio- und Lymphonodopathie

- **Lymphostatische Lymphangiopathie:**
  - Polymerisationsstörung der elastischen Fasern
  - Perilymphovaskulärer fibrosklerotischer Umbau mit Erschwerung der Lymphbildung
  - Obliteration, Thrombosierung, Längen- und Volumenzunahme der Lymphgefäße sowie transmurale Fibrose der Lymphkollektoren mit Erschwerung des Lymphtransports
  - Folge: Reduktion von Lymphbildung und Lymphtransport
- **Lymphostatische Lymphonodopathie:**
  - Hautsächlich Fibrose der perinodalen, afferenten Lymphkollektoren und der Lymphknoten
  - Gestörte Perfusion und Immunreaktion
  - Folge: Verschlechterung der Immunantwort

Lymphostatische Arthropathie

- Einschränkung der Beweglichkeit von Gelenken durch das Ödem selbst oder die Ödemfolgen
- Vorkommen als Tendinose, Ligamentose, Periostose, Ödem und Fibrose von Gelenkkapsel und Synovialis

Lymphostatische Hämangiopathie

- Schädigung der endothelialen Glykokalyx der Blutkapillaren mit verstärkter Durchlässigkeit

- An den kleinen Arterien und Venen: Volumen- und Längenzunahme mit geschlängeltem Verlauf, vermehrte Blutgefäß-Lymphkapillar-Shunts in der Dermis
- Perivasal Anhäufung von Entzündungszellen
- Schädigung sämtlicher Wandschichten an den großen Blutgefäßen mit Ödematisierung, Fibrosierung und Untergang elastischer Fasern

7.3.4 Komplikationen durch Strahlenschäden und nach Operationen

Strahlenschäden

> ! **Merke**
> Die bei der Radiatio erwünschte Zerstörung von Tumorzellen führt trotz verbesserter gezielter Behandlung zu Veränderungen des umgebenden Gewebes, v. a. der Haut. Die KPE ist in jedem Stadium möglich.

- **Akute Radiodermatitis** (▶ Abb. 7.14):
  - Ödem ist Folge der akuten Entzündungsreaktion
  - MLD ist im umgebenden Gewebe möglich und lindert das lokale Ödem
- **Subakute** Strahlenreaktion:
  - Bedingt durch chronisch entzündliche Prozesse des subkutanen Gewebes
  - Hautrötung, Überwärmung, Schmerz, Ödem
  - Können monatelang persistieren (z. B. Strahlenmastitis)
- **Strahlenspätschäden:**

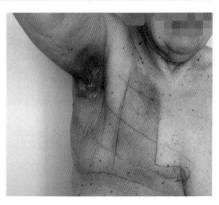

Abb. 7.14 Akute Strahlenfolgen [M884]

- **Radioderm:** Dünne, atrophische Haut („Pergamenthaut"), die leicht verletzbar ist, mit Teleangiektasien oder Venektasien, Pigmentstörungen, evtl. Verlust von Haaren und Schweißdrüsen.
- **Radiogene Fibrose** (▶ Abb. 7.15): Zunehmenden Narbenbildung von Haut und Unterhaut mit derben Resistenzen, durch fortschreitende Schrumpfung Kompression von Venen (evtl. Kollateralvenen sichtbar) und Nerven möglich. Kann durch MLD behandelt werden.
- **Radiogene Plexopathie:** Jahre bis Jahrzehnte nach Radiatio möglich. Meist nach Bestrahlung der Axilla und periklavikulär ist der Plexus brachialis mit sämtlichen Nervenqualitäten betroffen, zeigt aber im Gegensatz zu der durch Tumorinfiltration bedingten eine langsame, schubweise Verschlechterung, evtl. bis zur kompletten Plexusparalyse. Je nach Lokalisation können auch Plexus sacralis, N. phrenicus oder N. femoralis betroffen sein. Diese Nervenschäden sind nicht reversibel und nur symptomatisch behandelbar (u. U. zusätzliche physikalische Therapie erforderlich).

– **Radiogenes Ulkus:** Wegen des Risikos der Ausbildung von Plattenepithelkarzinomen und geringer Heilungstendenz ist die operative Entfernung mit histologischer Aufarbeitung erforderlich.

Lymphozele

- Mit Lymphe gefüllter, präformierter Hohlraum ohne Endothelauskleidung
- Komplikation nach operativen Eingriffen
- Spontane Rückbildung ist möglich
- Therapie:
  - Kompression, soweit möglich
  - MLD
  - Infiltration mit Aethoxysklerol, PVP (Polyvidonjod)
  - Gegebenenfalls Punktion
  - Bei ausbleibender Rückbildung evtl. Eröffnung und Verschluss der Fistel

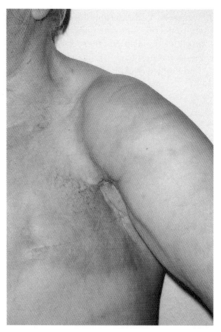

Abb. 7.15 Radiogene Fibrose beim sekundären Arm-Thoraxwand-Lymphödem [M877]

Wundserom

- Ansammlung von Exsudat im Operationsgebiet
- Entwickelt sich postoperativ im Bereich der Wundhöhle
- Führt durch Verlegung der lymphatischen Abflusswege zu einer Störung im Wundheilungsprozess
- Gegebenenfalls Punktion und Behandlung wie Lymphozele

Geigensaitenphänomen (Strangbildung)

- Strangförmige feine Gewebeverdickungen, die von der Axilla bis im Extremfall zur Daumenregion reichen mit konsekutiver Einschränkung der Schulterbeweglichkeit (▶ Abb. 7.16)
- Hervorgerufen durch fibrosierte Lymphgefäße

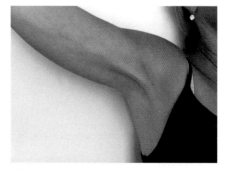

Abb. 7.16 Geigensaitenphänomen [O914]

■ Deutliche Verbesserung durch
konsequente Therapie dieser
Stränge mit leichten Querdeh-
nungen schon nach wenigen Behandlungen (▶ Abb. 7.17)

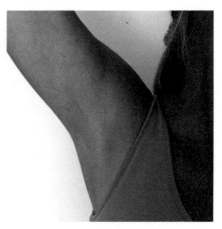

Abb. 7.17 Geigensaitenphänomen nach 5-maliger Behandlung [O914]

7.4 Diagnostik

Monika Fuggert, Vilas B. Göritz, Oliver Gültig, Ursula Heine-Varias, Stefan Hemm, Thomas Künzel, Jan Mann, Angela Nolden, Anne Stassen, Kay Trübner

7.4.1 Anamnese

Die Anamnese entspricht der allgemeinen Ödemabklärung (▶ Kap. 2.2).

Extremitätenlymphödem

■ Iatrogenen Lymphödeme nach Karzinombehandlung beginnen eher proximal,
d. h. beim Armlymphödem sind erste diskrete Symptome durch Verdickung der
Oberarmhängefalte und an der Ulnarseite des Unterarms festzustellen, beim
Beinlymphödem ist anfänglich der Oberschenkel betroffen
  – Cave akutes Auftreten: Ausschluss eines malignen Lymphödems

Mamma- und Thoraxwandlymphödem

■ Operationsmethode, Radiatio beachten
■ Komplikationen bei der Wundheilung
■ Bewegungseinschränkung angrenzender Gelenke

Kopflymphödem

■ Operationsmethode, Radiatio beachten
■ Atemprobleme
■ Schluckbeschwerden
■ Mundtrockenheit
■ Speichelbildung
■ Morgendliche Verschleimung, Husten
■ Zahnprobleme
■ Schmerzen

7.4.2 Körperliche Untersuchung

Die körperliche Untersuchung entspricht der allgemeinen Ödemabklärung (▶ Kap. 2.3).

Inspektion

Extremitätenlymphödem
Besonderheiten ergeben sich durch die auslösende Noxe und Lokalisation

Mamma- und Thoraxwandlymphödem
- Ödemabgrenzung
- Lokalisation von Hämatomen
- Narben und Narbenbeschaffenheit
- Radiodermatitis, radiogene Fibrose
- Schonhaltungen

Kopflymphödem
- Tageszeitliche Ausprägung
- Lippenfarbe
- Narbenverlauf
- Strahlenfolgen, -schäden (z. B. Fazialislähmung)
- Tracheotomie?
- Speichelfluss
- Mundtrockenheit
- Beweglichkeit der Halswirbelsäule und angrenzender Gelenke
- Schonhaltung und Ausweichbewegungen
- Augen (Pupillen, Augenlider, Augäpfel)

Palpation

- Beschaffenheit der Mundschleimhaut
- Veränderungen des Mundbodens
- Bewegungseinschränkung der Halswirbelsäule

Dokumentation

- Beschreibung von Narben, Haut- und Gewebeveränderungen mit genauer Lokalisation
- Umfangsmessungen an definierten Fixpunkten
- Fotodokumentation (▶ Kap. 2.3)

7.4.3 Apparative Diagnostik

Die apparative Diagnostik entspricht der allgemeinen Ödemdiagnostik (▶ Kap. 2.4) und richtet sich im Einzelfall nach der vermuteten Ursache des Lymphödems.

7.4.4 Differenzialdiagnosen

- Akutes Armlymphödem:
  - Tiefe Venenthrombose
  - Morbus Sudeck (CRPS)
  - Trauma

- Akutes Beinlymphödem:
  - Rupturierte Baker-Zyste
  - Muskelfaserriss
  - Hämatom
  - Begleitödem bei Erysipel
  - Reaktivierte Arthrose
  - Morbus Sudeck (CRPS)
  Trauma
- Symmetrisches Ödem:
  - Internistische Ursachen (▶ Kap. 12)
  - Hormonelle Ursachen (▶ Kap. 13)
  - Medikamenteneinnahme (▶ Kap. 14)

7.5 Therapie

7.5.1 Kausale medizinische Therapie

Ursula Heine-Varias, Anya Miller

Malignes Lymphödem

- Vorrangig ist – soweit möglich – die onkologische Behandlung.
- Adjuvant ist eine KPE möglich. Die Lebensqualität kann dadurch deutlich verbessert werden. Ein Einfluss auf die Metastasierung besteht nach derzeitigen Erkenntnissen nicht.

Entzündlich bedingtes Lymphödem

- Antibiotika nach Resistenzlage bei bakteriellen Entzündungen
- Erysipel:
  - Hochlagerung und Kühlen der Extremität
  - MLD ist nach Wirkung des Antibiotikums und Zustand der Haut möglich und verbessert die Immunantwort
- Gegebenenfalls Intervalltherapie mit Antibiotika bei rezidivierenden Erysipelen
- Virustatika bei Ödemen infolge Herpes Zoster oder rezidivierendem Herpes simplex
- Antimykotika bei Ödemen im Rahmen einer Tinea corporis

Lymphostatische Enteropathie

- Behandlung der Grunderkrankung steht im Vordergrund
- Abdominale MLD im Sinne der Bauchtiefdrainage in Kombination mit Atemgymnastik nach Ausschluss der Kontraindikationen
- Proteinreiche und sehr fettarme Ernährung und Diät mit mittelkettigen Triglyzeriden, die zur Reduktion der anfallenden Chylusmenge gegen die langkettigen Triglyzeride ausgetauscht werden, da sie nicht lymphpflichtig sind (Ceres- bzw. MCT-Diät)
- In Einzelfällen medikamentöse Behandlung mit Somatostatinanalogum (Octreotid bzw. Antiplasmin)
- Selten Operation (Anlage lymphovenöser Anastomosen, Teilresektion des Darmes)

Operative Therapie

- Die operative Therapie des Lymphödems umfasst **resezierende, ableitende und rekonstruktive Verfahren.** Die Indikation richtet sich nach der Ursache und Lokalisation des Lymphödems.
- Lympholymphatische und lymphovenöse Anastomosen oder Lymphknotentransplantationen sind bei lokaler Lymphabflussstörung möglich.
- Lymphknotentransplantationen werden in spezialisierten Zentren durchgeführt und sind eine Therapieoption für regionale Lymphkotenveränderungen.
- **Lymphokutane Fisteln,** die sich durch die KPE nicht zurückbilden, können operativ oder elektrokaustisch verschlossen werden.
- Bei **Papillomatosis cutis lymphostatica** werden die Veränderungen chirurgisch oder mit dem ablativen Laser abgetragen. Prä- und postoperativ ist adjuvant eine intensive KPE erforderlich.
- **Resektionsmethoden** werden eingesetzt, um nach erfolgreicher Entstauungsbehandlung durch die KPE überschüssiges Gewebe bzw. Hautlappen zu entfernen. Sie sind auch bei der Behandlung des Genitallymphödems erfolgreich.
- Bei **chylösem Pleurothorax** sind Pleurodese, pleuroperitonealer Shunt, Blockierung des Ductus thoracicus oder dessen Embolisation möglich.
- Bei fettiger Degeneration des nicht dellbaren Ödems wird in spezialisierten Zentren erfolgreich eine **Liposuktion** durchgeführt. Postoperativ ist nach bisherigen Erkenntnissen lebenslang eine ständige Kompression erforderlich.

7.5.2 Therapie der Komplikationen

Monika Fuggert, Oliver Gültig, Thomas Künzel, Jan Mann, Anya Miller, Kay Trübner

- Lymphostatische Fibrose ▶ Kap. 6.5.3
- Intertrigo ▶ Kap. 6.5.3
- Mykosen ▶ Kap. 6.5.3
- Papillomatose, Hyperkeratose ▶ Kap. 6.5.3
- Lymphkutane Zysten und Fisteln ▶ Kap. 6.5.3
- Genitallymphödem ▶ Kap. 6.5.3
- Einschnürungen, Abschnürungen ▶ Kap. 6.5.3

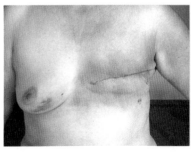

Abb. 7.18 Narbenverlauf bei modifiziert radikaler Mastektomie [M885]

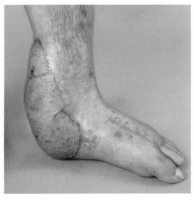

Abb. 7.19 Zirkuläre Narbe nach plastisch-chirurgischer Wunddeckung [T727]

Narben

- Narben können ein lokales Lymph-
  abflusshindernis sein (▶ Abb. 7.18)
- Nach Möglichkeit bei der Behand-
  lung mit der MLD **umgehen;** Aus-
  nahme: zirkuläre Narben
  (▶ Abb. 7.19, ▶ Abb. 7.20) oder Nar-
  ben bei Patienten mit Kopflymph-
  ödem (z. B. nach beidseitiger Neck
  Dissection)
- **Frische Narben:**
  - Keine Zug- und Dehnreize
  - Proximal, mit Sogwirkung der
    MLD arbeiten
  - Forcierte Mobilisation innerhalb
    der ersten 7 Tage nach Operation
    behindert die Anastomosierung
    der durchtrennten Lymphgefäßen und kann zu verstärkter Narbenbildung
    führen

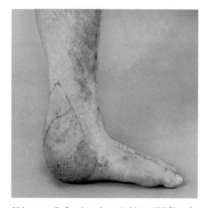

Abb. 7.20 Befund nach 1-wöchiger KPE [T727]

- **Alte, schwer verschiebliche Narben:**
  - Manuelle Narbenmobilisation, ggf. zusätzlich mit Ultraschall und Kinesio-
    taping (keine Evidenz)
  - Bei der Kompression mit unruhigen Oberflächen aufpolstern (Mikromassa-
    geeffekt)
  - Cave beim Radioderm und der radiogenen Fibrose, da die Haut trophisch ge-
    stört ist und häufig eine elastische Insuffizienz zeigt, die fragil sein kann. Ma-
    nuelle Narbenmobilisation im Bestrahlungsgebiet und Ultraschallbehandlun-
    gen sind kontraindiziert. Wenn die Kompression mit unruhigen Oberflächen
    durchgeführt wird, dann nur mit besonders weichen Polstermaterialien.

7.6 Komplexe physikalische Entstauungstherapie (KPE)

7.6.1 Grundsätze der Behandlung

Monika Fuggert, Oliver Gültig, Thomas Künzel, Jan Mann, Kay Trübner

- Die KPE des sekundären Lymphödems entspricht den allgemeinen Richtlinien
  der KPE (▶ Kap. 3). Gegebenenfalls auf Besonderheiten durch die auslösende
  Noxe eingehen.
- Die Tendenz zur Progression und die Komplikationen des Lymphödems begründen die Notwendigkeit einer frühzeitigen, konsequenten Therapie.

KPE nach Strahlentherapie

Die Strahlentherapie ist bei der onkologischen Therapie meist unverzichtbar. Während (▶ Abb. 7.14) und bis zu 5 Wochen nach der letzten Bestrahlungseinheit
(▶ Abb. 7.21) wird das bestrahlte Gebiet bei der Behandlung ausgespart, um die
Wundheilung nicht zu stören. Die Behandlung während der Strahlentherapie außerhalb des Bestrahlungsfeldes hilft jedoch, Sekundärschäden zu reduzieren und
beschleunigt den Heilungsprozess.

Später sollte nicht durch die Narbe oder das Gebiet der radiogenen Fibrose hindurch drainiert werden. Ziel der Therapie der radiogenen Fibrose ist es, diese lokal so zu lockern, dass die lymphödematöse Flüssigkeit aus diesem Gebiet in die angrenzenden Regionen abläuft und die Hautverschieblichkeit verbessert wird. Die radiogene Fibrose dazu nach der zentralen Vorbehandlung mit leichten Lockerungsgriffen behandeln. Diese leicht erlernbaren Griffe sollten auch mit dem Patienten für eine unterstützende Selbstbehandlung eingeübt werden. Die Behandlung mit Ultraschall ist kontraindiziert.

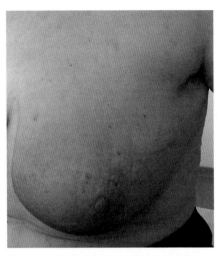

Abb. 7.21 5 Wochen nach der letzten Bestrahlung: abklingende Rötung des Bestrahlungsfeldes und leichte trophische Störungen an der Unterseite der Brust [M885]

Kopflymphödem

Häufig ist es nötig, hier durch die Narbe oder durch das Gebiet der radiogenen Fibrose selbst hindurch zu drainieren. Ziel ist es, die radiogene Fibrose dazu lokal so zu lockern, dass die lymphödematöse Flüssigkeit durch die Einwirkung der Schwerkraft aus den ödematisierten Gebieten in die angrenzenden ödemfreien Regionen abläuft. Die radiogene Fibrose (Strahlenfibrose) wird dazu bei der MLD mit leichten Lockerungsgriffen behandelt. Diese leicht erlernbaren Griffe sollten auch mit dem Patienten für eine unterstützende Selbstbehandlung eingeübt werden. Die Behandlung mit Ultraschall ist kontraindiziert.

7.6.2 Manuelle Lymphdrainage (MLD)

Monika Fuggert, Vilas B. Göritz, Oliver Gültig, Stefan Hemm, Thomas Künzel, Jan Mann, Angela Nolden, Anne Stassen, Kay Trübner

Sekundäres einseitiges Beinlymphödem

Bei einem sekundären einseitigen Beinlymphödem nach iatrogener Schädigung im Rahmen von Karzinombehandlungen ist meist der physiologische Lymphabfluss zu den **Nll. inguinales insuffizient**. Aus diesem Grund werden die benachbarten Tributargebiete in die Behandlung mit einbezogen (▶ Abb. 15.5).

Zentrale Vorbehandlung

- Patient liegt auf dem Rücken oder auf der Seite
- Kontaktaufnahme am Hals ▶ Kap. 3.2.4
- Bauchtiefdrainage oder Atemtherapie nach Befund ▶ Kap. 3.2.4
- Ventraler Behandlungspfad axillo-inguinal:
  - Vorbehandlung gesunder oberer Rumpfquadrant von ventral: Nll. axillares und therapeutisches Dreieck mit stehenden Kreisen behandeln

- Verbindungen anregen: die axillo-inguinalen Anastomosen behandeln (10–20–10), d. h. mit mind. 10 stehenden Kreisen im direkt angrenzenden nicht ödematösen Gebiet, mind. 20 stehenden Kreisen mit verlängerter Schubphase (2–3 Sekunden) auf der Wasserscheide (Aktivierung der lympholymphatischen Anastomosen) und mind. 10 stehenden Kreisen im an die Wasserscheide direkt angrenzenden ödematösen Gebiet mit verlängerter Schubphase
- Den ventralen betroffenen Rumpfquadranten nach Befund in Richtung Nll. axillares der gleichen Seite mit stehenden Kreisen, Dreh- und Pumpgriffen mit verlängerter Schubphase entstauen

■ Ventraler Behandlungspfad interinguinal:
- Vorbehandlung gesunder unterer Rumpfquadrant von ventral: Nll. inguinales und therapeutisches Dreieck mit stehenden Kreisen behandeln
- Verbindungen anregen: die interinguinalen Anastomosen behandeln (10–20–10)
- Den ventralen betroffenen Rumpfquadranten nach Befund in Richtung Nll. inguinales der gegenüber liegenden Seite mit stehenden Kreisen, Dreh- und Pumpgriffen mit verlängerter Schubphase über Mons pubis und Linea alba entstauen

■ Mit dem 90°-Griff nacharbeiten
■ Patient liegt auf dem Bauch oder auf der Seite
■ Dorsaler Behandlungspfad interinguinal:
- Vorbehandlung gesunder unterer Rumpfquadrant von dorsal: Nll. inguinales und therapeutisches Dreieck mit stehenden Kreisen behandeln
- Verbindungen anregen: die interinguinalen Anastomosen behandeln (10–20–10)
- Den dorsalen betroffenen Rumpfquadranten nach Befund in Richtung Nll. inguinales der gegenüber liegenden Seite mit stehenden Kreisen, Dreh- und Pumpgriffen mit verlängerter Schubphase entstauen

■ Dorsaler Behandlungspfad axillo-inguinal:
- Vorbehandlung gesunder oberer Rumpfquadrant von dorsal: Nll. axillares und therapeutisches Dreieck mit stehenden Kreisen behandeln
- Verbindungen anregen: die axillo-inguinalen Anastomosen behandeln (10–20–10)
- Den dorsalen betroffenen Rumpfquadranten nach Befund in Richtung Nll. axillares der gleichen Seite mit stehenden Kreisen, Dreh- und Pumpgriffen mit verlängerter Schubphase entstauen

■ Mit tiefen Griffen (stehende Kreise mit den Fingerkuppen) paravertebral behandeln
■ Mit dem 90°-Griff nacharbeiten

Behandlung des Beins bei Reaktion

■ Patienten nach Befund lagern
■ Lateralen Oberschenkel mit stehenden Kreisen, Dreh- und Pumpgriffen freiarbeiten
■ Gesamten Oberschenkel und Leistenregion nach lateral zu den vorbereiteten Anastomosenwegen mit stehenden Kreisen mit verlängerter Schubphase freiarbeiten
■ Die Ischiasanastomose und die Vasa vasorum in der ventralen Adduktorensepte mit tiefen Griffen anregen
■ Knie (Achtung: Nll. poplitei sind insuffizient), Unterschenkel, Fuß und Zehen nach Befund freiarbeiten
■ Zusätzlich Ödemgriffe und lymphostatische Fibroselockerungsgriffe nutzen
■ Immer wieder mit stehenden Kreisen, Pump- und Drehgriffen mit verlängerter Schubphase über die freien Anastomosenwege und über die lymphatischen Wasserscheiden nacharbeiten

Sekundäres beidseitiges Beinlymphödem

Bei einem sekundären beidseitigen Beinlymphödem nach iatrogener Schädigung im Rahmen von Karzinombehandlungen sind meist die physiologischen Lymphabflüsse zu den **Nll. inguinales insuffizient.** Aus diesem Grund werden die benachbarten Tributargebiete in die Behandlung mit einbezogen (▶ Abb. 15.6).

Zentrale Vorbehandlung

- Patient liegt auf dem Rücken oder auf der Seite
- Kontaktaufnahme am Hals ▶ Kap. 3.2.4
- Bauchtiefdrainage oder Atemtherapie nach Befund ▶ Kap. 3.2.4
- Ventraler Behandlungspfad axillo-inguinal:
  – Vorbehandlung gesunder oberer Rumpfquadrant von ventral: Nll. axillares und therapeutisches Dreieck mit stehenden Kreisen behandeln
  – Verbindungen anregen: die axillo-inguinalen Anastomosen behandeln (10–20–10), d. h. mit mind. 10 stehenden Kreisen im direkt angrenzenden nicht ödematösen Gebiet, mind. 20 stehenden Kreisen mit verlängerter Schubphase (2–3 Sekunden) auf der Wasserscheide (Aktivierung der lympholymphatischen Anastomosen) und mind. 10 stehenden Kreisen im an die Wasserscheide direkt angrenzenden ödematösen Gebiet mit verlängerter Schubphase
  – Den ventralen betroffenen Rumpfquadranten nach Befund in Richtung Nll. axillares der gleichen Seite mit stehenden Kreisen, Dreh- und Pumpgriffen mit verlängerter Schubphase entstauen
- Andere Seite genauso behandeln
- Beidseits an den Flanken mit Schub in Richtung Nll. axillares mit gleicher Grifftechnik nacharbeiten
- Patient liegt auf dem Bauch oder auf der Seite
- Dorsaler Behandlungspfad axillo-inguinal:
  – Vorbehandlung gesunder oberer Rumpfquadrant von dorsal: Nll. axillares und therapeutisches Dreieck mit stehenden Kreisen behandeln
  – Verbindungen anregen: die axillo-inguinalen Anastomosen behandeln (10–20–10)
  – Den dorsalen betroffenen Rumpfquadranten nach Befund in Richtung Nll. axillares der gleichen Seite mit stehenden Kreisen, Dreh- und Pumpgriffen mit verlängerter Schubphase entstauen
- Mit tiefen Griffen (stehende Kreise mit den Fingerkuppen) paravertebral behandeln
- Andere Seite genauso behandeln
- Beidseits an der Flanke mit Schub in Richtung Nll. axillares mit gleicher Grifftechnik nacharbeiten

Behandlung der Beine bei Reaktion

- Patienten nach Befund lagern
- Lateralen Oberschenkel mit stehenden Kreisen, Dreh- und Pumpgriffen freiarbeiten
- Gesamten Oberschenkel und Leistenregion nach lateral zu den vorbereiteten Anastomosenwegen mit stehenden Kreisen mit verlängerter Schubphase freiarbeiten
- Die Ischiasanastomose und die Vasa vasorum in der ventralen Adduktorensepte mit tiefen Griffen anregen

7

- Knie (Achtung: Nll. poplitei sind insuffizient), Unterschenkel, Fuß und Zehen nach Befund freiarbeiten
- Zusätzlich Ödemgriffe und lymphostatische Fibroselockerungsgriffe nutzen
- Immer wieder mit stehenden Kreisen, Pump- und Drehgriffen mit verlängerter Schubphase über die freien Anastomosenwege und über die untere transversale lymphatische Wasserscheide nacharbeiten

Sekundäres einseitiges Armlymphödem

Bei einem sekundären einseitigen Armlymphödem nach iatrogener Schädigung im Rahmen von Karzinombehandlungen ist meist der physiologische Lymphabfluss zu den **Nll. axillares insuffizient.** Aus diesem Grund werden die benachbarten Tributargebiete in die Behandlung mit einbezogen (▶ Abb. 15.7).

Zentrale Vorbehandlung
- Patient liegt auf dem Rücken
- Kontaktaufnahme am Hals ▶ Kap. 3.2.4
- Bauchtiefdrainage oder Atemtherapie nach Befund ▶ Kap. 3.2.4
- Ventraler Behandlungspfad axillo-axillär:
  - Vorbehandlung gesunder oberer Rumpfquadrant von ventral: Nll. axillares und therapeutisches Dreieck mit stehenden Kreisen behandeln
  - Verbindungen anregen: die axillo-axillären Anastomosen behandeln (10–20–10), d. h. mit mind. 10 stehenden Kreisen im direkt angrenzenden nicht ödematösen Gebiet, mind. 20 stehenden Kreisen mit verlängerter Schubphase (2–3 Sekunden) auf der Wasserscheide (Aktivierung der lympholymphatischen Anastomosen) und mind. 10 stehenden Kreisen in die Wasserscheide direkt angrenzenden ödematösen Gebiet mit verlängerter Schubphase
  - Den ventralen betroffenen Rumpfquadranten nach Befund in Richtung Nll. axillares der gegenüber liegenden Seite mit stehenden Kreisen, Dreh- und Pumpgriffen mit verlängerter Schubphase entstauen
- Ventraler Behandlungspfad axillo-inguinal:
  - Vorbehandlung gesunder unterer Rumpfquadrant von ventral: Nll. inguinales und therapeutisches Dreieck mit stehenden Kreisen behandeln
  - Verbindungen anregen: die axillo-inguinalen Anastomosen behandeln (10–20–10)
  - Den ventralen betroffenen Rumpfquadranten nach Befund in Richtung Nll. inguinales der gleichen Seite mit stehenden Kreisen, Pump- und Drehgriffen mit verlängerter Schubphase entstauen
- Mit tiefen Griffen (stehende Kreise mit den Fingerkuppen) interkostal behandeln
- Mit dem 90°-Griff nacharbeiten
- Patient liegt auf dem Bauch oder auf der Seite
- Dorsaler Behandlungspfad axillo-inguinal:
  - Vorbehandlung gesunder unterer Rumpfquadrant von dorsal: Nll. inguinales und therapeutisches Dreieck mit stehenden Kreisen behandeln
  - Verbindungen anregen: die axillo-inguinalen Anastomosen behandeln (10–20–10)
  - Den dorsalen betroffenen Rumpfquadranten nach Befund in Richtung Nll. inguinales der gleichen Seite mit stehenden Kreisen, Pump- und Drehgriffen mit verlängerter Schubphase entstauen

- Dorsaler Behandlungspfad axillo-axillär:
  - Vorbehandlung gesunder oberer Rumpfquadrant von dorsal: Nll. axillares und therapeutisches Dreieck mit stehenden Kreisen behandeln
  - Verbindungen anregen: die axillo-axillären Anastomosen behandeln (10–20–10)
  - Den dorsalen betroffenen Rumpfquadranten nach Befund in Richtung Nll. axillares der gegenüber liegenden Seite mit stehenden Kreisen, Dreh- und Pumpgriffen mit verlängerter Schubphase entstauen
- Mit tiefen Griffen (stehende Kreise mit den Fingerkuppen) paravertebral und interkostal behandeln
- Mit dem 90°-Griff nacharbeiten

Behandlung des Arms bei Reaktion

- Patienten nach Befund lagern
- Lateralen Oberarm mit stehenden Kreisen, Dreh- und Pumpgriffen freiarbeiten
- Gesamten Oberarm nach lateral zu den vorbereiteten Anastomosenwegen mit stehenden Kreisen mit verlängerter Schubphase freiarbeiten
- Regio cubiti (Achtung: Nll. cubitales sind insuffizient), Unterarm, Hand und Finger nach Befund freiarbeiten
- Zusätzlich Ödemgriffe und lymphostatische Fibroselockerungsgriffe nutzen
- Immer wieder mit stehenden Kreisen, Pump- und Drehgriffen mit verlängerter Schubphase über die freien Anastomosenwege und über die lymphatischen Wasserscheiden nacharbeiten

Sekundäres beidseitiges Armlymphödem

Bei einem sekundären beidseitigen Armlymphödem nach iatrogener Schädigung im Rahmen von Karzinombehandlungen sind meist die physiologische Lymphabflüsse zu den **Nll. axillares insuffizient**. Aus diesem Grund werden die benachbarten Tributargebiete in die Behandlung mit einbezogen (▶ Abb. 15.8).

Zentrale Vorbehandlung

- Patient liegt auf dem Rücken
- Kontaktaufnahme am Hals ▶ Kap. 3.2.4
- Bauchtiefdrainage oder Atemtherapie nach Befund ▶ Kap. 3.2.4
- Ventraler Behandlungspfad axillo-inguinal:
  - Vorbehandlung gesunder unterer Rumpfquadrant von ventral: Nll. inguinales und therapeutisches Dreieck mit stehenden Kreisen behandeln
  - Verbindungen anregen: die axillo-inguinale Anastomosen behandeln (10–20–10), d. h. mit mind. 10 stehenden Kreisen im direkt angrenzenden nicht ödematösen Gebiet, mind. 20 stehenden Kreisen mit verlängerter Schubphase (2–3 Sekunden) auf der Wasserscheide (Aktivierung der lympholymphatischen Anastomosen) und mind. 10 stehenden Kreisen im an die Wasserscheide direkt angrenzenden ödematösen Gebiet mit verlängerter Schubphase
  - Den ventralen betroffenen Rumpfquadranten nach Befund in Richtung Nll. inguinales der gleichen Seite mit stehenden Kreisen, Dreh- und Pumpgriffen mit verlängerter Schubphase entstauen
- Mit tiefen Griffen (stehende Kreise mit den Fingerkuppen) parasternal und interkostal behandeln
- Andere Seite genauso behandeln
- Beidseits an der Flanke mit Schub in Richtung Nll. inguinales mit gleicher Grifftechnik nacharbeiten

- Ventraler Behandlungspfad transklavikulär:
  - Vorbehandlung gesundes Areal von ventral: Nll. cervicales inferiores und therapeutisches Dreieck mit stehenden Kreisen behandeln
  - Verbindungen anregen: die klavikulären Anastomosen behandeln (10–20–10)
  - Einen kleinen Bereich des angrenzenden ventralen betroffenen Rumpfquadranten nach Befund in Richtung Nll. cervicales inferiores der gleichen Seite mit stehenden Kreisen, Dreh- und Pumpgriffen mit verlängerter Schubphase entstauen
- Andere Seite genauso behandeln
- Patient liegt auf dem Bauch oder auf der Seite
- Dorsaler Behandlungspfad axillo-inguinal:
  - Vorbehandlung gesunder unterer Rumpfquadrant von dorsal: Nll. inguinales und therapeutisches Dreieck mit stehenden Kreisen behandeln
  - Verbindungen anregen: die axillo-inguinalen Anastomosen behandeln (10–20–10)
  - Den dorsalen betroffenen Rumpfquadranten nach Befund in Richtung Nll. inguinales der gleichen Seite mit stehenden Kreisen, Dreh- und Pumpgriffen mit verlängerter Schubphase entstauen
- Mit tiefen Griffen (stehende Kreise mit den Fingerkuppen) paravertebral und interkostal behandeln
- Andere Seite genauso behandeln
- Beidseits an der Flanke mit Schub in Richtung Nll. inguinales mit gleicher Grifftechnik nacharbeiten
- Dorsaler Behandlungspfad transspina-skapulär:
  - Vorbehandlung gesundes Areal von dorsal: Nll. cervicales inferiores und therapeutisches Dreieck mit stehenden Kreisen behandeln
  - Verbindungen anregen: die spina-skapuläre Anastomosen behandeln (10–20–10)
  - Einen kleinen Bereich des angrenzenden dorsalen betroffenen Rumpfquadranten nach Befund in Richtung Nll. cervicales inferiores der gleichen Seite mit stehenden Kreisen, Dreh- und Pumpgriffen mit verlängerter Schubphase entstauen
- Andere Seite genauso behandeln

Behandlung der Arme bei Reaktion
- Patienten nach Befund lagern
- Lateralen Oberarm mit stehenden Kreisen, Dreh- und Pumpgriffen freiarbeiten
- Gesamten Oberarm nach lateral zu den vorbereiteten Anastomosenwegen mit stehenden Kreisen mit verlängerter Schubphase freiarbeiten
- Regio cubiti (Achtung: Nll. cubitales sind insuffizient), Unterarm, Hand und Finger nach Befund freiarbeiten
- Zusätzlich Ödemgriffe und lymphostatische Fibroselockerungsgriffen nutzen
- Immer wieder mit stehenden Kreisen, Pump- und Drehgriffen mit verlängerter Schubphase über die freien Anastomosenwege und über die lymphatischen Wasserscheiden nacharbeiten

Akutes Mamma- und Thoraxwandlymphödem-

Jede Operation an der weiblichen Brust hat ein postoperatives Ödem zur Folge. Dieses akute Ödem muss allerdings von dem sekundären Lymphödem abgegrenzt werden, das nach einer operativen und strahlentherapeutischen Behandlung entstanden ist (▶ Tab. 7.3).

Für das **akute** Lymphödem des Thorax gilt:
- **Anamnese:** operativer Eingriff an der Brust
- **Inspektion:** Schwellung und/oder Hämatom im Operationsbereich der betroffenen Brustdrüse
- **Palpation:** weiches Ödem

Tab. 7.3 Wahl des Behandlungsaufbaus beim Mamma- und Thoraxwandlymphödem nach Behandlung eines Mammakarzinoms

Therapie	Ödemart	Behandlungsaufbau MLD
Radiatio, brusterhaltende Resektion ohne Lymphknotenentfernung	Postoperatives Ödem	Behandlungsaufbau entsprechend den hierbei nicht beeinträchtigten physiologischen Lymphabflussgebieten
Brusterhaltende Resektion mit Sentinel-Lymphknotenbiopsie und ggf. Lymphknotendissektion	Anfangs postoperatives Ödem, später sekundäres Lymphödem	Über die angrenzenden Wasserscheiden in die nächstgelegene Lymphknotengruppe behandeln (gleichseitige Leistenlymphknoten, gegenseitige Achsellymphknoten)

Das postoperative akute Ödem ohne Beteiligung der Nll. axillares wird in die regionären Lymphknoten der **gleichseitigen Achsel** entstaut (▶ Abb. 15.9). In der Phase der Wundheilung (1.–10. Tag postoperativ) werden keine Zug- und Dehnreize direkt auf die Narben gesetzt. Die Entstehung eines Lymphödems ist nicht zu erwarten.

Vorbehandlung
- Patient liegt auf dem Rücken
- Kontaktaufnahme am Hals ▶ Kap. 3.2.4
- Bauchtiefdrainage oder Atemtherapie nach Befund ▶ Kap. 3.2.4

Behandlung Ödemgebiet
- Nll. axillares Pars centralis und Pars thoracalis mit stehenden Kreisen freiarbeiten
- Stehende Kreise und Pumpgriffe an der Flanke ausführen
- Stehende Kreise oberhalb der Brust ausführen
- Stehende Kreise über dem kranialen Anteil der Brust ausführen
- Pumpgriffe über dem kaudalen Anteil der Brust ausführen
- Drehgriffe und stehende Kreise unterhalb der Brust ausführen
- Mit tiefen Griffen (stehende Kreise mit den Fingerkuppen) parasternal und interkostal behandeln
- Über die vorbehandelten Gebiete mit stehenden Kreisen, Pump- und Drehgriffen nacharbeiten

Akutes Mamma- und Thoraxwandlymphödem nach Lymphknotenentfernung
Nach Lymphknotenentfernung wird das postoperative Ödem nicht mehr nach dem normalen Verlauf der Lymphkollektoren behandelt. Es müssen jetzt die **angrenzenden Rumpfquadranten** mit in die Behandlung einbezogen werden, da die lymphödematöse Schwellung der Brust- und Thoraxwand die Insuffizienz der regionären Lymphknoten zeigt (▶ Abb. 15.10, ▶ Tab. 7.3).

Zentrale Vorbehandlung

- Patient liegt auf dem Rücken
- Kontaktaufnahme am Hals ▶ Kap. 3.2.4
- Bauchtiefdrainage oder Atemtherapie nach Befund ▶ Kap. 3.2.4
- Ventraler Behandlungspfad axillo-axillär:
  - Vorbehandlung gesunder oberer Rumpfquadrant von ventral: Nll. axillares und therapeutisches Dreieck mit stehenden Kreisen behandeln
  - Verbindungen anregen: die axillo-axillären Anastomosen behandeln (10–20–10), d. h. mit mind. 10 stehenden Kreisen im direkt angrenzenden nicht ödematösen Gebiet, mind. 20 stehenden Kreisen mit verlängerter Schubphase (2–3 Sekunden) auf der Wasserscheide (Aktivierung der lympholymphatischen Anastomosen) und mind. 10 stehenden Kreisen im an die Wasserscheide direkt angrenzenden ödematösen Gebiet mit verlängerter Schubphase
  - Den ventralen betroffenen Rumpfquadranten nach Befund in Richtung Nll. axillares der gegenüber liegenden Seite mit stehenden Kreisen, Dreh- und Pumpgriffen mit verlängerter Schubphase entstauen
- Ventraler Behandlungspfad axillo-inguinal:
  - Vorbehandlung gesunder unterer Rumpfquadrant von ventral: Nll. inguinales und therapeutisches Dreieck mit stehenden Kreisen behandeln
  - Verbindungen anregen: die axillo-inguinalen Anastomosen behandeln (10–20–10)
  - Den ventralen betroffenen Rumpfquadranten nach Befund in Richtung Nll. inguinales der gleichen Seite mit stehenden Kreisen, Dreh- und Pumpgriffen mit verlängerter Schubphase entstauen
- Mit tiefen Griffen (stehende Kreise mit den Fingerkuppen) parasternal und interkostal behandeln
- Mit dem 90°-Griff nacharbeiten
- Patient liegt auf dem Bauch oder auf der Seite
- Dorsaler Behandlungspfad axillo-inguinal:
  - Vorbehandlung gesunder unterer Rumpfquadrant von dorsal: Nll. inguinales und therapeutisches Dreieck mit stehenden Kreisen behandeln
  - Verbindungen anregen: die axillo-inguinalen Anastomosen behandeln (10–20–10)
  - Den dorsalen betroffenen Rumpfquadranten nach Befund in Richtung Nll. inguinales der gleichen Seite mit stehenden Kreisen, Dreh- und Pumpgriffen mit verlängerter Schubphase entstauen
- Dorsaler Behandlungspfad axillo-axillär:
  - Vorbehandlung gesunder oberer Rumpfquadrant von dorsal: Nll. axillares und therapeutisches Dreieck mit stehenden Kreisen behandeln
  - Verbindungen anregen: die axillo-axillären Anastomosen behandeln (10–20–10)
  - Den dorsalen betroffenen Rumpfquadranten nach Befund in Richtung Nll. axillares der gegenüber liegenden Seite mit stehenden Kreisen, Dreh- und Pumpgriffen mit verlängerter Schubphase entstauen
- Mit tiefen Griffen (stehende Kreise mit den Fingerkuppen) paravertebral und interkostal behandeln
- Mit dem 90°-Griff nacharbeiten

Sekundäres Mamma- oder Thoraxwandlymphödem

Nach Abheilung des akuten Ödems kann ein manifestes Lymphödem der Brust oder Thoraxwand entstehen. Der Behandlungsaufbau entspricht dem Aufbau beim akuten Brust- und Thoraxwandödem mit Lymphknotenentfernung (▶ Abb. 15.10).

Durch einen **frühzeitigen Therapiebeginn** (noch während des Aufenthaltes im Krankenhaus) kann ein postoperatives Ödem schnell beseitigt werden und es kommt zu einer guten Wundheilung. Zudem wird die Bildung von lympholymphatischen und lymphovenösen Anastomosen (axillo-axillären und axillo-inguinalen Anastomosen) gefördert und möglicherweise ein chronisches Lymphödem zu vermeiden. Für den Behandlungsaufbau und die Therapieplanung sind verschiedene zeitliche Aspekte wichtig:

- In der Phase der Wundheilung (1.–10. Tag postoperativ) werden keine Zug- und Dehnreize direkt auf die Narben gesetzt.
- Während eines oder kurz vor einem chemotherapeutischen Zyklus keine intensive Entstauungsphase, die mit einer täglichen Anwendung der komplexen physikalischen Entstauungstherapie einhergeht, planen. Die onkologische Behandlung steht hier im Vordergrund und der Patient ist in dieser Phase weder physisch noch psychisch in der Lage, die 1. Phase der KPE auf sich zu nehmen.

Kopflymphödem

Der Behandlungsaufbau bei einem sekundären Kopflymphödem ist sehr individuell. Narbenverläufe, Strahlenschäden, ein- oder beidseitige Neck Dissection bestimmen den möglichen Behandlungsaufbau.

Häufig ist es nötig, hier durch die Narbe oder durch das Gebiet der radiogenen Fibrose selbst hindurch zu drainieren. Ziel dieser Behandlung ist es, die radiogene Fibrose lokal so zu lockern, dass die lymphödematöse Flüssigkeit durch die Einwirkung der Schwerkraft aus den ödematisierten Gebieten in die angrenzenden ödemfreien Regionen abläuft.

Im Folgenden wird ein Behandlungsaufbau bei einem Patienten mit beidseitiger Neck Dissection und anschließender Bestrahlung beschrieben (▶ Abb. 15.11).

Zentrale Vorbehandlung
- Patient liegt auf dem Rücken oder sitzt
- Eventuell Kontaktaufnahme am Hals ▶ Kap. 3.2.4
- Bauchtiefdrainage oder Atemtherapie nach Befund ▶ Kap. 3.2.4
- Ventraler Behandlungspfad transklavikulär:
  - Vorbehandlung gesunder oberer Rumpfquadrant von ventral: Nll. axillares und therapeutisches Dreieck mit stehenden Kreisen behandeln
  - Verbindungen anregen: die klavikulären Anastomosen behandeln (10–20–10), d. h. mit mind. 10 stehenden Kreisen im direkt angrenzenden nicht ödematösen Gebiet, mind. 20 stehenden Kreisen mit verlängerter Schubphase (2–3 Sekunden) auf der Wasserscheide (Aktivierung der lympholymphatischen Anastomosen) und mind. 10 stehenden Kreisen im an die Wasserscheide direkt angrenzenden ödematösen Gebiet mit verlängerter Schubphase
  - Den Bereich oberhalb der Klavikula bis zum Rand der radiogenen Fibrose Richtung Nll. axillares der gleiche Seite mit stehenden Kreisen mit verlängerter Schubphase entstauen
- Andere Seite genauso behandeln
- In Richtung Nll. axillares mit gleicher Grifftechnik nacharbeiten
- Radiogene Fibrose so lockern, dass die lymphödematöse Flüssigkeit durch die Einwirkung der Schwerkraft aus den ödematisierten Gebieten in die angrenzenden ödemfreien Regionen abläuft

- Den Bereich des Mundbodens bis zum Unterkieferknochen ggf. durch die gelockerte radiogene Fibrose mit stehenden Kreisen entstauen
- Patient sitzt
- Dorsaler Behandlungspfad transspina-skapulär:
  - Vorbehandlung gesunder oberer Rumpfquadrant von dorsal: Nll. axillares und therapeutisches Dreieck mit stehenden Kreisen behandeln
  - Verbindungen anregen: die spinaskapulären Anastomosen behandeln (10–20–10)
  - Den Bereich oberhalb der Spina scapulae bis zum Hinterhaupt Richtung Nll. axillares der gleichen Seite entstauen
- Andere Seite genauso behandeln
- Mit tiefen Griffen (stehende Kreise mit den Fingerkuppen) paravertebral behandeln
- In Richtung Nll. axillares mit gleicher Grifftechnik nacharbeiten
- Randständige radiogene Fibrose in die Behandlung mit einbeziehen

Behandlung Ödemgebiet

- Patienten nach Befund lagern
- Den gesamten Gesichtsbereich in Richtung Nll. axillares bei Umgehung der radiogenen Fibrose entstauen:
  - Schläfenbereich
  - Bereich Unterkiefer und Unterlippe
  - Bereich Wange, Oberlippe und Nase
  - Bereich Wange, Unter- und Oberlid
- Immer wieder mit stehenden Kreisen mit verlängerter Schubphase über die freien Anastomosenwege und über die obere transversale lymphatische Wasserscheide nacharbeiten

Mundinnendrainage

- Zusätzlich sollte immer eine Mundinnendrainage durchgeführt werden, sofern keine Kontraindikationen (wie Entzündungen mit pathogenen Keimen, Pilzbefall, Aphthen, Schleimhautablösungen) vorliegen. Sie ist eine sehr gute Möglichkeit, eine starke Sogwirkung auf die betroffenen Gebiete zu erzielen.

Merke
Dabei grundsätzlich latexfreie medizinische Handschuhe zum Schutz vor Infektionen tragen.

- Mit stehenden Kreisen mit einer Fingerkuppe und verlängerter Schubphase in Richtung Rachen folgende Gebiete behandeln:
  - Wangeninnenseite, Ober- und Unterlippeninnenseite mit Widerlager von außen
  - Harten Gaumen bis zum Übergang weicher Gaumen
  - Region um die Gaumensegel
  - Zunge und Zungengrund (sterile Kompresse auf die Zunge mit Widerlager durch den Daumen)

7.6.3 Lymphologischer Kompressionsverband (LKV)

Monika Fuggert, Vilas B. Göritz, Oliver Gültig, Stefan Hemm, Thomas Künzel, Jan Mann, Angela Nolden, Anne Stassen, Kay Trübner

Der lymphologische Kompressionsverband bei sekundären Lymphödemen wird entsprechend der KPE angelegt (▶ Kap. 3.4). Individuell ist auf die auslösenden Noxen einzugehen.

Beinlymphödem

- Zu Materialbedarf und Anlagetechnik am Bein ▶ Kap. 3.4.6 (▶ Abb. 7.22).
- Narben, Hautfalten und Ulzerationen sollten speziell abgepolstert werden

Armlymphödem

Zu Materialbedarf und Anlagetechnik am Arm ▶ Kap. 3.4.5 (▶ Abb. 7.23).

Mamma- und Thoraxwandlymphödem

Jede Operation an der weiblichen Brust hat ein postoperatives Ödem zur Folge. Dieses akute Ödem muss allerdings von dem sekundären Lymphödem abgegrenzt werden, das nach einer operativen und strahlentherapeutischen Behandlung entstanden ist, weil es anders behandelt wird (▶ Tab. 7.4):

- Die Kompressionsversorgung in der **Frühphase** des akuten Brust und Thoraxwandödems kann durch ein **Kompressionsleibchen** erzielt werden (▶ Abb. 7.24). Dadurch werden Abschnürungen an der Flanke vermieden, wie sie beim Tragen eines BHs entstehen können.
- Insbesondere kutane Wege im Bereich der unteren transversalen lymphatischen Wasserscheide werden überbrückt und unterstützen die Bildung lympholymphatischer Anastomosen.

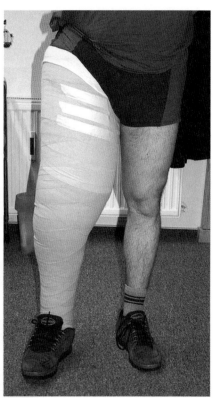

Abb. 7.22 LKV bei sekundärem Beinlymphödem [M878]

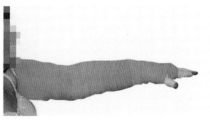

Abb. 7.23 LKV bei sekundärem Armlymphödem [T726]

7

Tab. 7.4 Wahl der Kompression beim Mamma- und Thoraxwandlymphödem nach Mammakarzinom

Therapie	Ödemart	Kompression
Radiatio, brusterhaltende Resektion ohne Lymphknotenentfernung	Postoperatives Ödem	Kompressionsleibchen
Brusterhaltende Resektion, Sentinel-Lymphknotenbiopsie, ggf. Lymphknotendissektion	Anfangs postoperatives Ödem, später chronisches Lymphödem	• Anfangs Kompressionsleibchen • Später Kompressions-BH oder Kompressionsbolero (Flachstrickware)

- Im weiter voranschreitenden **Verlauf** der Ödematisierung eignen sich ein **Kompressionsbolero** (bei besonders empfindlichen Patienten; ▶ Abb. 7.25) und ein Lymphentlastungs-**Kompressions-BH**.
- Zur lokalen Drucksteigerung auf ödematisiertes oder lympostatisch-fibrotisches Gewebe können individuell zugeschnittene **Schaumstoffeinlagen in den BH** (▶ Abb. 7.26) eingebracht werden.

Eine zu frühe Versorgung mit BHs und Brustprothetik hat folgende Risiken:

- Verzögerte Wundheilung
- Zielgerichteter Abtransport der Lymphe kann behindert werden
- Ein- und Abschnürung durch Träger und Bündchen
- Verstärkter Ödemrückstau ins Wundgebiet

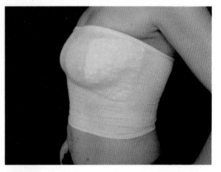

Abb. 7.24 Thoraxkompression mit einem Kompressionsleibchen [M884]

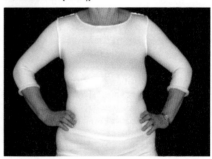

Abb. 7.25 Bolero zur Versorgung bei einem akuten postoperativen Brustödem [M884]

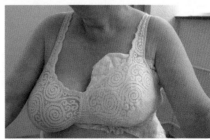

Abb. 7.26 Schaumstoffaufpolsterung als BH-Einlage [M884]

Kopflymphödem

Die Kompressionstherapie ist sehr **individuell** und unterscheidet sich deutlich von den klassischen lymphologischen Kompressionsverbänden. Flexible individuell angefertigte Kompressionsteile oder individuell angelegte Kompressionsverbände können nur im **häuslichen Umfeld** getragen werden (▶ Abb. 7.27). Aus diesem Grund ist es von Anfang an wichtig, den Patienten bzw. angehörige Personen beim Anlegen der lymphologischen Kompression zu schulen.

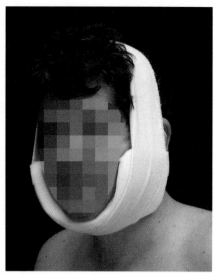

Abb. 7.27 Elastische Kinn-Wangen-Kompression [T726]

7.6.4 Medizinische Kompressionsbestrumpfung

Monika Rakers

Die medizinische Kompressionsbestrumpfung des sekundären Lymphödems entspricht den allgemeinen Regeln der Kompressionsbestrumpfung (▶ Kap. 3.5). Auf individuelle Besonderheiten durch die auslösende Noxe ist zu achten. Im Folgenden sind Besonderheiten aufgeführt.

Terminvereinbarung

Das Anmessen einer Kompressionsbestrumpfung bei sekundärem Kopflymphödem sollte möglichst im Beisein des Lymphtherapeuten erfolgen. Das Anmessen erfordert eine große Erfahrung des Versorgers.

Befunderhebung

- Bei einem sekundären **Beinlymphödem** ist häufig nur eine Extremität betroffen. Deshalb den Patienten vor dem Messen über die Möglichkeiten der individuelle Kompressionsbestrumpfung informieren und diese mit dem verordnenden Arzt und Physiotherapeuten besprechen (▶ Abb. 7.28).
- Bei einem Ödem nach Mammakarzinom Behandlung individuelle Narbenverläufe und ggf. Asymmetrien sowie ein Thoraxwandödem beachten (▶ Abb. 7.29, ▶ Abb. 7.30).
- Prinzipiell allgemeine Lebensumstände und weitere Erkrankungen beachten (z. B. Inkontinenz, Polyneuropathie).
- Beim **Kopflymphödem** sollte besprochen werden, ob die Kompression tagsüber oder nachts getragen wird. Da eine komplette Gesichtsmaske die Lebensqualität beeinträchtigt, sollte sie nur nachts oder im Haus getragen werden. Ödematisie-

rungen im Halsbereich müssen besonders berücksichtigt werden: Es darf nicht zu stramm gemessen und Einschnürungen müssen vermieden werden.

Anmessen

- **Beinödem:** Besondere Problemzonen mit der Verordnung von Zusätzen wie Pelotten, Zehenkappe (▶ Abb. 6.15), Knieeinkehre oder Haftband einbeziehen.
- **Armödem:** Besondere Problemzonen mit der Verordnung von Zusätzen wie Pelotten und Lymphpads einbeziehen.
- **Thoraxwandödem:** Die Thoraxbandage als Erstversorgung immer in CCL 1 anmessen. Wird die Bandage zu stramm angemessen, kann dies zu Atemnot oder Herzbeklemmungen führen.
- **Kopflymphödem:** Für eine optimale Kompressionsversorgung ist es bei dieser Lymphödemform besonders wichtig, sich präzise an die Vorgaben des Maßblattes zu halten.

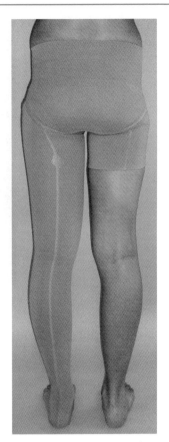

Abb. 7.28 Medizinischer Kompressionsstrumpf beim sekundären Lymphödem, bei dem nur ein Bein betroffen ist [M877]

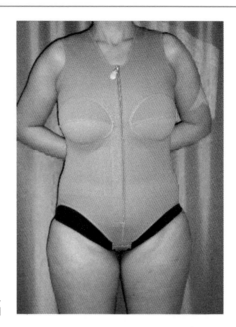

Abb. 7.29 Thoraxversorgung mit medizinischem Kompressionsstrumpf [V598]

7

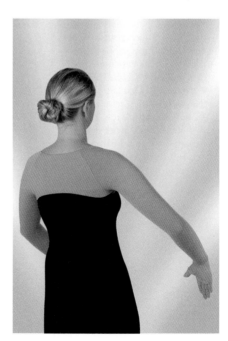

Abb. 7.30 Arm-Thorax-Versorgung mit medizinischem Kompressionsstrumpf [V600]

An- und Ausziehen

- Das An- und Ausziehen sollten mit dem Patienten geübt werden.
- Gegebenenfalls sind Hilfsmittel zu demonstrieren und können verordnet werden.
- Ist es dem Patienten nicht möglich, die Bestrumpfung alleine an- und auszuziehen, ist evtl. häusliche Krankenpflege zu organisieren.
- Das erstmalige Anziehen einer flachgestrickten Versorgung sollte direkt im Anschluss nach der MLD erfolgen (▶ Abb. 7.31, ▶ Abb. 7.32).
- Das Anziehen einer **Kopfkompression** ist relativ einfach. Dennoch sollte das erste Anlegen der Kompressionsmaske im Kopfbereich immer unter fachlicher Hilfe und Aufsicht erfolgen. Der Vermesser sollte den Patienten genau anleiten, wie die Maske angezogen wird. Bei der Kopfkompression spielt die Akzeptanz des Patienten die größte Rolle (▶ Abb. 7.33, ▶ Abb. 7.34). Den Patienten daher gut über die Zielsetzung der Versorgung aufklären. Zur Gewöhnung empfiehlt es sich, die Kompressionsmaske nur stundenweise anzulegen.

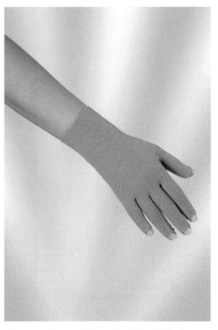

Abb. 7.31 Flachgestrickter Handschuh [V600]

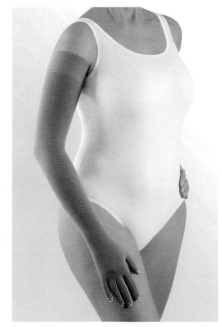

Abb. 7.32 Flachgestrickter Armstrumpf [V481]

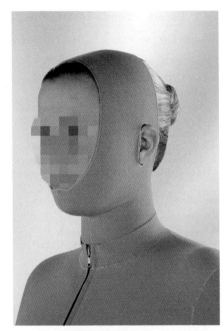

Abb.   7.33 Flachstrick-Kompressions-versorgung am Kopf [V600]

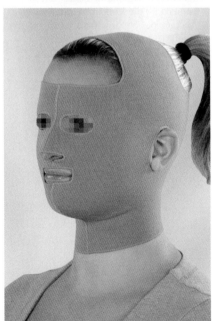

Abb.   7.34 Flachstrick-Kompressions-maske [V600]

7.6.5 Unterstützende Selbstbehandlung

Monika Fuggert, Oliver Gültig, Thomas Künzel, Jan Mann, Kay Trübner

Patiententipps

- Der Erfolg der Therapie des sekundären Lymphödems hängt stark von der Mitarbeit des Patienten ab
- Hinweise zur unterstützenden Selbstbehandlung ▶ Kap. 3.6
- Bewegung in Kompression unterstützt die entstauende Wirkung und die Lockerung der lymphostatischen Fibrose
- Ausdauersportarten wie Schwimmen, Walken oder Radfahren
- Gezieltes Krafttraining unter Anleitung eines Therapeuten
- Mundschleimhautpflege beim Kopflymphödem

Verhaltensregeln

- Konsequentes Tragen der Kompression
- Gezielte und gründliche Hautpflege
- Information über Erysipelprophylaxe
- Kein Nikotin
- Übergewicht vermeiden
- Keine Sonnenbäder und Saunagänge

Selbstbehandlung

- Schulterkreisen und tiefe Bauchatmung, um eine Sogwirkung auf die Lymphknoten und die Kollektoren zu erzielen
- Anregen der Nll. inguinales bzw. Nll. axillares durch stehende Kreise
- Hautpflege in Abflussrichtung
- Ausstreichungen in Abflussrichtung
- Anleitung zur Selbstbandage

8 Lipödem

8

8.1 Definition

Wilfried Schmeller

Synonyme: Lipalgie, Adiposalgie, Adipositas dolorosa, Lipomatosis dolorosa der Beine, Lipohyperplasia dolorosa, schmerzhaftes Säulenbein, schmerzhaftes Lipödemsyndrom.

Das Lipödem ist eine Krankheit mit chronisch progredienter, **symmetrisch** angeordneter **Unterhautfettgewebevermehrung** und **orthostatischer Ödembildung.** Die umschriebene Volumenvermehrung der **Beine,** manchmal auch der Arme, führt zu einer Disproportion zwischen schlankem Rumpf und auffallend voluminösen Extremitäten. Als Folge der vorwiegend in den Beinen entstehenden Ödeme entwickelt sich ein Spannungsgefühl mit Berührungsempfindlichkeit und oft ausgeprägten Druckschmerzen. Typisch ist ferner eine deutliche Neigung zu Hämatomen.

Betroffen sind fast ausschließlich **Frauen.** Selten erkranken auch Männer mit hormonellen Störungen an lipödemähnlichen Veränderungen. Im Gegensatz zum Lymphödem ist das Krankheitsbild des Lipödems, das 1940 erstmals beschrieben wurde, immer noch einer großen Zahl von Ärzten, Physiotherapeuten und selbst Betroffenen nicht bekannt. Viele Patienten erfahren erst nach einem jahrelangen Leidensweg ihre Diagnose und gelangen (viel zu) spät zur Behandlung.

8.2 Krankheitsentstehung

Wilfried Schmeller

8.2.1 Ursachen

Das Lipödem wird wahrscheinlich **autosomal dominant** vererbt und ist auf das weibliche Geschlecht beschränkt. Die Erkrankung tritt erst **nach der Pubertät** auf. Sowohl die Unterhautfettgewebevermehrung als auch die Beschwerden nehmen im Lauf der folgenden Jahre, insbesondere nach Schwangerschaften oder auch im Klimakterium, zu. Ein großer Teil der Betroffenen kommt erstmals zwischen dem 3. und 4. Lebensjahrzehnt zur Behandlung.

8.2.2 Stadien

Da das Lipödem **chronisch** und vom Verlauf her **progredient** ist, werden innerhalb von Jahren bis Jahrzehnten verschiedene Stadien durchlaufen (▶ Tab. 8.1). Der individuelle Verlauf ist jedoch nicht vorhersehbar, d. h. die Erkrankung muss nicht zwangsläufig im Stadium III enden.

Tab. 8.1 Morphologische Stadien des Lipödems im Überblick	
Stadium	**Charakteristika**
I	Glatte Hautoberfläche mit gleichmäßig verdickter, homogen imponierender Subkutis
II	Unebene, überwiegend wellenartige Hautoberfläche, knotenartige Strukturen im verdickten Subkutanbereich
III	Ausgeprägte Umfangsvermehrung mit überhängenden Gewebeanteilen (Wammenbildung), vorwiegend im Oberschenkelbereich medial und lateral

Stadium I

Für das Stadium I gilt (▶ Abb. 8.1):
- Unterhautgewebe hat **weiche** Konsistenz
- Subkutanschicht gleichmäßig verdickt
- Hautoberfläche erscheint **glatt**

Stadium II

Im Stadium II sind charakteristisch (▶ Abb. 8.2):
- Subkutane **Knoten** tastbar
- Hautoberfläche weist **Unebenheiten** auf

Stadium III

Bei fortgeschrittenen Formen (Stadium III) finden sich folgende Veränderungen (▶ Abb. 8.3):
- Subkutangewebe wird zunehmend voluminöser
- Gewebestruktur **grobknotig**
- Ausgeprägte, deformierende Fettgewebevermehrungen mit lappigen **Fettgewebewülste** im Knie- und Oberschenkelbereich, die das Gehen behindern und zu Hautirritationen an den Oberschenkelinnenseiten führen können
- Im Bereich des Kniegelenks und der Leiste umschriebene, schürzenartige Fettgewebevermehrung (**Wammen**), die scheuerbedingte Hautirritationen und eine mechanische Gehbehinderung verursachen können
- Volumenvermehrung an den Extremitäten endet oft abrupt (muffartig) oberhalb der Knöchel, in der Knieregion und u.U. auch an den Handgelenken in einem **Fettkragen** (an den Beinen wurde dies früher als Türken- oder Suavenhosenphänomen bezeichnet)

8

8

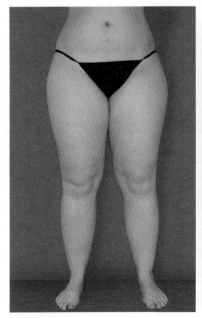

Abb. 8.1 Lipödem Stadium I [M881]

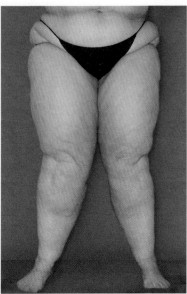

Abb. 8.2 Lipödem Stadium II [M881]

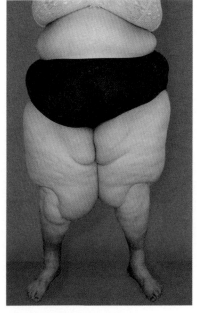

Abb. 8.3 Lipödem Stadium III [M881]

8.3 Klinik
Wilfried Schmeller

8.3.1 Symptomatik

Symptome des Lipödems sind:
- Typischer Zeitpunkt des Auftretens: Pubertät, Schwangerschaft, Menopause
- **Disproportion** zwischen Ober- und Unterkörper
- **Symmetrische** Verteilung der Fettpolster: meist von den Hüften abwärts unter Freilassung der Füße
- Ödeme: besonders abends und bei Wärme
- **Spannungsschmerzen:** meist als dumpf, drückend, schwer oder ziehend beschrieben
- Empfindlichkeit bei Berührung und v. a. bei Druck
- Auffallende Neigung zu **Hämatomen,** ohne dass Traumen erinnerlich sind
- Kühle Haut an umschriebenen Stellen

Alle Betroffenen geben an, sehr unter ihrem **Aussehen** zu leiden. Aufgrund des im Laufe der Zeit – trotz Sport und Diäten – zunehmenden Befundes entstehen Frustrationen, die sich häufig in übermäßigem Essen mit folgender Gewichtszunahme äußern.

8.3.2 Komplikationen

- Hautirritationen durch Scheuereffekte
- Gehbehinderung
- Als Folge der jahrelangen Fehlstellung der Beine (ähnlich einer X-Bein-Stellung) **Arthrosen** in Knie- und Sprunggelenken
- Lipolymphödem

8.4 Diagnostik
Helena Bohlender, Jessica Hack, Claudia Heil, Wilfried Schmeller, Manuela Volmer

8.4.1 Anamnese

Die Anamnese entspricht der allgemeinen Ödemabklärung (▶ Kap. 2.2).
- Typischer Zeitpunkt des Auftretens: Pubertät, Schwangerschaft oder Menopause
- Anlagebedingte familiäre Häufung
- Häufig Gewichtszunahme zum Zeitpunkt des Auftretens
- Spannungs- und Schwellungsgefühl an betroffener Körperregion
- Berührungs- und Druckschmerzhaftigkeit des betroffenen Gewebes
- Orthostatische Ödembildung am Unterschenkel:
  - In der 2. Tageshälfte
  - Nach überwiegend sitzenden und stehenden Tätigkeiten
  - Nach körperlichen Belastungen der unteren Extremität ohne Kompression
  - Bei Wärme
  - Bei hormonellen Veränderungen
- Hämatomneigung
- Häufig psychische Belastung

- Kein Diäterfolg
- Progredienter Verlauf, bei unbehandeltem Lipödem entwickelt sich häufig ein Lipolymphödem

8.4.2 Körperliche Untersuchung

Die körperliche Untersuchung entspricht der allgemeinen Ödemabklärung (▶ Kap. 2.3).

Inspektion

- Lokalisation: Fettgewebeverteilungsstörung kommt beidseitig symmetrisch an unterschiedlichen Extremitätenbereichen vor
- Häufigstes Vorkommen: an den Beinen vom Beckenkamm bis zum Knie oder Knöchel
- Fußrücken und Zehen sind ödemfrei
- Disproportion (unterschiedliche Konfektionsgrößen) von Ober- und Unterkörper
- Oft säulenförmige oder lobäre (lappenförmige) Beinkonfiguration
- Hämatome in den betroffenen Regionen
- Lipohypertrophie der Ober- und/oder Unterarme
- Hände ödemfrei

Palpation

- Gespanntes oder Dellen hinterlassendes Ödem der betroffenen Region, vorwiegend in der 2. Tageshälfte
- Berührungs- und Druckschmerzhaftigkeit
- Stadienabhängige spürbare knotige Veränderung des Subkutangewebes
- Stemmer-Zeichen negativ

Dokumentation

- Umfangsmessungen an individuell definierten Fixpunkten (Fuß, Unterschenkel, Knie, Oberschenkel, Bauch, Oberarme, Unterarme)
- Fotodokumentation
- Gewicht

8.4.3 Apparative Diagnostik

- Apparative Untersuchungen sind zur Diagnosestellung normalerweise **nicht notwendig**; sie können jedoch für wissenschaftliche Fragestellungen oder zur Verlaufskontrolle eingesetzt werden.
- Am häufigsten werden Morphologie, Lokalisation und Ausmaß der Unterhautfettgewebevermehrung mittels **Sonografie** erfasst; seltener werden **CT** und **MRT** eingesetzt.
- Zur Feststellung einer eventuell vorhandenen Lymphabflussstörung eignet sich die **Funktionslymphszintigrafie**. Dabei findet man in frühen Stadien des Lipödems oft einen (kompensatorisch) erhöhten Lymphabtransport aus den ödematösen Beinen, in späten Stadien, insbesondere beim sekundären Lymphödem, aber verlängerte Transportzeiten, d. h. einen verminderten Lymphabfluss.

8.4.4 Differenzialdiagnosen

Lipohypertrophie

- Vorwiegend Frauen betroffen
- **Reithosenförmige Fettgewebeverteilungsstörung:** anlagebedingte disproportionierte Körperform aufgrund einer symmetrischen Fettgewebsvermehrung im Hüft- oder Beinbereich bei schlankem Rumpf
- Keine deutliche Progredienz
- Keine Ödeme in der 2. Tageshälfte im Gegensatz zum Lipödem
- Keine Druckschmerzhaftigkeit des Gewebes
- Keine vermehrte Hämatomneigung
- Keine behandlungsbedürftige Erkrankung
- Es kann sich aber im Laufe der Zeit aus einer schmerzlosen Lipohypertrophie ein schmerzhaftes Lipödem entwickeln

Adipositas

- ▶ Tab. 8.1
- Fettgewebsvermehrung entweder des Rumpfes (Stammfettsucht) oder des gesamten Körpers
- Keine Druckschmerzhaftigkeit des Gewebes
- Keine vermehrte Hämatomneigung
- Proportionen zwischen Rumpf und Extremitäten weitgehend normal
- Es muss zwischen rein adipösen Patientinnen und adipösen Lipödempatientinnen unterschieden werden. Nur bei letzteren ist eine Entstauungsbehandlung notwendig.

Primäres Lymphödem

- Erstmanifestation kongenital oder später
- Ein- oder beidseitiges Ödem
- Mitbeteiligung innerer Organe (Darm, Lunge) möglich
- Stemmer-Zeichen positiv
- Fibrosierung des Gewebes mit Folgeveränderungen
- Gegebenenfalls Lymphzysten und Lymphfisteln
- Keine Druckschmerzhaftigkeit des Gewebes
- Keine vermehrte Hämatomneigung

Lipolymphödem (Lipödem mit sekundärem Lymphödem)

- ▶ Tab. 8.2
- Folge einer Lymphabflussstörung, die sich auch bei einem langjährig bestehenden oder nicht ausreichend behandelten Lipödem entwickeln kann
- Eiweißreiche Ödeme an den Fußrücken
- Stemmer-Zeichen positiv
- Vertiefte Hautfalten an den Gelenken

Phlebolymphostatisches Ödem

- Phlebolymphostatisches Ödem ist Symptom der chronischen venösen Insuffizienz (CVI) im Stadium C2 (CEAP)
- Kann bei beiden Geschlechtern ein- oder beidseitig auftreten

8

Tab. 8.2 Differenzialdiagnostik beim Lipödem

	Geschlecht	Fettvermehrung	Beginn	Symmetrie	Disproportion	Beinödem	Stemmer-Zeichen positiv	Druckschmerzen	Hämatome	Varikose
Lipohypertrophie	Weiblich	+	Pubertät	+	+	–	–	–	–	–
Lipödem	Weiblich	+	Während hormoneller Veränderung	+	+	+	–	+	+	–
Primäres Lymphödem	Beide	–	Jedes Alter, meist Pubertät	–	Partiell	+	+	–	–	–
Lipolymphödem	Weiblich	+	Erwachsene	+	+	+	+	+	+	–
Phlebolipolymphödem	Weiblich	+	Erwachsene	+	+	+	+	+	+	+
Phlebolymphostatisches Ödem	Beide	–	Erwachsene	–	+/–	+	+	–	–	+
Adipositas	Beide	+	Alle Altersklassen	+	–	+/–	–	–	–	–

8

- Manifestiert sich vor bzw. mit den typischen Hautveränderungen der CVI ab Stadium II nach Widmer (Varikose, Stauungsekzem, Hyperpigmentierung, Dermatoliposklerose, Ulzeration)
- Stemmer-Zeichen positiv
- Tritt ein phlebolymphostatisches Ödem auf, verschlimmert sich die bereits bestehende Ödemneigung des Lipödems → **Phlebolipolymphödem** (▶ Tab. 8.2)

8.5 Therapie
Wilfried Schmeller

8.5.1 Unwirksame Maßnahmen

Aufgrund der Unkenntnis des Krankheitsbildes ausgesprochene Therapieempfehlungen beinhalten Diäten, sportliches Training oder Medikamente.

- **Diäten:** Diese werden aufgrund des starken Leidensdrucks von beinahe allen Patientinnen durchgeführt. Sie helfen allerdings nur bei Adipositas und bewirken primär eine Umfangsreduktion am Stamm, jedoch kaum an Armen und Beinen. Dadurch verstärkt sich häufig noch die Diskrepanz zwischen schlankem Rumpf und voluminösen Extremitäten. In Einzelfällen wurden auch Besserungen beschrieben.
- **Sport:** Der dadurch erzeugte Kalorienverbrauch führt nicht zu der gewünschten Fettreduktion an den betroffenen Stellen.
- **Medikamente:**
  - Der Einsatz von **Abführmitteln** bringt keinen Erfolg.
  - Medikamente zur Verminderung der Fettresorption aus dem Darm (sog. **Fettblocker**) sind wirkungslos.
  - **Diuretika** zur Linderung ödembedingter Beschwerden sollten möglichst gemieden werden, da zwar kurzfristig das Ödem, nicht jedoch die darin enthaltenen Eiweißanteile beseitigt werden. Bei langzeitiger Anwendung steigt daher der osmotische Druck im Interstitium, wodurch ein kontraproduktiver Effekt erzielt wird. Diuretika können allenfalls kurzzeitig eingesetzt werden.

8.5.2 Konservative Therapie

Ihr Ziel ist die **Verminderung des interstitiellen Flüssigkeitsvolumens.**
- In ganz **frühen Krankheitsstadien**, d.h. bei nächtlicher Ödemresorption aufgrund der horizontalen Lage beim Schlafen, kann die Entstehung des orthostatischen Ödems während des Tages allein durch eine **Kompressionsbestrumpfung** vermieden werden.
- Bei nicht mehr spontan reversiblem Ödem wird die **KPE** (▶ Kap. 8.6) eingesetzt. Ergänzend kann eine apparative intermittierende Kompression (AIK) in Form pneumatischer Mehrkammergeräte hinzukommen. Mit der KPE lässt sich an Armen und Beinen eine Abnahme des Ödemvolumens erzielen. Dies bewirkt eine Verminderung der Spannungs- und Druckschmerzen. Beim Aussetzen der KPE kommt es jedoch zur Nachbildung der Ödeme; diese Therapie muss daher lebenslang durchgeführt werden.

8.5.3 Liposuktion

Die **operative Therapie** mittels Liposuktion ist seit 2005 in den Leitlinien zum Lipödem aufgeführt. Durch sie lässt sich eine deutliche **Verminderung des krankhaft**

vermehrten Unterhautfettgewebevolumens der betroffenen Regionen erzielen. Im eigenen Patientenkollektiv betragen die durchschnittlichen Umfangsverminderungen am Oberschenkel inguinal 8 (1–23) cm und an der Unterschenkelmitte 4 (1–11) cm. 75 % der Patientinnen benötigen postoperativ Kleidung einer kleineren Konfektionsgröße.

Zusätzlich kommt es durch die Liposuktion zu einer signifikanten **Verbesserung der Beschwerden.** Dies betrifft Spontan- und Druckschmerzen sowie fehlstellungsbedingte Gelenkschmerzen. Ferner bessern sich die Neigung zu Ödemen und Hämatomen sowie die volumenbedingte Bewegungseinschränkung. All dies bewirkt eine ausgeprägte **Erhöhung der Lebensqualität.**

Um alle von der Unterhautfettgewebevermehrung betroffenen Körperregionen operativ zu behandeln, werden meist **mehrere Eingriffe** benötigt. Die Liposuktionen sollten heutzutage aufgrund der vielen Vorteile in reiner **Tumeszenz-Lokalanästhesie** (TLA) durchgeführt werden. Dabei werden mehrere Liter einer 0,04-prozentigen Betäubungslösung (meist mit einem Gemisch aus Lidocain und Prilocain) in den Subkutanraum infiltriert, bis ein praller Gewebeturgor erreicht ist (▶ Abb. 8.4). Bei der **Absaugung** wird dann ein dünnflüssiges Fett-Lösungs-Gemisch entfernt („wet technique"). Der Einsatz stumpfer Mikrokanülen von 3–4 mm Durchmesser ist entweder mittels Vibrationstechnik oder in Form der Wasserstrahlliposuktion möglich. Dadurch treten keine Verletzungen wichtiger Strukturen, v. a. der Lymphgefäße, auf und es werden von Spezialisten sehr gute kosmetische Ergebnisse erzielt (▶ Abb. 8.5, ▶ Abb. 8.6). Da in den ersten Tagen postoperativ meist eine vermehrte Schwellneigung auftritt, sollte die komplexe physikalische Entstauungstherapie bereits kurz nach dem Eingriff weitergeführt werden.

Durch die Herstellung harmonischer Körperproportionen wird das äußere Erscheinungsbild insgesamt optimiert und das gestörte Selbstwertgefühl wieder hergestellt. Trotzdem ist die Erkrankung meist **nicht vollständig zu beseitigen.** Entscheidend dafür sind die Ödeme, die unabhängig vom reduzierten bzw. noch vorhandenen Fettvolumen auftreten. Nach Liposuktion kann zwar bei einem Teil der Patientinnen eine vollständige Beschwerdefreiheit erzielt werden, bei vielen existiert aber immer noch eine – allerdings verminderte – **Ödemneigung.** In diesen Fällen muss die Basistherapie in Form der KPE, meist jedoch in deutlich verringerter Frequenz, dauerhaft weitergeführt werden. Nachbeobachtungen von bis zu 7½ Jahren zeigen aber, dass bei etwa 22 % der Betroffenen ganz auf weitere physikalische Entstauungsmaßnahmen verzichtet werden kann; etwa 60 % der Patientinnen gaben an, postoperativ deutlich weniger Entstauung zu benötigen als vorher.

> **! Merke**
> Die Therapie des Lipödems ruht auf 2 Säulen:
> 1. Konservative Behandlung → Ödembeseitigung, Schmerzreduktion
> 2. Operative Therapie → Fettreduzierung
> Nur durch die Kombination beider Verfahren lassen sich dauerhaft gute Ergebnisse erzielen.

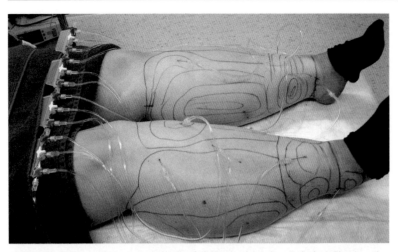

Abb. 8.4 Tumeszenz-Lokalanästhesie: prall gefüllte Unterschenkel am Ende der Infiltrationsphase [M881]

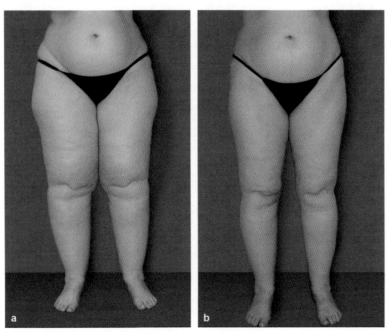

Abb. 8.5 a) Lipödem Stadium II präoperativ. **b)** Zustand postoperativ nach Entfernung von 12.450 ml Fettgewebe in 3 Sitzungen an Ober- und Unterschenkeln. [M881]

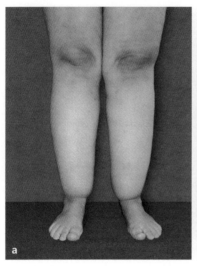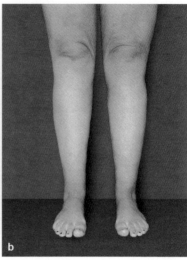

Abb. 8.6 a) Lipödem Stadium II präoperativ. **b)** Zustand postoperativ nach Entfernung von 4.500 ml Fettgewebe in einer Sitzung an den Unterschenkeln. [M881]

8.5.4 Behandlung von Mischformen

Dabei ist das Ausmaß der einzelnen Komponenten (Lymphödem, Phlebödem) entscheidend:

- Phlebolipödem: Eine symptomatische Varikose kann operativ endovaskulär oder durch Sklerotherapie behandelt werden.
- Lipolymphödem: Bei deutlichem Überwiegen des Lipödem-Anteils kann neben der konservativen auch eine operative Behandlung mittels Liposuktion durchgeführt werden.
- Primäres Lymphödem und geringer Lipödem-Anteil: Konservative Therapie. Bei fettiger Degeneration des Ödemgewebes ggf. Liposuktion.

8.6 Komplexe physikalische Entstauungstherapie (KPE)

8.6.1 Grundsätze der Behandlung

Helena Bohlender, Jessica Hack, Claudia Heil, Manuela Volmer

- Basis ist die **Kompressionstherapie.**
- Bei ausgeprägten Ödemen mit starker Schmerzhaftigkeit vor dem Anmessen einer Kompressionsstrumpfhose KPE Phase 1 (Entstauungsphase) durchführen.
- Das reine Lipödem der Beine in die Nll. inguinales entstauen.
- Kombinationsformen wie Lipolymphödem und Phlebolipolymphödem in die Nll. axillares entstauen.

Entstauungsphase

- MLD durchführen, bis das Ödem reduziert ist.
- MLD in dieser Zeit 5–6-mal pro Woche mit anschließender Kompressionsbandagierung durchführen.

Erhaltungs- und Optimierungsphase

- Die Behandlung des reinen Lipödems mit MLD ist laut Heilmittelkatalog nicht indiziert.
- Kombinationsformen wie Lipolymphödem und Phlebolipolymphödem nach Bedarf behandeln.

8.6.2 Manuelle Lymphdrainage (MLD)

Helena Bohlender, Jessica Hack, Claudia Heil, Manuela Volmer

 Achtung
Aufgrund der Druckschmerzhaftigkeit und Hämatomneigung tiefgehende und kräftige Grifftechniken bei der MLD vermeiden.

Lipödem

▶ Abb. 15.12

8

Vorbehandlung
- Patient liegt auf dem Rücken
- Kontaktaufnahme Hals ▶ Kap. 3.2.4
- Bauchtiefdrainage oder Atemtherapie nach Befund ▶ Kap. 3.2.4

Behandlung Ödemgebiet (Bein)
- Nll. inguinales mit stehenden Kreisen im normalen Tempo (Sekundenrhythmus) behandeln
- Lymphödematöse Region von proximal nach distal mit stehenden Kreisen, Dreh- und Pumpgriffen freiarbeiten
- Bauchdecke mit stehenden Kreisen in Richtung der gleichseitigen Nll. inguinales freiarbeiten
- Patient liegt auf dem Bauch oder auf der Seite
- Gesäß- und Lendenregion mit stehenden Kreisen, Dreh- und Pumpgriffen in Richtung der gleichseitigen Nll. inguinales freiarbeiten (Achtung: die Hosenbodenwasserscheide ist intakt!)
- Patient liegt auf dem Rücken
- Oberschenkel den normalen anatomischen Verhältnissen entsprechend mit stehenden Kreisen, Dreh- und Pumpgriffen in Richtung der gleichseitigen Nll. inguinales freiarbeiten
- Knie (evtl. Nll. popitei) und Unterschenkel den normalen anatomischen Verhältnissen entsprechend mit stehenden Kreisen, Pump- und Schöpfgriffen in Richtung des ventromedialen Bündels am Oberschenkel freiarbeiten
- Langsam arbeiten
- Andere Seite genauso behandeln (Bauchdecke, Gesäß- und Lendenregion, Beine)

Lipolymphödem und Phlebolipolymphödem

▶ Abb. 15.13

Zentrale Vorbehandlung

- Patient liegt auf dem Rücken
- Kontaktaufnahme am Hals ▶ Kap. 3.2.4
- Bauchtiefdrainage oder Atemtherapie nach Befund ▶ Kap. 3.2.4
- Ventraler Behandlungspfad axillo-inguinal:
  - Vorbehandlung gesunder oberer Rumpfquadrant von ventral: Nll. axillares und therapeutisches Dreieck mit stehenden Kreisen behandeln
  - Verbindungen anregen: die axillo-inguinalen Anastomosen behandeln (10–20–10), d. h. mit mind. 10 stehenden Kreisen im direkt angrenzenden nicht ödematösen Gebiet, mind. 20 stehenden Kreisen mit verlängerter Schubphase (2–3 Sekunden) auf der Wasserscheide (Aktivierung der lympholymphatischen Anastomosen) und mind. 10 stehenden Kreisen im an die Wasserscheide direkt angrenzenden ödematösen Gebiet mit verlängerter Schubphase
  - Den ventralen betroffenen Rumpfquadranten nach Befund in Richtung Nll. axillares der gleichen Seite mit stehenden Kreisen, Dreh- und Pumpgriffen mit verlängerter Schubphase entstauen
- Andere Seite genauso behandeln
- Beidseits an der Flanke mit Schub in Richtung Nll. axillares mit gleicher Grifftechnik nacharbeiten
- Patient liegt auf dem Bauch oder auf der Seite
- Dorsaler Behandlungspfad axillo-inguinal:
  - Vorbehandlung gesunder oberer Rumpfquadrant von dorsal: Nll. axillares und therapeutisches Dreieck mit stehenden Kreisen behandeln
  - Verbindungen anregen: die axillo-inguinalen Anastomosen behandeln (10–20–10)
  - Den dorsalen betroffenen Rumpfquadranten nach Befund in Richtung Nll. axillares der gleichen Seite mit stehenden Kreisen, Dreh- und Pumpgriffen mit verlängerter Schubphase entstauen
- Mit tiefen Griffen (stehende Kreise mit den Fingerkuppen) paravertebral behandeln
- Andere Seite genauso behandeln
- Beidseits an der Flanke mit Schub in Richtung Nll. axillares mit gleicher Grifftechnik nacharbeiten

Behandlung der Beine

- Patienten nach Befund lagern
- Lateralen Oberschenkel mit stehenden Kreisen, Dreh- und Pumpgriffen freiarbeiten
- Gesamten Oberschenkel und Leistenregion nach lateral zu den vorbereiteten gleichseitigen Anastomosenwegen mit stehenden Kreisen mit verlängerter Schubphase freiarbeiten
- Knie (Achtung: Nll. poplitei sind insuffizient), Unterschenkel, Fuß und Zehen nach Befund freiarbeiten
- Immer wieder mit stehenden Kreisen, Dreh- und Pumpgriffen mit verlängerter Schubphase über die vorbereiteten Anastomosenwege und über die untere transversale Wasserscheide nacharbeiten

8.6.3 Lymphologischer Kompressionsverband (LKV)

Helena Bohlender, Jessica Hack, Claudia Heil, Manuela Volmer

- Materialbedarf und Anlagetechnik am Bein ▶ Kap. 3.4.6
- Bei großen Umfängen evtl. 10 m lange Kompressionsbinden verwenden oder 2 × 5 m lange Kompressionsbinden zusammennähen
- Druck und Umfang des LKV von Behandlung zu Behandlung im schmerzfreien Bereich steigern
- Einschnürungen in das weiche Gewebe durch gute Polsterung und Stabilisation mit Idealbinden verhindern
- Hautfalten unterpolstern
- Oberschenkel mit Schaumstoffbinden polstern
- Lendenbereich mit Idealbinden in die Kompression integrieren, da diese Region krankheitsbedingt häufig betroffen ist (▶ Abb. 8.7)
- Alternative: alte Kompressionsstrumpfhose abschneiden und daraus entstehende Radlerhose über die Bandage ziehen (hält besser)

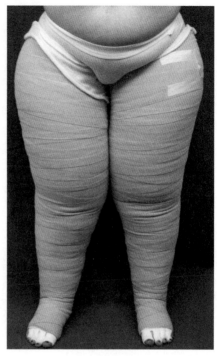

Abb. 8.7 Kompressionsverband beim Lipödem, der auch die Lende integriert [T726]

8.6.4 Medizinische Kompressionsbestrumpfung

Monika Rakers

Terminvereinbarung

Bei einem Lipödem und seinen Kombinationsformen sollte vor Anmessung einer medizinischen Kompressionsbestrumpfung falls erforderlich eine Entstauung durch Phase I der KPE erfolgen. Die Beine oder Arme sind weicher, sodass besser ins Ödem gemessen werden kann.

Ist keine KPE verordnet, sollte der Patient grundsätzlich am **frühen Vormittag** vermessen werden. Wird der Patient mit Ödem am Nachmittag vermessen, könnte die Versorgung nicht optimal passen.

Befunderhebung

- Je nach Ausprägung des Lipödems sind auch die Arme mit betroffen. Diese dann in die Kompressionsbestrumpfung mit einbeziehen.

- Die individuelle Kompressionsbestrumpfung mit dem Patienten
besprechen und planen. Um den
Patienten optimal zu bestrump-
fen, die berufliche Belastung, die
persönlichen Ernährungsgewohn-
heiten und die familiäre Situation
des Patienten mit einbeziehen.

Anmessen

- Lipödempatienten sind besonders druckempfindlich. Daher
modifiziert anmessen, um dem
Patienten keine Schmerzen zuzu-
fügen. Das heißt, die Erstversorgung wird nicht unter hohem
Zug angemessen. Der Patient soll
sich langsam an immer höhere
Drücke gewöhnen, um auf Dauer eine Versorgung mit festem
Druck (z. B. CCL3) zu tragen.
- Bei Patienten mit einem ausgeprägten Lipödem ist es von Vorteil, die Maße ab dem Knie bis
zur Taille im Stehen zu nehmen.
- Da es sich bei Lipödempatienten
häufig um übergewichtige Patienten handelt, ist eine geteilte
Versorgung mit **Flachstrickware**
die beste Lösung, z. B. Wadenstrümpfe und Caprihose oder
Schenkelstrümpfe und Bermu-

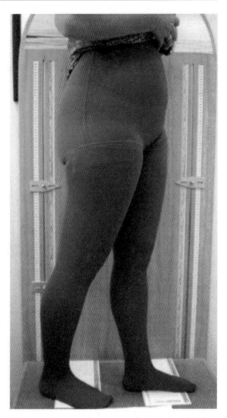

Abb. 8.8 Kompressionsstrumpfhose beim Lipödem [V598]

das statt einer kompletten Kompressionsstrumpfhose (▶ Abb. 8.8). Mit der
Flachstrickware lassen sich auch große Umfangssprünge optimal versorgen.

An- und Ausziehen

Da flachgestrickte Nahtware eine feste Kompressionsversorgung mit hoher Wandstärke ist, sollte sich der Versorger Zeit nehmen, um mit dem Patienten das An- und
Ausziehen zu üben. Dazu stehen auch verordnungsfähige Anzieh- und Ausziehhilfen zur Verfügung (▶ Kap. 3.5.6).

8.6.5 Unterstützende Selbstbehandlung

Helena Bohlender, Jessica Hack, Claudia Heil, Manuela Volmer

Patiententipps

- Hinweise zur unterstützenden Selbstbehandlung (▶ Kap. 3.6)
- Wissen über die pathologischen Veränderungen des Körpers: je informierter der Patient ist, desto eher erkennt er die Notwendigkeit, Selbstverantwortung zu übernehmen
- Bewegung in Kompression:
  - Ausgiebige Spaziergänge, Walking, Nordic Walking
  - Fahrrad fahren, Heim-Trainer, Cross-Trainer
  - Schwimmen, Wassergymnastik, Aqua-Jogging, Unterwasserspinning
  - Schneeschuhlaufen, Skilanglauf
  - Tanzsport

> **! Merke**
> Wassersportarten sind besonders wirkungsvoll, da der hydrostatische Druck des Wassers bereits bei einem Meter Wassertiefe eine stärkere Kompression auf den Körper ausübt als z. B. Strümpfe der Kompressionsklasse 3.

Verhaltensregeln

- Konsequentes Tragen der Kompression tagsüber
- Ernährungs- und Gewichtmanagement, ggf. fachkundige Hilfe in Anspruch nehmen
- Tägliche Hautpflege

Selbstbehandlung

- Schulterkreisen und tiefe Bauchatmung, um eine Sogwirkung auf die Leistenlymphknoten und die Kollektoren im Oberschenkel zu erzielen
- Tiefe Atemzüge, alle Arten der Atemtherapie
- Ausstreichungen in Abflussrichtung
- Selbstbandagierung, sofern der Patient dazu körperlich in der Lage ist

8

9 Posttraumatisches und postoperatives Ödem

9

9.1 Definition und Epidemiologie

Oliver Lienert, Joachim Winter

Unter einem posttraumatischen und postoperativen Ödem versteht man eine **passagere aseptische Schwellung** aller im betroffenen Bereich liegenden Strukturen als Folge von spitzen und stumpfen Traumata. Grundlage bilden lokale Gewebeschäden mit und ohne Lymphgefäßbeteiligung, Hämatom und Hyperämie.

Die **Prävalenz** pathologischer Ödeme nach postoperativen und posttraumatischen Geschehen mit nachfolgenden physischer bzw. funktioneller Beeinträchtigung bzw. chronifizierter Schmerzproblematik nimmt signifikant zu. Durch die auf Wirtschaftlichkeit ausgerichtete klinische Versorgung durch Fallpauschalen, standardisierte Rehabilitationsmaßnahmen, eine übermäßige und falsch eingesetzte Medikation sowie die Problematik der zunehmenden Keimbesiedlung mit z. T. resistenten Bakterienstämmen steigt das Risiko von **Wundheilungsstörungen und Spätkomplikationen.**

9.2 Krankheitsentstehung

Oliver Lienert, Joachim Winter

9.2.1 Kaskadenmodell der Heilung

Nach der Zerstörung von Gewebe durch Traumata werden kaskadenartige Prozesse initiiert. Jede dieser Kaskadenstufen löst unterschiedliche biochemische und zelluläre Reaktionen aus und mündet in eine akute aseptische Entzündungsreaktion. In der physiologischen Abfolge muss jede dieser einzelnen Kaskadenstufen vollständig und ohne Störung durchlaufen werden, damit die nächste Stufe ebenfalls ohne Veränderung (Störung) durchlaufen werden kann (▶ Abb. 9.1).

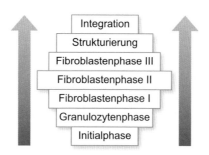

Abb. 9.1 Kaskadenmodell der Heilung [M883/L231]

Die physiologischen Prozesse in der Heilphase können durch folgende Faktoren **beeinträchtigt** werden:

- Dauerhafte Eisapplikation
- Standardisierte oder aggressive Frühmobilisation
- Generalisierte und lokale Infekte
- Nicht fachgerechte Auswahl der Schmerzmedikation

9.2.2 Katecholaminphase (Initialphase, 0–10 Minuten)

▪ Bei einem Schaden werden zuerst v. a. **Katecholamine** (Adrenalin und Noradrenalin) freigesetzt.
▪ Diese verlieren langsam ihre gefäßkonstriktive Wirkung und die lokal gebildeten oder exprimierten **Endzündungsmediatoren** gewinnen zunehmend an Dominanz. Als initialer Wirkstoff fungiert dabei **Histamin**.
▪ Neben einer nozizeptiven Sensibilisierung (Dolor) kommt es zu einer Gefäßdilatation und als deren Folge zu einer starken aktiven Hyperämie (Calor, Rubor). Damit steigt die lymphpflichtige Last (LL).

Aktive Hyperämie

▪ Bei den kleinsten Blutgefäßen nehmen Volumen und Druck zwar zu, aber die Fließgeschwindigkeit verringert sich (Bernoulli-Gleichung) und die auf die Gefäßwand wirkenden Scherkräfte nehmen ab. Bei hohen Scherkräften (physiologischer Zustand) wirken mehrheitlich antiinflammatorische Stoffe auf die Gefäßwand und die schützende, regulierende Glykokalyxschicht auf der Gefäßinnenseite bleibt konstant erhalten. Dilatation, Druckerhöhung und die Abnahme der Scherkräfte bewirken nun aber einen **Glykokalyxabbau** und eine vermehrte **Bildung von inflammatorisch wirkenden Substanzen**. Diese können dann verstärkt auf die Blutgefäßendothelzellen wirken. Vor allem die Veränderungen der Glykokalyx ermöglichen die weiteren Schritte.
▪ Interzelluläre Adhäsionsmoleküle (ICAM) werden aktiviert und die **Bindung der Endothelzellen** untereinander wird partiell **aufgehoben**.
▪ Kontraktile Fibrillen in den Endothelzellen werden aktiviert und die **Zellen verkürzen sich** aktiv, die Junktionen werden dadurch vergrößert. Als Folge **nimmt das Ultrafiltrat** deutlich **zu**. Selbst großmolekulare Eiweiße können ungehindert passieren. Der **Eiweißgehalt im Interstitium steigt** auf mehrere Prozent an.
▪ Begünstigt wird der erhöhte Flüssigkeitsaustritt durch eine Störung der β-1/2/3 Integrinfunktion im Gewebe und eine Abschwächung der bioelektrischen Kopplungskräfte im Interstitium. Beide Funktionen sorgen unter normalen Bedingungen für die Stabilität des Zwischenzellgewebes (Faser-Zell-, Faser-Faser-, Zell-Zellanhaftung) und sind für den interstitiellen Druck verantwortlich. Dadurch **sinkt** der **interstitielle Druck** und das Gewebe kann sich unbehindert entfalten. Es wird Raum für die ausgetretene Flüssigkeit geschaffen, ohne dass es zu einer Faserschädigung im Gewebe kommt.

Leukozytentrapping

▪ Infolge der Bildung bzw. Aktivierung von Zelladhäsionsmolekülen in der Glykokalyx kommt es zur **Randständigkeit** (Margination) von **neutrophilen Granulozyten**.
▪ Danach rollen sie entlang der Endothelzellen und erreichen so auch die eröffneten Junktionen unter Ausbildung von **Pseudopodien**.
▪ Dort haften sie an (**Adhäsion**), zwängen sich durch die Junktionen (**Transmigration**) und treten ins Interstitium aus (**Emigration**).
▪ Später folgen über die gleichen Mechanismen **Monozyten, eosinophile Leukozyten** und **Lymphozyten**.
▪ Zur Unterstützung der Makrophagen bei der Überwindung der Basalmembran sezernieren die Endothelzellen der Blutkapillare zusätzlich Matrix-Metalloproteinasen (MMP).

9

Entzündungsmediatoren

- In der nächsten Phase erfolgt die Bildung weiterer Entzündungsmediatoren (▶ Tab. 9.1). Diese stammen aus dem Blut oder werden lokal synthetisiert.
- Der primäre Wund- bzw. Defektschluss über die Gerinnungskaskade wird eingeleitet bzw. abgeschlossen.

Tab. 9.1 Wichtige Entzündungsmediatoren und deren Funktion

Name	Art	Zellen oder Synthese	Wirkung im Gewebe
Bradykinin (BK)	Oligopeptid	• Plasmaproteine der α_2-Globulinfraktion • Kallidin	• Erhöhung der Permeabilität von Venolen und Kapillaren • Nozizeptive Erregung
Endothelin (ET)	Polypeptid aus 21 Aminosäuren	Endothelzellen der Arterien	Gefäßkonstriktion
Histamin (H)	Biogenes Amin (4-[2'-Aminoäthyl]-Imadizol)	• Mastzellen • Thrombozyten • Basophile Leukozyten	• Vasodilatation • Endothelkontraktion
Leukotriene (LT)	• Hormonähnliche Substanz • Mit Prostaglandin verwandt	Aus Arachidonsäure durch 5-Lipooxigenase	• Permeabilitätserhöhung • Chemotaktisch bei entzündlichen und allergischen Reaktionen
Matrix-Metalloproteinase (MMP)	Enzym aus den Ribosomen einer Zelle	• Endothelzellen • Granulozyten	Entzündungsfördernd
Prostaglandin (PG)	• Hormonähnliche Substanz • Bizyklisches Prostaglandin (Prostazyklin)	Aus Prostan- und Arachidonsäure durch Cyclooxigenase und Prostaglandinsynthetase	• Vasodilatation • Permeabilitätserhöhung • Nozizeptive Erregung • Stimulans des Lymphgefäßsystems • An Kollagensynthese beteiligt
Serotonin (SE)	Biogenes Amin (5-Hydroxytryptamin [5-HT])	Aus Thrombozyten, basophilen Granulozyten durch Hydro- und Decarboxylierung	• Gefäßkonstriktion im Bindegewebe • Dilatation in der Skelettmuskulatur • Tonisierend und detonisierend auf glatte Muskulatur
Thromboxane (TH)	Zyklisches Derivat der Arachidonsäure	Direkt aus Thrombozyten und Mastzellen	• Vasokonstriktion • Thrombozytenaggregation • Chemotaktisch
Tumornekrosefaktor-α (TNF-α)	Zytokin	Von Makrophagen, Lymphozyten und Mastzellen	Entzündungssteuernd

9

9.2.3 Granulozytenphase I (Exsudationsphase; 10. Minute bis 1–2 Tage)

- Die **Makrophagen** beginnen mit ihrer physiologischen Aufgabe.
- Fördernd wirken die ablaufende Biosynthese der Entzündungsmediatoren und die maximierte Ultrafiltration bzw. Durchblutung der benachbarten intakten Gefäße. Dadurch werden die nötigen biologischen Schritte weiterhin gewährleistet.
- Beispielhaft wird in ▶ Tab. 9.2 die Tätigkeit der neutrophilen **Granulozyten** dargestellt. Monozyten und andere Leukozyten reagieren ähnlich.

Tab. 9.2 Funktion bzw. Aufgabe der Granulozyten

Granulozyten: Funktion und Produkte	Bedeutung
Phagozytose	Inkorporation von Substanzen bzw. Bestandteilen
Hydrolytisch lysosomale Enzyme	Proteinase, Nuklease, Peptidase, Metalloproteinase
Sauerstoffradikale	Oxidationsvorgänge, Zerstörung von Keimen, Zellen, Zellmembranen
Zytokine (Interleukine, 35 unterschiedliche sind bekannt)	Informationsstoffe, Immunstimulans, fördernd oder hemmend (z. B. entzündungsfördernd oder hemmend)

- Die Reaktion der Makrophagen kann nur dann optimal verlaufen, wenn der gelartige Zustand des Interstitiums durch die aus der Ultrafiltration gewonnene Flüssigkeit in einen Solzustand übergeht. Die **Verflüssigung** ist gleichbedeutend mit **Ödem**, und dadurch werden zwei notwendige Prozesse initiiert:
  - Die Zellzwischenräume werden vergrößert und gewährleisten eine ungehinderte Bewegung der Zellen.
  - Die Diffusion der Stoffe (Grundsubstanzen und Metaboliten) bzw. die Ausschwemmung von den Bestandteilen der Gewebeschädigung wird erleichtert. Die Aufgabe der Resorption übernehmen hauptsächlich benachbarte intakte Lymphgefäße.
- Im leicht **sauren Milieu** können die Makrophagen ihre entsprechenden Funktionen durchführen und so ist die Grundvoraussetzung für die nächsten Stufen der Heilungskaskade gegeben.
- Meist entsteht in der Granulozytenphase I eine Funktionsbeeinträchtigung des Lymphgefäßsystems (**Sicherheitsventilinsuffizienz**).

9.2.4 Granulozytenphase II und Fibroblastenphase I (1./2.–5. Tag)

- Die **Granulozyten** setzen ihre Tätigkeit weiter fort und exprimieren nun Interleukine (Zytokine, Botenstoffe), welche die Fibrozytenvermehrung einleiten. Diese beginnen sich zu teilen und bilden **Fibroblasten**. Deren Anzahl steigt in den nächsten Tagen um das 125-fache der ursprünglichen Mutterzellen.
- Die gebildeten Fibroblasten (▶ Abb. 9.2) migrieren durch den chemotaktischen Reiz der Entzündung angelockt langsam durch **aktive Fortbewegungsmechanismen** in den Schadensbereich. Sie benutzen dabei ihre Fortsätze, die sie durch kontraktile Fibrillen zusammenziehen und wieder verlängern können. An den Enden der Fortsätze sind Haftmoleküle (Fibronektine) angelagert, über die der Haftkontakt zum interstitiellen Zwischenbereich hergestellt wird.

9

- Dabei benutzen sie die von den Granulozyten gebildeten und zum Zentrum des Schadens hin ausgerichteten **Matrixgrundsubstanzen** (Proteoglykan, Glykosaminoglykan) und Prokollagene als **Leitstruktur.** Dieses Leitsystem wird ebenfalls von allen nachfolgenden Zellen und Strukturen mitbenutzt und bildet die Grundlage für einen weiteren strukturierten Gewebeaufbau (Restitutio ad integrum = Regeneration bzw. Wiederherstellung).

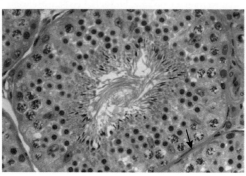

Abb. 9.2 Peritublär liegender Myofibroblast (Pfeil) mit Fortsätzen und eingelagerten Aktin- und Myosinfilamenten im Hodengewebe [M375]

- Gebildet werden auch **Nerven- und Gefäßwachstumsfaktoren.** Damit wird die Einsprossung der Nerven und Gefäße eingeleitet (ab dem 2. Tag).
- Die **Aufgaben der Fibroblasten** sind also:
  - Synthese von Matrixgrundsubstanzen (Glukosaminoglykane, Proteoglykane, Hyaluronsäure, Struktur- und Adhäsionsproteine)
  - Produktion von Prokollagenen
  - Produktion von nicht zugstabilem Kollagen (Typ III)
  - Ausschüttung von Inhibitoren, die langsam zunehmend die Aktivitäten der Makrophagen behindern bzw. unterbinden
- Der Vorgang der **Inhibition der Makrophagen** ist von eminenter Bedeutung für das weitere Geschehen. Durch die sich langsam steigernde aufbauende Tätigkeit der Fibroblasten muss die abbauende Funktion der Makrophagen zurückgehen.
- In diese Phase fällt auch das Auftreten der **neurogenen Entzündung.** Sie löst den lokalen entzündlichen Prozess durch biosynthetische Prozesse langsam ab. Dieser lokale Vorgang entsteht auf der Grundlage von Zellabbau und Zellzerstörung. **Neurogene Entzündung:** Durch nozizeptive Reize, die durch den Gewebeschaden selbst und durch einen Teil der Entzündungsmediatoren ausgelöst werden, bilden nun Spinalganglionzellen der III_b- und IV-Population Neurokinine. Diese Neurotransmitter werden über den Axonplasmastrom (5 mm/Tag) und über Motorproteine (400 mm/Tag) anterograd (orthodrom) und retrograd (antidrom) über den Neuriten in das Hinterhorn und in den Schadensbereich transportiert. Die Zeitdauer des Eintreffens im Hinterhorn bzw. im Schadensbereich wird durch die Entfernung vom Spinalganglion bestimmt. Wegstrecke : Ausbreitungsgeschwindigkeit = Zeit. **Beispiel:** oberes Sprunggelenk, Entfernung ca. 100 cm vom Spinalganglion; 1.000 mm : 400 mm/Tag = 2,5 Tage.
- Mit dem Eintreffen der **Neurokinine** (▶ Tab. 9.3) im traumatisierten Gewebe oder im Hinterhorn und dem Zusammentreffen dieser Neurotransmitter mit den lokal gebildeten Entzündungsmediatoren wird die **Entzündungsreaktion**

deutlich verstärkt. Als Folge kommt es zu einer starken nozirezeptiven Sensibilisierung, einer erhöhten Permeabilität der Blutkapillaren und einer zusätzlich einsetzenden Plasmaextravasation der Venolen. Im Hinterhorn führt diese zur Sensibilisierung der Hinterhornzellen (Nozi-, Thermo-, Propriorezeptoren) und Bildung von zusätzlichen Ionenkanälchen. Damit erklärt sich das zeitlich verspätete Auftreten entsprechender Symptome (deutlich später als 2,5 Tage). Da es sich hier um einen physiologischen Vorgang handelt, sollte dieser bei einer Behandlung bzw. beim informativen Gespräch mit dem Patienten unbedingt erwähnt werden, um Unsicherheiten und Ängste bei einer plötzlichen Verschlechterung der Symptome zu erklären und einem aus Ängsten hervorgerufenen Bedürfnis nach Schmerzmedikation vorzubeugen.

- Der physiologische Ablauf der neurogenen Entzündung wird durch die Verabreichung von **COX-1- und COX-2-Hemmern** sowie **Kortison** deutlich **verlängert.**
- Die von den Spinalganglionzellen gebildeten Neurokinine haben eine physiologische Ausschüttungscharakteristik. In ▶ Tab. 9.3 wird diese dargestellt und entspricht der Ausschüttung direkt bei der Spinalganglionzelle. Klinisch müssen die Zeit der Ausbreitungsgeschwindigkeit der Motorproteine über Dentriten und Neuriten hinzu gerechnet und die unterschiedliche Ausschüttungsmenge der Substanzen berücksichtigt werden (▶ Abb. 9.3).

Tab. 9.3 Neurotransmitter

Name	Arteriolen	Kapillare	Venolen	Gewebe	Hinterhorn	Rezeptoren
Substanz P	Dilatation	Permeabilitätserhöhung	Plasmaextravasation	Zusammen mit Prostaglandin entsteht die neurogene Entzündung	• Reizschwellenabsenkung bei nozi-, thermo- und mechanorezeptiven Zellen • Aktivierung der c-fos-Proteid-gekoppelten Rezeptoren an der Zellmembran	Sensibilisierung
Calcitonin Gene Related Peptide (CGRP)	Dilatation		Dilatation	• Positiv inotrop und positiv chronotrope Effekte • Erhöhung der glomerulären Filtration	Reizschwellenabsenkung	Sensibilisierung

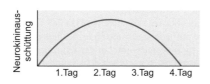

Abb. 9.3 Quantität der Neurokininausschüttung nach einem Trauma [M883/L231]

Klinik

- Spätestens am 6. Tag sollten die Entzündungsreaktion und deren Zeichen Rubor, Calor, Dolor, Tumor und Functio laesa langsam zurückgehen und am 12.–14. Tag größtenteils verschwunden sein (▶ Abb. 9.4).
- Die Einsprossung der Blutkapillaren und die lymphatische Netzbildung ist am 6.–7. Tag abgeschlossen. Die ersten Lymphkollektoren sind ab dem 7. Tag nachweisbar.
- Verletzungsbereiche, die sofort mit MLD behandelt werden und unter Kompression abheilen können, weisen eine 4–25-fach höhere Gefäßdichte als die unbehandelten auf.

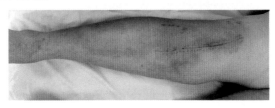

Abb. 9.4 Akutes postoperatives Lymphödem mit Hämatom nach Totalendoprothese des Kniegelenks [M877]

9.2.5 Fibroblastenphase II (proliferante Phase, Beginn der Konsolidierung; 7.–21. Tag)

Phase IIa: 7.–11. Tag

- Aufgrund der einsetzenden biochemischen Veränderung im Gewebe, die durch die trophische Verbesserung und den Anstieg des Sauerstoffpartialdrucks durch die **Einsprossung der Blutkapillaren** entsteht, verändern die Zellen die bisherigen Eigenschaften. Es bilden sich unterschiedliche Fraktionen von **Fibroblasten** aus:
  - Ein Teil von ihnen synthetisiert dreidimensional angeordnetes, zugstabiles **Kollagen Typ I.**
  - Andere wandeln sich durch vermehrte Bildung von Aktin- und Myosinfilamenten in **Myofibroblasten** um.
  - Die dritte Fraktion bildet die **faserabbauenden Fibroblasten,** welche die bisher eingelagerten Fasern bzw. das Fasergerüst reduzieren.
- Das von den Fibroblasten in der ersten Phase synthetisierte Prokollagen wird von den Myofibroblasten gebunden und über einen aktiven Verkürzungsprozess ihrer Fortsätze **zusammengezogen.** Dadurch wird die Breite eines Defektes um ca. 70 % reduziert. Bei oberflächlichen Verletzungen bilden sich Falten und der Schorf beginnt sich abzuheben. Allgemein entsteht ein einsetzendes **Zuggefühl,** die **Bewegungsfreiheit** wird **reduziert.**
- Die abbauenden Fibroblasten reduzieren anfänglich schneller dieses Kollagen der 1. Phase, als die aufbauenden zugstabiles Kollagen Typ I bilden können. Dieses Kollagen wird dreidimensional in der reduzierten Länge synthetisiert und eingebaut. Dadurch stellt sich zwischen dem 6. und 11. Tag die erste **Schwächeperiode des heilenden Bereichs** ein. In dieser Zeit reduziert sich zuerst die Belastbarkeit und erst am 11. Tag ist die Belastbarkeit des 6. Tages wieder erreicht (▶ Abb. 9.5).

- Die Kapillarnetze werden nun langsam reduziert und durch Gefäße ergänzt und komplettiert. Die Entzündungszeichen verschwinden langsam und nach dem 12. Tag (maximal 14. Tag) sollten nur noch lediglich **minimale Reste der angeführten Entzündungszeichen** mit leichten Konturunterschieden zur gesunden Seite vorhanden sein.

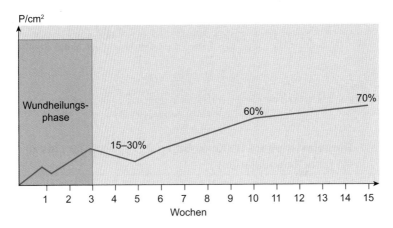

Abb. 9.5 Belastbarkeitskurve von Kollagen bei regenerativen Prozessen. Am Ende der 1. Woche ist die Zugstabilität erniedrigt und erst am 10.–11. Tag wieder erreicht. Nach 3 Wochen ist die physiologische Entzündungsphase beendet. Am Ende der 3. Woche wird die Zugstabilität wieder erniedrigt (um 15–30 % bis zur 5. Woche). Am 35. Tag ist sie auf dem Niveau des 17. Tages, am 42. Tag auf dem des 21. Tages. 60 % der Stabilität sind nach 70 Tagen erreicht, 70 % nach 105 Tagen (nach 42 Tagen bei der Haut und nach 42–56 Tagen bei der Muskulatur). [M883/L231]

9

Phase IIb: 12.–21. Tag

- In diesem Zeitraum baut sich die dreidimensionale **kollagene Vernetzung** weiter auf. Fibroblasten sind biologisch noch nicht in der Lage, zugorientierte Fasern zu bilden. Die aufbauenden Vorgänge gewinnen jetzt die Überhand, die **Belastbarkeit steigt** und erreicht einen maximalen Wert von 30 % der ursprünglichen Belastbarkeit.
- Es **verschwinden** die letzten Zeichen der **Entzündung.** Physiologisch sollte diese am 21. Tag beendet sein und die **erste Phase der Heilung** ist somit **abgeschlossen.**
- Bis zu diesem Zeitpunkt reicht es vollkommen aus, das Gewebe bis zur Empfindungsgrenze funktionell korrekt zu mobilisieren. Dies genügt für die Ausrichtung der Matrix. Keinesfalls dürfen unangenehmer Zug oder Schmerzen auftreten, sonst führt dies zu Schäden und einer erneuten Exsudation.

! Merke

Um eine verzögerte Wundheilung zu vermeiden, alle Bewegungen in den ersten 21 Tagen bis zur Empfindungsgrenze limitieren.

9.2.6 Fibroblastenphase III (22.–28. Tag)

- Die abgeschlossene Wundheilungsphase führt zu einer bioelektrischen und biochemischen **Milieuveränderung**.
- Dadurch bildet sich erneut eine Population von **abbauenden Zellen**. Diese bauen erst langsam und dann zunehmend schneller das dreidimensional angelegte Kollagennetz vom Typ I wieder ab.
- Zusätzlich entwickelt sich langsam eine weitere **Fibroblastenpopulation**. Diese ist dann ab dem 28. Tag in der Lage, **zugorientiertes Kollagen Typ I** zu synthetisieren. Die Belastbarkeit sinkt zuerst wieder, da die abbauenden Vorgänge überwiegen.

! Merke

Sollte eine Verletzung unter moderater Kompression (max. 25 mmHg) abheilen, bilden sich schon am Ende der 3. Woche zugorientierte Kollagenfasern.

9.2.7 Fibroblastenphase IV (Konsolidierung; 29.–56. Tag; bis zu 1¼ Jahre Remodulation)

- In der nun folgenden Zeit werden Konsolidierungsprozesse bzw. Remodulationen eingeleitet bzw. durchgeführt.
- Am 35. Tag ist die **geringste Stabilität** erreicht (entspricht ca. dem 17. Tag = ±20 % Belastbarkeit). Danach überwiegen wieder die aufbauenden Kräfte und die abbauenden Zellen reduzieren sich im weiteren Verlauf. Die Stabilität des 21. Tages ist erst wieder am 42. Tag erreicht (▶ Abb. 9.5).
- In dieser Phase sollten vorsichtige, der Belastbarkeit des Gewebes angepasste physiologische und funktionelle Mobilisationen angewendet werden. Überlastung führt zu Schaden und zur erneuten Exsudation bzw. Entzündung.
- Ohne Störung der Fibroblastenphase IV entwickelt das geschädigte Gewebe nach 10 Wochen eine biologische Stabilität von 60 %, nach 15 Wochen von 70 %.
- Die einzelnen Phasen der Heilung sind aufeinander abgestimmte und aufbauende biologische Reaktionsketten. Eine **Störung**, gleich in welcher Phase, führt unweigerlich zu einer minderen Regeneration oder sogar zu erneuten Entzündungsreaktionen. In der Folge entsteht ein Reparationsgewebe mit entsprechenden negativen physiologischen und funktionellen Langzeitfolgen. Damit würden die Grundlagen für eine Störung bzw. Chronifizierung einer Entzündungsreaktion gelegt.

! Merke

Eine vollkommene Wiederherstellung kann bis zu 1¼ Jahre dauern.
Biologische Stabilität bedeutet: Überlastungen bzw. Reize werden nicht mehr mit einer kompletten Entzündungsreaktion beantwortet.
Die Belastbarkeit des betroffenen Gewebes ist immer in Relation zur Schadensgröße zu sehen.

9.3 Klinik

Oliver Lienert, Joachim Winter

9.3.1 Symptomatik

- 1.–6. Tag: Exsudation und primäre Hyperalgesie
- 7.–12. Tag: langsame Reduktion des Ödems und der Entzündungszeichen, deutliche Schmerzreduktion
- 13.–21. Tag: Verschwinden der Schwellung, angepasstes Bewegen ohne Schmerz möglich
- 22.–105. Tag: keine Ödem- und Entzündungssymptome, langsame Steigerung der Stabilität

9.3.2 Komplikationen

- Wundheilungsstörungen, rezidivierende Schwellungen und Schmerzen führen zu einer zeitlichen Verschiebung der einzelnen Phasen → bei unklarer Genese zuerst mögliche Infektion abklären
- Jede zeitliche Verlängerung der einzelnen Phasen bedeutet immer eine Störung
- Trophische Störungen führen mittel- und langfristig zu einer gestörten Biomechanik und Sensomotorik

9.4 Diagnostik

Hanna Verena Bauer, Dorothee Escherich-Semsroth, Vilas B. Göritz

9.4.1 Anamnese

Die Anamnese entspricht der allgemeinen Ödemabklärung (▶ Kap. 2.2).
- Art der Verletzung
- Unfallhergang
- Therapie (z. B. Operationsmethode)
- Komplikationen der Wundheilung
- Aktuelle Beschwerden (subjektiv und objektiv)
- Einschränkungen im Alltag
- Begleiterkrankungen
- Allgemeine Sozialanamnese

9.4.2 Körperliche Untersuchung

Die körperliche Untersuchung entspricht der allgemeinen Ödemabklärung (▶ Kap. 2.3).

Inspektion

- Ödem: Lokalisation und Begrenzung
- Lokalisation von Hämatomen
- Narben und Narbenbeschaffenheit
- Entzündungszeichen
- Schonhaltungen
- Hilfsmittel (z. B. Unterarmgehstützen)

Palpation

- Ödembegrenzung (Hautfaltentest, Kipplerfalte)
- Dellbarkeit des Ödems
- Stemmer-Zeichen
- Fibrotische Hautveränderungen
- Entzündungszeichen
- Hautverschieblichkeit (Elastizitätsprüfung)

! Merke

Verbreiterte Hautfalten liefern wichtige Informationen über die Ausdehnung der Ödematisierung. Das Ödem kann sich auch distal des Operationsgebietes bzw. der traumatisierten Region gelegenen Gewebestrukturen befinden.

Dokumentation

- Umfangsmessungen (▶ Kap. 2.4.1)
- Fotodokumentation:
  - Standardisierte Aufnahme der betroffenen Region
  - Verlaufsdokumentation

9.4.3 Apparative Diagnostik

Spezielle apparative Untersuchungen wegen des Ödems sind meist nicht notwendig. Sie können jedoch für wissenschaftliche Fragestellungen oder zur Feststellung eines posttraumatisch erstmals manifestierten oder aggravierten primären Lymphödems herangezogen werden.

9.4.4 Differenzialdiagnosen

- Bei länger andauernden oder verstärkten Entzündungszeichen:
  - Sekundäre Infektionen
  - Morbus Sudeck (CRPS = chronical regional pain syndrome)
  - Thrombose
- Bei Fortbestehen einer eiweißreichen Schwellung über die Heilungsphase hinaus an die Manifestation eines primäres Lymphödems denken

9.5 Therapie

Oliver Lienert, Joachim Winter

- Vor einem geplanten operativen Eingriff sollte eine Besprechung der sich an die Operation anschließenden rehabilitativen Maßnahmen stattfinden.
- Die Durchführung einer präoperativen KPE (Phase 1) reduziert postoperative Komplikationen bei der Wundheilung und anschließenden Rehabilitation.
- Nach Entfernung der Redon-Drainagen sollte mit einer struktur- und fallspezifischen Therapie begonnen werden, keinesfalls aber mit einer forcierten Mobilisation (Physiotherapie, Motorschiene).
- Keine gerätegestützte Rehabilitation durchführen, da meist kein sensomotorischer Nutzen in den Bewegungsabläufen vorliegt.

9.6 Komplexe physikalische Entstauungstherapie (KPE)

9.6.1 Grundsätze der Behandlung

Hanna Verena Bauer, Dorothee Escherich-Semsroth, Vilas B. Göritz, Oliver Lienert, Joachim Winter

Ausgeprägte Verletzungen bzw. Gewebeschäden sollten nach Blutstillung bzw. spätestens nach 2 Stunden mit **MLD und einer moderaten Kompression** von ca. 25 mmHg Druck behandelt werden.

Wichtigste **Wirkungen:**
- Reduktion von Entzündungsmediatoren
- Minderung des Ödems
- Reduktion von Schmerzen
- Verstärkte Gefäßbildung
- Verbesserte Gewebenutrition
- Beschleunigter Abbau von Nekrosen
- Mobilitätsgewinn durch Entödematisierung, verbesserte Arthro- und Osteokinematik
- Zugorientiertes Kollagen Typ I wird früher gebildet und verbessert die Stabilität
- Optimierte Vorbereitung für die Durchführung weiterer rehabilitativen Maßnahmen

Nachfolgendes **Mobilisationsschema** sollte angewandt werden:
- **1. Woche:** vorsichtige Mobilisation unter der Empfindungsgrenze, aber trotzdem größtmöglich und funktionell richtig
- **2. Woche:** langsame Steigerung des Bewegungsumfangs bis zur Schmerzgrenze
- **3. Woche:** Steigerung der Bewegung innerhalb der schmerzlosen Empfindung
- **4. Woche:** weitere vorsichtige Steigerung innerhalb der Empfindungsgrenze, aber deutlich unter der Schmerzgrenze; Cave: phasenabhängige Reduktion der Stabilität
- **Danach:** Aktivitäten des täglichen Lebens und Übungen der mechanischen Belastbarkeit anpassen; nach der 4. Woche bestehen je nach Gewebetyp 15–30 % der normalen Belastbarkeit

Die Länge der **Entstauungsphase** richtet sich nach dem Ödemschweregrad. Die Dauer dieser Behandlung ist sehr individuell. Eine **Erhaltungsphase** ist in der Regel nicht notwendig. In der weiterführenden Rehabilitation sollte verstärkt die Krankengymnastik zum Einsatz kommen. Je nach Befund, z. B. bei einer Tendenz zur Reödematisierung, ist es sinnvoll, eine medizinische Kompressionsbestrumpfung zu verordnen.

9.6.2 Manuelle Lymphdrainage (MLD)

Hanna Verena Bauer, Dorothee Escherich-Semsroth, Vilas B. Göritz

Postoperatives oder posttraumatisches Ödem der oberen Extremität

Am Beispiel einer Unterarmprellung (▶ Abb. 15.14)

Vorbehandlung

- Patient liegt auf dem Rücken oder sitzt
- Kontaktaufnahme am Hals
  ▶ Kap. 3.2.4
- Bauchtiefdrainage oder Atemtherapie nach Befund ▶ Kap. 3.2.4
- Nll. axillares Pars centralis und Pars lateralis mit stehenden Kreisen im normalen Tempo (Sekundenrhythmus) behandeln
- Oberarm den normalen anatomischen Verhältnissen entsprechend mit stehenden Kreisen und Pumpgriffen im Wechsel behandeln
- Behandlung im Verlauf der gesunden Lymphkollektoren mit Betonung des medialen Oberarmbündels

Behandlung Ödemgebiet

- Region um das Ödem bzw. Hämatom von proximal nach distal mit stehenden Kreisen und Pumpgriffen im Wechsel freiarbeiten
- Langsam arbeiten, d. h. langsamer Griff und längeres Verweilen an einer Stelle, solange bis das Gewebe reagiert
- Ödem aus der betroffenen Region sternförmig ins vorbehandelte Gebiet verschieben
- Mit Betonung des medialen Oberarmbündels und der Nll. axillares häufig nacharbeiten (▶ Abb. 9.6, ▶ Abb. 9.7)

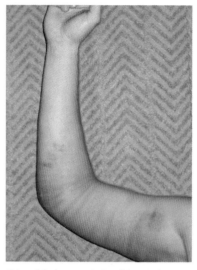

Abb. 9.6 Posttraumatisches Ödem und Beweglichkeit des Ellenbogengelenks vor KPE [T726]

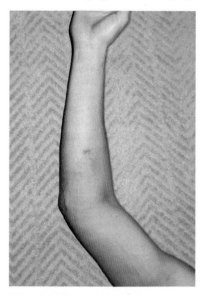

Abb. 9.7 Posttraumatisches Ödem und deutlich verbesserte Streckung im Ellenbogengelenk nach KPE [T726]

Postoperatives oder posttraumatisches Ödem der unteren Extremität

Am Beispiel einer Meniskusoperation ohne Komplikationen (▶ Abb. 15.15)

Vorbehandlung

- Patient liegt auf dem Rücken
- Kontaktaufnahme am Hals
  ▶ Kap. 3.2.4
- Bauchtiefdrainage oder Atemtherapie nach Befund ▶ Kap. 3.2.4
- Nll. inguinales mit stehenden Kreisen im normalen Tempo (Sekundenrhythmus) behandeln

- Oberschenkel den normalen anatomischen Verhältnissen entsprechend mit stehenden Kreisen und Pumpgriffen im Wechsel behandeln
- Behandlung im Verlauf der gesunden Lymphkollektoren mit Betonung des ventromedialen Bündels

Behandlung Ödemgebiet
- Region um das Ödem bzw. Hämatom von proximal nach distal mit stehenden Kreisen und Pumpgriffen im Wechsel freiarbeiten
- Langsam arbeiten, d. h. langsamer Griff und längeres Verweilen an einer Stelle, solange bis das Gewebe reagiert
- Ödem aus der betroffenen Region sternförmig ins vorbehandelte Gebiet verschieben
- Bis in den Oberschenkel mit Betonung des ventromedialen Bündels und der Nll. inguinales häufig nacharbeiten (▶ Abb. 7.19, ▶ Abb. 7.20)

√ **Achtung**
Postoperativ keine verstärkte Zug- und Dehnreize auf die frische Operationsnarbe setzen.

9.6.3 Lymphologischer Kompressionsverband (LKV)

Hanna Verena Bauer, Dorothee Escherich-Semsroth, Vilas B. Göritz

- Beim posttraumatischen und postoperativen Ödem ist der LKV die wichtigste adjuvante Therapiemethode.
- Nach der manuellen Lymphdrainage wird immer ein individuell angepasster lymphologischer Kompressionsverband angelegt. Er sollte bis zur nächsten Behandlung auch über Nacht verbleiben. Hier genügt ein Kompressionsdruck von 25 mmHg.
- Liegen keine Zusatzerkrankungen vor, ist es ausreichend, das distal der Schwellung gelegene Gelenk in den LKV mit einzubeziehen (▶ Abb. 9.8, ▶ Abb. 9.9).
- Zu Materialbedarf und Anlagetechnik am Bein ▶ Kap. 3.4.6
- Zu Materialbedarf und Anlagetechnik am Arm ▶ Kap. 3.4.5

9

9

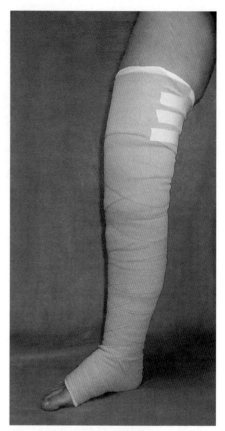

Abb. 9.8 LKV vom Sprunggelenk bis zur Mitte des Oberschenkels [M872]

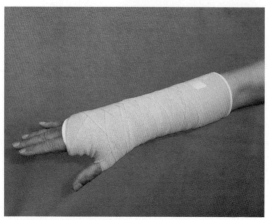

Abb. 9.9 LKV von der Hand bis zum Unterarm [M872]

9.6.4 Medizinische Kompressionsbestrumpfung

Monika Rakers

Terminvereinbarung

Der verordnete medizinische Kompressionsstrumpf sollte immer unmittelbar im Anschluss an die manuelle Lymphdrainage angemessen werden.

Befunderhebung

- Voraussetzung für eine optimale Versorgung ist eine genaue Beurteilung von Art und Umfangs des Ödems, ggf. unter Einbeziehung der betreuenden Physiotherapeuten und Ärzte.
- Je nach Art der Operation bzw. des Unfalls sind auch benachbarte Körperpartien mit betroffen. Diese dann in die Kompressionsbestrumpfung mit einbeziehen. Nach einer Knieoperation z. B. den Kompressionsstrumpf als Oberschenkelstrumpf anmessen. Alternativ ist ein zweigeteilter Strumpf (Wadenstrumpf von A–D und Oberschenkel-Stulpe von C–G) möglich, der sich leichter und schmerzfreier an- und ausziehen lässt.
- Das Tragen der medizinischen Kompressionsbestrumpfung meist nur für eine Übergangszeit notwendig.

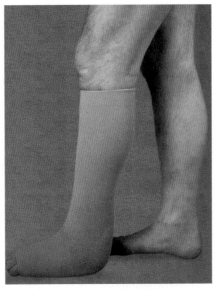

Abb. 9.10 Kompressionsstrumpfversorgung beim postoperativen Ödem [T727]

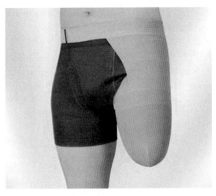

Abb. 9.11 Kompressionsstrumpfversorgung eines Beinstumpfes [V600]

Anmessen

- Das Anmessen sollte möglichst im Liegen erfolgen.
- Für den optimalen Sitz der Kompressionsversorgung alle Maßpunkte an den definierten Messpunkten exakt messen. Dazu lediglich das Hautmaß nehmen.
- Bei stark ödematösen Beinen immer einen flachgestrickten Strumpf anmessen (▶ Abb. 9.10).
- Nach Amputationen darauf achten, dass der Stumpf optimal entstaut ist. Hier ist der Sitz des Strumpfes besonders wichtig. Es darf zwischen dem Strumpfboden und dem Stumpf kein Freiraum sein, da sich dort wieder ein Lymphödem bilden

9

würde. Der Stumpfstrumpf reicht immer bis zur Leiste, um den Lymphabfluss zu optimieren (▶ Abb. 9.11). Bevor die Prothese angefertigt wird, sollte der Strumpf wegen anfänglicher Umfangsschwankungen über einen längeren Zeitraum getragen werden.

An- und Ausziehen

Der Versorger sollte das An- und Ausziehen mit den Patienten üben. Dabei ist es wichtig, diesem die verordnungsfähigen Hilfsmittel vorzustellen (▶ Kap. 3.5.6). Bei stark eingeschränkter Beweglichkeit sollte der Patient ggf. Hilfe über einen Pflegedienst beantragen.

9.6.5 Unterstützende Selbstbehandlung

Hanna Verena Bauer, Dorothee Escherich-Semsroth, Vilas B. Göritz

Patiententipps

- Hinweise zur unterstützenden Selbstbehandlung ▶ Kap. 3.6.
- Um eine optimale Heilung und Wiederherstellung zu erzielen, ist die Mitarbeit des Patienten unbedingt erforderlich.

Verhaltensregeln

- Funktionelle Bewegung in Kompression unter Einhaltung der subjektiven Belastungsgrenze; cave: reduzierte Empfindlichkeit bei Analgetikaeinnahme
- Konsequentes Tragen des Kompressionsversorgung
- Tägliche Hautpflege

Selbstbehandlung

- Schulterkreisen und tiefe Bauchatmung, um eine Sogwirkung auf die Leistenlymphknoten und die Kollektoren im Oberschenkel zu erzielen
- Anregen der Nll. inguinales bzw. Nll. axillares
- Ausstreichungen in Abflussrichtung
- Selbstbandagierung soweit möglich

9

10 Rheumatisch bedingtes Ödem

10

10.1 Definition und Epidemiologie

Rainer Brenke

Der Begriff „Rheuma" stammt aus dem Griechischen und bedeutet „Fluss" oder „Strömung" und bezeichnet entzündliche Erkrankungen des Bewegungsapparates, die mit ziehenden, reißenden oder fließenden Schmerzen einhergehen. Im engeren Sinne gehören zu den Erkrankungen des rheumatischen Formenkreises die auf Autoimmunprozessen oder anderen Entzündungsursachen beruhenden entzündlichen Erkrankungen sowie im weiteren Sinne auch die degenerativen Erkrankungen und das Weichteilrheuma. Zur Gruppe der rheumatischen Erkrankungen werden folgende Diagnosen gezählt:

- **Entzündliche rheumatische Erkrankungen:**
  - Progressiv chronische Polyarthritis (PCP), Syn. chronische Polyarthritis (CP) oder rheumatoide Arthritis (RA)
  - Spondylitis ankylosans (Morbus Bechterew)
  - Psoriasis-Arthritis
  - Polymyalgia rheumatica
  - Reaktive Arthritis
  - Vaskulitis
- **Kollagenosen:**
  - Systemischer Lupus erythematodes (SLE)
  - Polymyositis und Dermatomyositis
  - Sjögren-Syndrom
  - Systemische Sklerodermie
  - Mischkollagenose (Sharp-Syndrom)
- **Degenerative Gelenkerkrankungen (Arthrosen)**
- **Degenerative Wirbelsäulenleiden**
- **Andere:**
  - Gicht
  - Fibromyalgie
  - Durch Infektion bedingte Arthritiden

Die **chronische Polyarthritis** (CP) ist am häufigsten und betrifft etwa 0,5 % der Bevölkerung. Frauen erkranken etwa 3-mal so häufig wie Männer. Meist beginnt die Erkrankung zwischen dem 35. und 45. Lebensjahr, kann aber auch Kinder und ältere Menschen befallen.

Die **Psoriasis-Arthritis** weist eine Inzidenz von 5–15 % der Psoriasispatienten und 0,1–0,2 % in der Gesamtbevölkerung auf. Bei ca. 6 % der Fälle tritt sie ohne begleitende Psoriasis auf. Dagegen ist die **Polymyalgia rheumatica** seltener und tritt meist bei über 60-Jährigen auf. Frauen sind etwas häufiger betroffen. Oft ist die Erkrankung mit einer Riesenzellarteriitis vergesellschaftet.

Die **Fibromyalgie** hat eine Inzidenz von 1–3 % in der Gesamtbevölkerung. Zu 90 % betrifft sie Frauen.

10.2 Krankheitsentstehung

Rainer Brenke

10.2.1 Rheumatoide Arthritis und entzündlicher Rheumatismus

Zu den entzündlichen rheumatischen Erkrankungen gehört eine Vielzahl von Leiden, wobei wegen der Häufigkeit die progressiv verlaufende Form der chronischen

Polyarthritis eine hervorgehobene Position einnimmt, deren Pathogenese daher beispielhaft etwas genauer betrachtet werden soll. Als Ursachen für die Gelenkentzündungen werden **Autoimmunreaktionen** verantwortlich gemacht.

Bei der Pathogenese ist früh in der Synovialis eine lymphoplasmatische Zellinfiltration nachzuweisen. Zu Beginn der pathologischen Abläufe ist eine Exsudation mit hohem Fibrinanteil in die Gelenkhöhle zu beobachten. Dieses Fibrin überzieht die Grenzfläche der Synovialis zum Gelenk hin und verändert damit die Diffusionseigenschaften und den Metabolismus. Als Folge kommt es zur Degeneration der Deckschicht und zur Proliferation der Synoviozyten mit einer mehrschichtigen Anordnung der Synovialzellen. Dieser normalerweise einschichtige Saum kann bis zu einer Mächtigkeit von 30 Zellschichten anwachsen.

Im akuten Zustand handelt es sich bei den entzündlichen rheumatischen Erkrankungen um eine aseptische Entzündungsreaktion. Weil sich im Stratum fibrosum, Stratum synoviale der Gelenkkapsel und in den nahen periartikulären Strukturen wie den Bändern und der Knochenhaut Lymphgefäße befinden, kann es zu einer möglichen Beteiligung des Lymphgefäßsystems in Form einer **Sicherheitsventilinsuffizienz** kommen (▶ Abb. 10.1). Die Mitbeteiligung der Lymphgefäße verschlimmert den Prozess und ist gleichzeitig wissenschaftliche Grundlage für den Einsatz der manuellen Lymphdrainage (MLD).

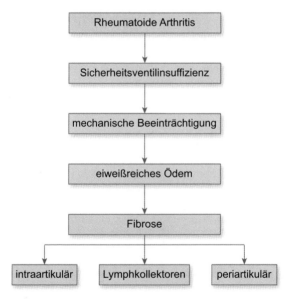

Abb. 10.1 Progressive Beteiligung des Lymphgefäßsystems bei entzündlich rheumatischen Erkrankungen [M883/L231]

Die **Bindegewebszellen des synovialen Interstitiums proliferieren** und es kommt zunehmend zu einem **Verlust des Zellzwischenraums.** Als direkte Folge entsteht eine funktionelle Behinderung der versorgenden und entsorgenden Gefäße und der interstitiellen Diffusion (▶ Abb. 10.2). Dies führt im Zusammenhang mit der entzündlichen Mitbeteiligung der Lymphgefäße im Sinne einer Sicherheitsventilinsuffizienz zum eiweißreichen Ödem. Die vermehrt freigesetzten lysosomalen Enzyme schädigen den Gelenkknorpel.

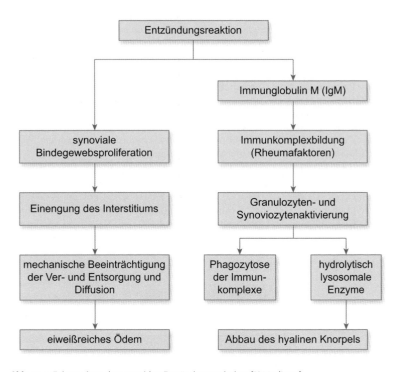

Abb. 10.2 Folgen eines rheumatoiden Entzündungsschubes [M883/L231]

10

Die **fibrotischen Veränderungen** sind denen bei einem Lymphödem auftretenden typischen Proliferationen nahezu identisch. Nur in deren zeitlichen Entwicklung verlaufen sie wesentlich **schneller** und **aggressiver.** Als zusätzlicher erschwerender Faktor wurden bei Rheuma-Patienten **Fibrinpräzipitate** in den Gewebekanälen nachgewiesen, die den Austausch von Stoffen und Flüssigkeit zusätzlich behindern bzw. blockieren können.

Klingt der entzündliche Schub nicht ab, kommt es in der zweiten Phase zu einer zusätzlichen Wucherung bindegewebiger Zellen, die weiter in den Gelenkraum vordringen kann und damit unter Umständen die gesamte Gelenkhöhle zerstört. Als Folge entstehen die sogenannte „Sperrsteife" und später die „Lötsteife" nach Payr.

Je nach Ausmaß der exsudativen Schübe und der proliferativen Phasen kann ein **Gelenk** innerhalb eines oder in Folge mehrerer Schübe **zerstört** werden. Da die Remissionsphasen zwischen den Schüben zu einer relativen Beschwerdefreiheit führen können, wird oft die Tatsache vernachlässigt, dass sich auch in dieser Phase entzündliche Prozesse abspielen, die zu einer Proliferation und Schrumpfung der Kapsel führen. Als Endprodukt entstehen **Deformitäten.**

10.2.2 Morbus Bechterew (Spondylarthritis ankylosans)

Der Morbus Bechterew geht mit Entzündungen an den **Wirbelgelenken** oder am **Iliosakralgelenk** (ISG) einher. Pathogenetisch weist er eine Ähnlichkeit mit den rheumatoiden Arthritiden auf, wobei Unterschiede bei der immunologischen Reaktion bestehen.

Die anfänglich entzündlichen Reaktionen der Synovia chronifizieren und gehen in eine proliferierende Synovitis über. Dabei sind **Ergussbildung** und **Kapselfibrosen** nachweisbar. Im Endstadium kann es zur **Ankylose** kommen.

Die nahen **Wirbelsäulenbänder** werden im Verlauf der Erkrankung in das Geschehen mit einbezogen und reagieren mit einer **Schrumpfung** und **Ossifikation**. Daher findet sich in den bildgebenden Verfahren im Verlauf der Erkrankung die typische **Bambusstabform** der Wirbelsäule.

10.2.3 Psoriasis-Arthritis (Arthritis psoriatica)

Diese Krankheitsform kann sich in chronisch kontinuierlicher oder episodischer Form, mit Phasen geringer oder fehlender Krankheitsaktivität darstellen. Sie tritt meist in Begleitung einer **Psoriasis** auf. Typisch sind Entzündungen der Gelenke eines Fingers.

10.2.4 Sklerodermie

Dabei handelte sich um eine seltene chronische Erkrankung der **Haut** und des **Bindegewebes**. Es kommt es zu einer Verdickung und Verhärtung der Haut und einer Verengung des Blutgefäßlumens. In Abhängigkeit vom Subtyp können innere Organe wie Lunge, Speiseröhre und Magen mit betroffen sein, seltener Nieren und Herz. Durch die Fibrosierung kommt es zu einer zunehmenden Funktionseinschränkung.

Die Ursache ist weitestgehend unbekannt, offensichtlich spielen **Autoimmunvorgänge** eine große Rolle. Das Sklerodermie-Überlappungssyndrom ist die Kombination mit anderen rheumatischen Erkrankungen.

Beim sogenannten **CREST-Syndrom** handelt es sich um eine Sonderform der Sklerodermie, wobei die Symptome Kalzinose, Raynaud-Symptomatik, Ösophagusbeteiligung, Sklerodaktylie und Teleangiektasien zusammengefasst sind.

10

10.2.5 Andere Kollagenosen

Zu den Kollagenosen gehört eine Vielzahl unterschiedlicher Erkrankungen, die durch Autoimmunphänomene ausgelöst werden. Ein Unterschied zu den typischen rheumatischen Erkrankungen ist darin zu sehen, dass bei den Kollagenosen die Beteiligung innerer Organe meist im Vordergrund steht. Findet man eine Gelenkbeteiligung, entsprechen die Überlegungen hinsichtlich des Einsatzes der KPE denen bei den entzündlichen rheumatischen Erkrankungen.

10.2.6 Degenerative Gelenkerkrankungen (Arthrosis deformans)

Die **Arthrose** gehört zu den degenerativen Erkrankungen. Eine Arthrose kann als **primäre** Arthrose oder **sekundär** z. B. bei Überlastungen oder Fehlstellungen auftreten. Eine primäre arthrotische Veränderung in einem Gelenk ist per se ein physiologischer Alterungsprozess. Durch physische, metabolische, aber auch zusätzliche emotionale Prozesse kann dieser jedoch eine beschleunigte Form annehmen. Das Gelenk entspricht dann nicht mehr der altersentsprechenden Form. Eine **beschleunigte Degeneration des Gelenkknorpels** spielt hierbei die entscheidende Rolle, typisch ist auch die Beteiligung der Gelenkkapsel.

Physiologische Prozesse am hyalinen Knorpel

Über die **Synoviozyten** der Gelenkkapsel wird mittels der Synovialflüssigkeit der hyaline Knorpel versorgt. Dieser besteht aus Knorpelgrundsubstanz mit einem hohen Faseranteil und den Chondrozyten. Für den Faseraufbau und damit für die Festigkeit sowie den Wassergehalt (Puffer- bzw. Stoßdämpferfunktion) des Knorpels sind die Chondrozyten verantwortlich. Für die Produktion der stabilisierenden bzw. flüssigkeitsbindenden Fasern (hauptsächlich Proteoglykane) benötigen sie **Glukose** (▶ Abb. 10.3).

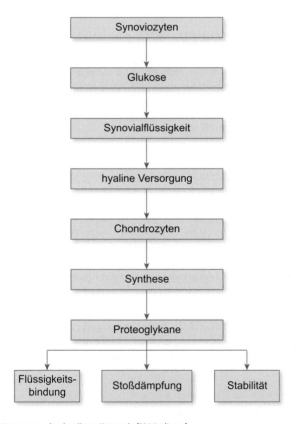

Abb. 10.3 Versorgung des hyalinen Knorpels [M883/L231]

Da diese Substanzen auch unter normalen Bedingungen unter dem Einfluss von Bewegung enzymatisch abgebaut werden, ist für eine normale Knorpelstruktur eine ständige Glukosebereitstellung für den Wiederaufbau notwendig. Über einen bedarfsgesteuerten **Regelkreis** kann sich ein hyaliner Knorpel entsprechend einer erhöhten oder reduzierten Belastung dem Bedarf anpassen. Dieser Vorgang erhöht z. B. durch die stärkere Vernetzung der Fasern die Stabilität und führt durch die vermehrte Wasseranbindung zu einer Verdickung des Knorpels (▶ Abb. 10.4). Bei gesteigerter Belastung bzw. erhöhtem Bedarf und durch die damit verbundene erhöhte Faserproduktion steigt der Laktatspiegel.

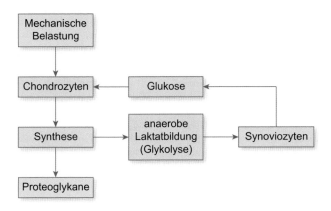

Abb. 10.4 Regelkreislauf des hyalinen Knorpels [M883/L231]

Pathophysiologische Prozesse am hyalinen Knorpel und Knochen

Alterungsprozesse und/oder eine **gestörte Funktion oder Fehlbelastung** verändern bzw. reizen die Gelenkkapsel und führen neben den enzymatischen Vorgängen im Knorpel langsam zu einer Verschlechterung der Gelenksituation. Die Bereitstellung von Glukose als Basisstoff der funktionellen Reaktion verringert sich. Der hyaline Knorpel geht daran nicht zugrunde, aber er verliert durch den Teilverlust der Syntheseleistung die Fähigkeit, die Knorpelgrundsubstanz in ausreichender Menge nachzubilden. Als Folge entsteht eine begrenzte **Demaskierung des Knorpels.** Er wird dünner, instabiler und raut oberflächlich auf.

Durch den **Verlust der Pufferfunktion** zwischen den Gelenkpartnern erhöht sich der subchondrale Druck und es können **Spongiosaeinbrüche** (Mikrofrakturen einzelner Trabekelsysteme) entstehen. Im Sinne einer Kolliquationsnekrose kommt es dadurch zu Hohlräumen, die als **Geröllzysten** bildgebend darstellbar sind. Außerhalb der belastenden Zonen können sich **osteophytäre Wucherungen** bilden und durch den Verlust der glatten Oberfläche erhöht sich der mechanische Abrieb.

Diesen destruktiven Prozessen setzt der Körper **reparative Mechanismen** entgegen. Neben dem nun pathologisch stattfindenden Abbau (Demaskierung) des Fasergerüstes (Wassergehalt, Stabilität, Oberfläche) kommt es zur Remodellierung der Gelenkflächen durch sekundär entzündliche Prozesse. Die Hohlräume der Geröllzysten werden zu Teil mit Granulationsgewebe gefüllt und die destruierten Gelenkflächen mit minderwertigerem Faserknorpel überzogen. Der stattfindende Knorpelneuanbau und die Füllung der Geröllzysten führen dabei zu einer Verdichtung der subchondralen knöchernen Struktur. Je geringer entzündlich die Gelenkkapsel bei diesem Vorgang mitreagiert, umso besser kann – von der Synovialmembran ausgehend – die Gelenkfläche mit einem Schmierfilm überzogen werden. Durch diesen Umstand kann das Gelenk klinisch unauffällig sein, obwohl bildgebend massive Veränderungen nachweisbar sind.

Die Stärke der **entzündlichen Beteiligung der Gelenkkapsel** an diesem Geschehen ist von entscheidender Bedeutung. Sobald mechanische, traumatische, metabolische oder begleitende Allgemeinerkrankungen zu sekundär entzündlichen Reaktionen der Gelenkkapsel führen, wird dieser pathophysiologisch-kompensatorische Pro-

10

zess gestört. Ursächlich wird durch das reduzierte Glukoseangebot die Situation der minimal versorgten Chondrozyten weiter verschlechtert. Das dadurch ausgelöste **Absterben der Chondrozyten** beschleunigt die Entwicklung der **arthrotischen Veränderungen** und wird damit klinisch auffällig. Aus lymphologischer Sicht entwickelt sich dabei eine lokale **Sicherheitsventilinsuffizienz**, welche die Grundlage für die Indikation der MLD bildet.

10.2.7 Aktivierte Arthrose

Auch bei einer Arthrose kann es in akuten Krankheitsphasen zu Entzündungsprozessen kommen. **Traumen, allgemeine Infekte** oder auch eine **Überlastung** können diese Prozesse auslösen. Dabei dominieren in den Endstadien Erosionen und Nekrosen. In vieler Hinsicht ähneln die Entzündungsprozesse bei der aktivierten Arthrose denen bei den entzündlichen rheumatischen Erkrankungen, sind bei letzteren jedoch stärker ausgeprägt.

10.2.8 Morbus Sudeck (CRPS = Complex Regional Pain Syndrome)

Das CRPS gehört zwar nicht unmittelbar zu den rheumatischen Erkrankungen, ist aber in seiner Akutphase einem akuten rheumatischen Schub ähnlich. Über den ursächlichen Entstehungsmechanismus ist bis heute nichts Genaues bekannt. Nach gegenwärtigem Wissensstand müssen jedoch verschiedene Noxen zusammentreffen, die dieses Krankheitsbild entstehen lassen. Als auslösende **Ursachen** kommen unterschiedliche Möglichkeiten in Betracht und führen zu folgender Einteilung:

- **CRPS Typ I** (früher Morbus Sudeck): Zu 66 % sind Unterarme und Hände betroffen.
  - Posttraumatisch: Häufige Ursache sind Frakturen (40 %), außerdem kommen Distorsionen und andere Weichteilverletzungen in Betracht.
  - Reflektorisch: Als Ursachen können Operationen in einem anderen Bereich, Zustand nach Herzinfarkt, Gallenaffektion oder Magenerkrankung sein.
- **CRPS Typ II** (früher „Kausalgie"; 2–5 % aller Fälle): Verletzung neuronaler Strukturen durch Operation oder Trauma.

Die **erhöhte Aktivität des Sympathikus** steht im Vordergrund des Geschehens und verstärkt die bestehenden neurologischen Schmerzen und die Entzündungsvorgänge. Diese pathologische sympathische Beteiligung führt dann auch zur substantiellen Veränderung (**Atrophie**). Diesen Folgeerscheinungen wurden früher unter den Bezeichnungen „sympathische Reflexdystrophie" oder „Algodystrophie" beschrieben.

Aktuell stehen neben der sympathischen Fehlregulation auch eine **verlängerte neurogene Entzündung**, eine **gestörte Wundheilung** und eine spinale wie auch zentrale **Aselektion** als mögliche physische Ursachen in der Diskussion. **Emotionale Probleme begünstigen** die weitere Entwicklung bzw. verschlechtern den Befund. Die MLD ist in jedem Stadium indiziert und wirkt sowohl über eine Entödematisierung als auch eine Senkung des Sympathikotonus.

10.2.9 Gicht

Die Gicht ist eine Stoffwechselerkrankung mit **erhöhten Harnsäurewerten**. Diese können im akuten Anfall zu einem extrem schmerzhaften entzündeten Gelenk führen. Häufig treten die Anfälle in der Nacht und nach üppiger Mahlzeit und/oder übermäßigem Alkoholgenuss auf. Oft ist das Großzehengrundgelenk betroffen. Eine Beteiligung innerer Organe (z. B. Niere) ist möglich. Prinzipiell ist bei Schmerztoleranz im akuten Anfall ebenso wie im chronischen Stadium eine MLD indiziert.

10.2.10 Fibromyalgie

Diese chronisch verlaufende Erkrankung geht mit anhaltenden Schmerzen in mehreren Körperregionen einher und wird auch als generalisierter Weichteilrheumatismus bezeichnet. Typische Symptome sind auch Schlafstörungen und Depressivität. Bei der klinischen Untersuchung fällt eine Druckschmerzhaftigkeit an prominenten Knochenstrukturen, den sogenannten Tenderpoints auf.

Als eine mögliche Ursache wird eine herabgesetzte Schmerzschwelle im ZNS angesehen. Eine rein psychosomatische Erklärung ist sicher nicht ausreichend. Durch körperliche und emotionale Belastung sowie Witterungseinflüsse wird die Symptomatik zusätzlich ungünstig beeinflusst.

10.3 Klinik

Rainer Brenke

10.3.1 Symptomatik

Allgemeine Symptome

Entzündliche Gelenkveränderungen (Arthritiden im Rahmen einer rheumatologischen Erkrankung) und degenerative Prozesse an den Gelenken (Arthrosen) lassen sich oft schon an Hand des klinischen Bildes differenzieren:

Entzündliche Gelenkveränderungen (Arthritiden):
- Vorwiegend Ruheschmerzen
- Besserung der Schmerzen durch Bewegung
- Hauptschmerz oft morgens
- Oft Morgensteife ≥ 30 Minuten
- Schwellung der umgebenden Weichteile
- Überwärmung und Rötung des Gelenks möglich
- Vielfach Besserung durch Kälte (besonders im akuten Schub)

Degenerative Gelenkveränderungen (Arthrosen):
- Schmerzen besonders bei Belastung
- Besserung in Ruhe
- Oft Anlaufschmerz von Sekunden bis zu einigen Minuten
- Keine typische Morgensteifigkeit
- Geringe oder keine Weichteilschwellungen
- Derbe knöcherne Auftreibungen
- Häufig Besserung durch Wärme

Besonderheiten bei einzelnen Erkrankungen

Rheumatoide Arthritis
- In erster Linie Befall von Hand-, Fingergrundgelenken, proximalen Interphalangeal- und Zehengrundgelenken
- Häufig symmetrischer Befall
- Schwellung und Überwärmung der Gelenke, in der Regel ohne Rötung
- Morgensteifigkeit, schmerzhafte Bewegungseinschränkung

10

- Später oft typische Deformierungen: Schwanenhalsdeformität, Knopflochdeformität, Ulnardeviation
- Häufig sind eine HWS-Beteiligung, Osteoporose, Tendovaginitis, Karpaltunnelsyndrom, Baker-Zyste

Von einer klinisch gesicherten Diagnose kann man ausgehen, wenn wenigstens 4 der folgenden **Kriterien** erfüllt sind:

- Morgensteifigkeit der Gelenke von wenigstens 1 Stunde Dauer
- Entzündung von wenigstens 3 Gelenken
- Entzündung von Hand-, Fingergrund- oder -mittelgelenken
- Gleichzeitiger symmetrischer Befall beider Körperhälften
- Rheumaknoten
- Im Labor Nachweis des Rheumafaktors
- Typische Röntgenveränderungen

Morbus Bechterew (Spondylitis ankylosans)

- Steifheit der Lendenwirbelsäule
- Uncharakteristische Kreuzschmerzen, besonders auch nachts
- Häufig zu Beginn der Erkrankung und im weiteren Verlauf Insertionstendopathien an den Extremitäten

Psoriasis-Arthritis

- Entzündliche schmerzhafte Schwellung einzelner Finger- oder Zehen(end)gelenke oder einer ganzen Phalange
- Betrifft v. a. Gelenke der Hände und Füße, seltener die Wirbelsäule
- Frühzeitig und oftmals in ausgeprägter Form Befall der Nägel in Form von Verdickungen und Verfärbungen der Nagelplatte
- Kann Erstsymptom einer später auftretenden Psoriasis sei

Sklerodermie

- **Symptome an Haut und Akren** in Abhängigkeit der Form der Sklerodermie:
  - Hautverdickung bzw. Verfestigung an Gesicht, Händen, Füßen, evtl. Ausdehnung auf den Rumpf
  - Maskengesicht
  - Madonnenfinger
  - Raynaud-Phänomen
  - Geschwürbildung an Fingern und Zehen (Nekrosen durch schlechte Durchblutung!)
- **Symptome an unterschiedlichen Organen:**
  - Schluckbeschwerden (Mikrostomie, verkürztes Zungenbändchen, Ösophagusbeteiligung)
  - Sodbrennen
  - Luftnot durch Lungenbeteiligung
  - Gelenkschmerzen
  - Gelenkbeweglichkeit reduziert
  - Eventuell Herz- und Nierenbeteiligung

Degenerative Gelenkerkrankungen

- Frauen häufiger betroffen als Männer
- Neben den großen Gelenken wie Hüfte und Knie sind oft auch die kleinen Fingergelenke und hier wiederum besonders häufig die distalen Interphalangealgelenke in Form der Heberden-Arthrosen betroffen

- Heberden-Knötchen im Bereich der betroffenen Gelenke äußerlich sichtbar, die man nicht mit den Rheumaknoten beim entzündlichen Rheuma verwechseln darf

Morbus Sudeck (CRPS)

Es werden **3 Stadien** unterschieden. Dabei sind die einzelnen Stadien durch das Überlappen der Symptome in die benachbarten Stadien nicht immer genau bestimmbar, sodass der Verlauf sehr individuell ausfallen kann. Für die Prognose und den weiteren Krankheitsverlauf sind die Geschwindigkeit der Entwicklung und die Ausdehnung der Störung maßgebend. Die Größe der Verletzung hat jedoch keinen Einfluss auf Verlauf und Entstehung.

Stadium I (akutes Stadium)
- Oft Hautblässe trotz exsudativer Phase der Entzündung
- Hyperhidrosis
- Umschriebener Schmerz am Ort der Verletzung
- Hyperästhesie
- Eiweißreiches Weichteilödem
- Beginnende kollagene Proliferation in der Gelenkkapsel
- Myoklonien
- Tremor
- Bewegungseinschränkung
- Beginnende Degeneration von Haut, Subkutis und Muskulatur
- Akrozyanose

Stadium II (dystrophisches Stadium)
- Minderdurchblutung
- Zunehmender, diffus werdender Schmerz
- Induriertes Weichteilödem, das sich langsam reduziert
- Livedo
- Wachstumsstörungen von Haaren und Nägeln (Dystrophie, Rissbildung)
- Knochen- und Muskelatrophie
- Rarefizierung der Knochenbälkchen
- Myoklonien
- Tremor
- Subkutane Gewebeeinblutungen möglich

Stadium III (atrophisches Stadium)
- Narbenbildung mit Schrumpfung der kollagenen Fasern
- Kontrakturen
- Irreversible Gewebsatrophie
- Nicht mehr genau lokalisierbarer Schmerz
- Eventuell Generalisierung der Beschwerden
- Normalisierung der Durchblutung

Fibromyalgie

Die Schmerzaffektionen äußern sich häufig als **Gliederschmerzen** (muskelkaterartig), als **Gelenkschmerzen** oder als **Hyperästhesie**. Betroffen sind Arme, Beine, Wirbelsäule, Haut, Muskulatur und Muskel-Sehnen-Übergänge.

Die Schmerzhaftigkeit ist an den Sehnen-Muskel-Übergängen besonders ausgeprägt (**Tender points**). Bis heute wurden 18 solche Punkte beschrieben, die zur Diagnosestellung eingesetzt werden.

10

Als **Begleitsymptome** treten auf:

- Schlafstörungen (Einschlafen, Durchschlafen, Albträume; 90 %)
- Verminderte Leistungsfähigkeit, Abgeschlagenheit, Müdigkeit
- Kopfschmerzen, Migräne
- Niedergeschlagenheit, Reizbarkeit, depressive Grundstimmung

10.3.2 Komplikationen

Arthrogenes Stauungssyndrom: Primär nicht rheumatische Erkrankung, die mit entzündlichen Gelenkveränderungen einhergeht. Im Rahmen von entzündlichen Prozessen bei einer chronisch-venösen Insuffizienz mit einem Ulcus cruris an den Unterschenkeln kommt es mitunter zu einer entzündlichen Mitbeteiligung und Schrumpfung der Gelenkkapsel am Sprunggelenk und damit zu einer eingeschränkten Beweglichkeit. Diese Komplikation wird als arthrogenes Stauungssyndrom bezeichnet, da durch die eingeschränkte Beweglichkeit des Gelenks die Muskel-Gelenk-Pumpe in ihrer Funktion behindert ist und sich die Folgen des Venenleidens verstärken. Hier ist ein komplexer Behandlungsansatz erforderlich, der neben einer Entstauung eine Mobilisation des Sprunggelenkes beinhaltet.

Im Verlauf kann es zu folgenden weiteren Veränderungen kommen:

- Versteifung von Gelenken
- Muskelatrophie
- Zunehmende Hautverfestigung

10.4 Diagnostik

10.4.1 Anamnese

Anke Kleine, Monika Lietz

Die Anamnese entspricht der allgemeinen Ödemabklärung (▶ Kap. 2.2).

- Schwellung und Schmerzen: Wo und seit wann?
- Morgensteifigkeit
- Hautveränderungen
- Organbeteiligung bei Sklerodermie
- Allgemeinzustand des Patienten: Fieber, Erschöpfungszustand
- Medikation: Kortison, NSAD, Basismedikation, Immunsuppressiva, Kalziumantagonisten
- Operative Maßnahmen: z. B. Synovektomie durchgeführt, Gelenkersatz
- Familienanamnese: Hinweise z. B. bei Psoriasis-Arthritis
- Bei Sklerodermie: Raynaud-Syndrom

10.4.2 Körperliche Untersuchung

Anke Kleine, Monika Lietz

Die körperliche Untersuchung entspricht der allgemeinen Ödemabklärung (▶ Kap. 2.3).

Inspektion

- Ausmaß der Schwellung
- Betroffene Gelenke
- Gelenkbeweglichkeit
- Gelenkform
- Gelenkfehlstellungen
- Gelenkerguss
- Hautfarbe
- Sekundäre Hautveränderungen
- Ödematisierung
- Bei Sklerodermie: größtmögliche Mundöffnung, Mimik

Palpation

- Ödembeschaffenheit
- Dellenbildung im Ödembereich: eine reduzierte Dellbarkeit ist ein Hinweis auf ein fortgeschrittenes Stadium und eine zunehmende Fibrosierung des Gewebes
- Fibrotisch verändertes Bindegewebe
- Hautveränderungen
- Hauttemperatur
- Beweglichkeit (passiv und aktiv) von Gelenken, Haut und Bindegewebe
- Gelenkkonturen
- Tender points: Sind mindestens 11 der 18 beschriebenen Punkte über 3 Monate hinweg schmerzhaft, kann die Diagnose Fibromyalgie gestellt werden

Dokumentation

- Umfangsmessungen der Gelenke
- Bewegungsausmaß der Gelenke
- Gegebenenfalls Fotodokumentation

10

10.4.3 Apparative Diagnostik

Rainer Brenke

Neben den Laboruntersuchungen steht die konventionelle Röntgendiagnostik immer noch im Mittelpunkt des klinischen Alltags.

Bildgebende Diagnostik

- **Röntgen:** Basisdiagnostik, wobei sich oft typische Befunde finden
  - Chronische Polyarthritis: oft symmetrische Gelenkveränderungen, häufig kleine Gelenke wie die Metakarpophalangealgelenke betroffen, Usuren und Zysten im fortgeschrittenen Stadium
  - Morbus Bechterew: Bambusstabform der Wirbelsäule
  - Psoriasis-Arthritis: Knochenzerstörungen und -wucherungen ähnlich wie bei der CP, Befall der Gelenke aber oft im Strahl (also z. B. mehrerer Gelenke eines Fingers)
  - Morbus Sudeck (CRPS): Osteoporose im fortgeschrittenen Stadium
- **Sonografie:** zur Beurteilung von begleitenden Weichteilveränderungen und der Gelenkkapsel

- **CT oder MRT**: für spezielle Fragestellungen, z. B. für das frühzeitige Erkennen von Knorpelschäden
- **Szintigrafie**: zeigt entzündliche Aktivitäten bereits vor röntgenmorphologischen Veränderungen; beim Morbus Bechterew im Frühstadium evtl. Versuch einer Objektivierung des Befalls der Iliosakralgelenke; beim Morbus Sudeck (CRPS) mit der Dreiphasen-Szintigraphie Verifizierung einer Aktivität (→ erhöhter Umsatz)
- **Endoskopische Untersuchung der Gelenke**: können im Einzelfall die Diagnose ergänzen und auch Verletzungen z. B. an den Bändern aufdecken

Labor

- Rheumafaktor
- CCP-Antikörper (auch APCA genannt, gegen das zyklische zitrullinierte Peptid gerichtet, oft frühzeitig nachweisbar)
- Entzündungsparameter wie CRP: oft positiv bei entzündlichem Rheumatismus
- HLA B27: „Erbmerkmal": oft positiv beim Morbus Bechterew, aber nicht beweisend; umgekehrt schließt das Fehlen dieses Markers einen Morbus Bechterew nicht aus
- Autoimmunantikörper (ANA, ENA, Scl70): positiv bei den Kollagenosen und bei der Sklerodermie (oft typische Muster der Autoantikörper)

10.4.4 Differenzialdiagnosen

Rainer Brenke

- Bei den in diesem Kapitel genannten Diagnosen erfolgt die Diagnostik mit Hilfe von Anamnese, klinischem Befund sowie Labor- und Röntgenbefunden.
- Für die Therapie wesentlich ist die Unterscheidung in:
  - Degenerative Erkrankungen
  - Entzündliche Erkrankungen
  - Stoffwechselprobleme (z. B. Gicht)
  - Schmerzerkrankungen (Fibromyalgie)

10.5 Therapie

Rainer Brenke

10.5.1 Konservative Therapie

In den ersten Jahren **entzündlich rheumatischer Erkrankungen** treten normalerweise die schwersten Gelenkschädigungen auf. Aus diesem Grund wird nach erfolgter Diagnostik relativ früh mit einer aggressiven Therapie begonnen. Diese kann aus NSAR, Kortikoiden, Mitosehemmern oder Biologicals bestehen und ist bei allen entzündlichen rheumatischen Erkrankungen und Kollagenosen ähnlich, wenngleich die einzelnen Substanzklassen einen jeweils unterschiedlichen Stellenwert besitzen. Die sogenannten Biologicals sind die modernsten Medikamente gegen Rheuma und andere Autoimmunerkrankungen und kommen zum Einsatz, wenn andere Medikamente nicht ausreichend wirksam sind. Es handelt sich um gentechnisch hergestellte Eiweiße, die in die Informationsübertragung von Entzündungsvermittlern eingreifen.

Die Akutbehandlung eines Schubes z. B. mit Kortikoiden ist von der sogenannten „Basisbehandlung" zu unterscheiden. Ein abwartendes Verhalten kann bei einer hochgradigen entzündlichen Aktivität nicht verantwortet werden. Wichtig ist immer eine suffiziente Schmerztherapie, um die Beweglichkeit nicht noch weiter einzuschränken und den Stress für den Organismus zu verringern.

Bei einer **bakteriell bedingten Arthritis** steht zunächst die entsprechende antibiotische Medikation im Vordergrund. Gegebenenfalls muss auch eine Punktion des Gelenks erfolgen. Eine MLD sollte aus Sicherheitsgründen in der Akutphase frühestens dann begonnen werden, wenn die Antibiose wirkt und die allgemeinen Entzündungszeichen zurückgehen. Bei einer intraartikulären Injektion von Kortikoiden ist wegen der beschleunigten Resorption des Präparats aus der Gelenkkapsel die ersten 2–3 Tage auf die Behandlung mit MLD zu verzichten.

Bei der **Sklerodermie** steht die medikamentöse Therapie z. B. mit Kortikoiden, immunsuppressiven und durchblutungsfördernden Medikamenten im Vordergrund.

Beim **Morbus Sudeck** (**CRPS**) steht die individuell dosierte Physiotherapie mit MLD mit suffizienter Schmerztherapie im Vordergrund. Wegen der unsicheren Wirkung und des mit der Injektion verbundenen Risikos ist die früher oft angewandte medikamentöse Stellatumblockade in den Hintergrund getreten. Eine Stellatumblockade kann auch mit Reizstrom erfolgreich sein.

Bei der **Fibromyalgie** ist der therapeutische Ansatz breit gefächert:

- Medikamente: Schmerzmittel (NSAR, Tramadol und ähnliche Präparate → cave: Suchtgefahr), trizyklische Antidepressiva, SSRI (selektive Serotonin-Wiederaufnahme-Hemmer)
- Physiotherapie: Kälte- und/oder Wärmebehandlung (z. B. Infrarot, Sauna) des gesamten Körpers, Bindegewebsmassage bei Verträglichkeit, milde krankengymnastische Übungen
- Entspannungstechniken: Autogenes Training, Meditation, Yoga, progressive Muskelentspannung nach Jacobson
- Regelmäßige Bewegung: milde Ausdauersportarten wie Walken, Radfahren, Schwimmen oder Joggen, kontrolliertes Herz-Kreislauf-Training
- Psychotherapie: kognitive Verhaltenstherapie, Psychotherapie

10.5.2 Operative und radiologische Therapie

Die **operative** Therapie hat in der Rheumatologie **große Fortschritte** gemacht und reicht von Eingriffen am Sehnen-, Band- und Kapselapparat über den Teilersatz von Gelenken bis zur Totalendoprothese großer und kleiner Gelenke, wobei die Langzeitergebnisse je nach Gelenk unterschiedlich sind. Auch versteifende Operationen an der Wirbelsäule können durchgeführt werden.

Bis heute noch spielt die **nuklearmedizinische** Behandlung in Form der **Radiosynoviorthese** bei geeigneten Fällen eine große Rolle. Vereinzelt kommen auch Schmerzbestrahlungen zur Anwendung.

10.6 Komplexe physikalische Entstauungstherapie (KPE)

10.6.1 Grundsätze der Behandlung

Rainer Brenke, Anke Kleine, Monika Lietz

Die KPE stellt in der Rheumatologie eine **adjuvante** Behandlungsform dar, die im Rahmen eines physiotherapeutischen Gesamtkonzepts eingesetzt wird. Die Anwendung der manuellen Lymphdrainage sowie der Kompression hängen vom jeweiligen Stadium der Erkrankung ab, bekommen aber durch ihre **sympathikolytische** und **entzündungsregulierende** Wirkung eine bedeutende Rolle im Gesamtkonzept. Als eine von wenigen manuellen physiotherapeutischen Maßnahmen kann die MLD im akuten Schub zur Anwendung kommen, da es sich um eine sterile, akute Entzündung handelt. Es empfiehlt sich eine tägliche Behandlung.

Die lokale Sicherheitsventilinsuffizienz der bestehenden sterilen Entzündung, die damit verbundene Schwellung und die Dysbalance des vegetativen Nervensystems stellen die Grundlage für die Indikation dar. Die **Beeinflussung** der Entzündungsreaktion sowie die **Schmerzreduktion**, Ödemreduktion und **Mobilitätsverbesserung** stehen im Vordergrund der Behandlung.

Wirkungen der MLD:
- Verringerung des Ödems
- Entstauende und entquellende Wirkung auf die Weichteile und periartikulär, begrenzt auch intraartikulär
- Schnellerer Abtransport von Entzündungsmediatoren und Schmerz verursachenden Substanzen → geringere Schäden am Erkrankungsort
- Sympathikolytischer Effekt

Rheumatoide Arthritis und Morbus Bechterew

Das Lymphgefäßsystem ist für den Abtransport der Entzündungsmediatoren verantwortlich. Durch den Einsatz der MLD kommt es nicht nur zu einem schnelleren Abschwellen entzündeter Gelenke, auch wird der langsamen Zerstörung der Gelenkflächen durch die Entzündungsmediatoren entgegengewirkt.

Weil sich nicht nur **während der Schübe**, sondern auch **zwischen den Schüben** entzündliche Prozesse abspielen, ist die MLD nicht nur in der Hochakutphase, sondern auch in der Remissionsphase sinnvoll.

Im subakuten Stadium kann die Behandlungsfrequenz der MLD bedarfsgerecht reduziert werden. Sie sollte jedoch als **Dauertherapie** längerfristig eingesetzt werden, da die Entzündung latent weiterbesteht, auch wenn keine akuten Entzündungszeichen wahrgenommen werden. Das weitere Schicksal der knöchernen Strukturen wird nämlich maßgeblich durch die Beherrschung der weiter bestehenden Entzündung beeinflusst.

! Merke

Im chronischen Stadium werden MLD und Kompression hauptsächlich zur Gewebelockerung und Eindämmung der latenten Entzündung eingesetzt.

Ein gut gepolsterter **Kompressionsverband** mit reduziertem Druck ist bei Verträglichkeit und Schmerzfreiheit bis zum **Abklingen der Schwellung** indiziert. Die Beweglichkeit sollte dabei weitestgehend erhalten bleiben.

Mit Abnahme der Entzündungszeichen treten andere physiotherapeutische Maßnahmen in den Vordergrund, z. B. Krankengymnastik einschließlich Krankengymnastik an Geräten, Elektrotherapie und manuelle Therapie. Kälteanwendungen (z. B. Kaltluft, Kältekammer, Eis) sollten mit einem Abstand von ca. 2 Stunden zur MLD-Behandlung erfolgen.

Degenerativer Rheumatismus

Im Gegensatz zu den entzündlichen rheumatischen Erkrankungen ist der Einsatz der KPE bei den degenerativen Erkrankungen umstritten. Am ehesten kommt ihre Anwendung bei der **aktivierten Arthrose** und den damit verbundenen Entzündungszeichen in Betracht. Für Einsatz bei degenerativen Erkrankungen an der Wirbelsäule und bei Bandscheibenleiden bestehen bisher zu wenige Erfahrungen, um die KPE allgemein empfehlen zu können. Zudem spielen hier entzündliche Prozesse eine eher untergeordnete Rolle.

Psoriasis-Arthritis

Die Behandlung mit der MLD beschleunigt die Abschwellung und den Abtransport der Entzündungsmediatoren. Dadurch wird der Zustand bezüglich Schmerzen und Beweglichkeit verbessert.

Bakteriell bedingte Arthritiden

Die MLD sollte in der Akutphase erst dann eingesetzt werden, wenn die antibiotische Behandlung wirkt. Nach einer intraartikulären Injektion von Kortikoiden wegen der beschleunigten Resorption des Präparats aus der Gelenkkapsel die ersten 2–3 Tage auf die Behandlung mit MLD verzichten.

Sklerodermie

Es wird je nach Befund und Leidensdruck des Patienten entschieden, in welchem Gebiet schwerpunktmäßig behandelt wird. Im Vordergrund stehen die Hände (bzw. Arme) und das Gesicht. Behandlungsziele können z. B. Vergrößerung der Mundöffnung (Mund-Innenbehandlung), Verbesserung der Mimik, Lockerung fibrosklerotischer Gewebe oder Verbesserung lokaler Beweglichkeit sein.

Die MLD an den betroffenen Gebieten reduziert die Entzündungssymptome. Auch bei vorangeschrittener Fibrosierung bzw. Sklerosierung kann eine deutliche Lockerung des Gewebes erreicht werden. Durch zusätzlich angewandte, milde physiotherapeutische Gelenktechniken soll die Beweglichkeit verbessert werden. Je nach Bedarf wird eine Dauerbehandlung verordnet. Durch die Anwendung können oft die betroffenen Gelenke lange Zeit in ihrem Bewegungsausmaß gehalten oder verbessert werden. Häufig sind zur Durchblutungsverbesserung und zum Funktionserhalt weitere Maßnahmen der Physiotherapie wie Bewegungsbäder, Maßnahmen der Hydro-Thermotherapie (z. B. Kohlensäure-Bäder) sowie befundorientierte andere Maßnahmen angezeigt. Bei der oft schlechten Durchblutungssituation ist die Kombination hyperämisierender Maßnahmen mit der MLD kein Widerspruch.

10

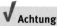 **Achtung**

Lymphologische Kompressionsverbände und eine medizinische Kompressionsbestrumpfung sind bei diesem Krankheitsbild wegen der arteriellen Durchblutungsstörung kontraindiziert.

Patienten mit einer systemischen Sklerodermie sind oft sehr kälteempfindlich. Deshalb auf eine warme Raumtemperatur sowie Kälteschutz (Handschuhe schon bei kühlen Temperaturen, Taschenwärmer) achten.

Morbus Sudeck (CRPS)

Die physikalische Therapie dieses Krankheitsbildes hängt wesentlich vom Stadium der Erkrankung ab. Mit aktiven Maßnahmen ist man in akuten Stadien zurückhaltend. Entgegen früherer Lehrmeinung kann nach vorangegangener Therapie mit Bindegewebsmassagetechniken im Bereich der mittleren und oberen Brustwirbelsäule, die den Sympathikus hemmen, sofort mit der MLD am betroffenen Arm proximal des eigentlichen Erkrankungsgebietes begonnen werden. Bei der manuellen Lymphdrainage wird neben dem entstauenden Effekt die sympathikolytische Wirkung ausgenutzt.

Intensivere Reize – auch die der Hydrotherapie – sollten zunächst nur kontralateral zur Anwendung kommen. Eine örtliche milde Kompression (LKV) mit guter Polsterung sollte von der Verträglichkeit abhängig gemacht werden, kann dann aber schon frühzeitig eingesetzt werden. Im fortgeschrittenen Stadium kommen neben den Maßnahmen der KPE weitere physikalische Anwendungen (Elektrotherapie, Hydrotherapie, Bindegewebsmassagetechniken) und eine aktive Krankengymnastik zum Einsatz.

Fibromyalgie

Als sympathikolytische und entspannende Behandlung wird die MLD als ergänzende Maßnahme symptomatisch eingesetzt. Durch die Senkung des Sympathikotonus werden Schmerzweiterleitung und -wahrnehmung reduziert.

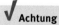 **Achtung**

Unter dieser Zielrichtung ist eine Verordnung im Heilmittelkatalog nicht vorgesehen.

Nach chirurgischen Eingriffen an Gelenken

Postoperativ treten bei vielen Patienten verstärkt Schmerzen auf. Der tägliche Einsatz der MLD kann zur Verbesserung der Symptomatik beitragen:
- Verbesserung von Wundheilung und Narbenbildung
- Senkung der Komplikationsrate
- Verbesserung der Gelenkbeweglichkeit
- Schmerzreduktion
- Entödematisierung (Reduktion)

Ein funktionell angelegter Kompressionsverband verstärkt diese Wirkungen und sollte bei Fehlen von Kontraindikationen auf jeden Fall angelegt werden. Der Kompressionsdruck sollte wegen der sonst möglicherweise gestörten Wundheilung und Schmerzhaftigkeit sowie Empfindlichkeit der Operationswunden moderat sein (empfohlen wird ein Druck von 25 mmHg).

10.6.2 Manuelle Lymphdrainage (MLD)

Anke Kleine, Monika Lietz

Rheumatisch bedingtes Ödem der oberen Extremität

▶ Abb. 15.16

Vorbehandlung

- Patienten nach Befund lagern
- Kontaktaufnahme am Hals ▶ Kap. 3.2.4
- Bauchtiefdrainage oder Atemtherapie nach Befund ▶ Kap. 3.2.4
- Nll. axillares Pars centralis und Pars lateralis mit stehenden Kreisen im normalen Tempo (Sekundenrhythmus) behandeln
- Oberarm den normalen anatomischen Verhältnissen entsprechend mit stehenden Kreisen und Pumpgriffen im Wechsel behandeln
- Durchführung im Verlauf der gesunden Lymphkollektoren mit Betonung des medialen Oberarmbündels

Behandlung Ödemgebiet

- Lymphödematöse Region von proximal nach distal mit stehenden Kreisen und Pumpgriffen im Wechsel freiarbeiten, wenn dies schmerzfrei möglich ist
- Langsam arbeiten, d. h. langsamer Griff und längeres Verweilen an einer Stelle, solange bis das Gewebe reagiert
- Ellenbeuge, Unterarm, Hand und Finger nach Befund freiarbeiten
- Mit Betonung des medialen Oberarmbündels und der Nll. axillares häufig nacharbeiten

Rheumatisch bedingtes Ödem der unteren Extremität

▶ Abb. 15.17

10

Vorbehandlung

- Patienten nach Befund lagern
- Kontaktaufnahme am Hals ▶ Kap. 3.2.4
- Bauchtiefdrainage oder Atemtherapie nach Befund ▶ Kap. 3.2.4
- Nll. inguinales mit stehenden Kreisen im normalen Tempo (Sekundenrhythmus) behandeln
- Bei Schwellungen unterhalb des Knies reicht die Vorbehandlung des ventromedialen Bündels am Oberschenkel aus
- Oberschenkel den normalen anatomischen Verhältnissen entsprechend mit stehenden Kreisen und Pumpgriffen im Wechsel mit Betonung des ventromedialen Bündels behandeln

Behandlung Ödemgebiet

- Lymphödematöse Region von proximal nach distal mit stehenden Kreisen, Pump- und Schröpfgriffen im Wechsel freiarbeiten, wenn dies schmerzfrei möglich ist
- Langsam arbeiten, d. h. langsamer Griff und längeres Verweilen an einer Stelle, solange bis das Gewebe reagiert
- Knieregion, Unterschenkel, Fuß und Zehen nach Befund freiarbeiten

▪ Immer wieder mit stehenden Kreisen, Pump- und Schöpfgriffen mit verlängerter Schubphase bis in den Oberschenkel mit Betonung des ventromedialen Bündels und der Nll. inguinales nacharbeiten
▪ Andere Seite ggf. genauso behandeln

Behandlung bei Sklerodermie

▪ **Frühes ödematöses Stadium:**
  – Regionäre Lymphknotengruppe behandeln
  – Normale Griffreihenfolge bis an den Rand der Schwellung
▪ **Stadium der zunehmenden Fibrosierung:**
  – Regionäre Lymphknotengruppe behandeln
  – Normale Griffreihenfolge bis an den Rand der Hautverhärtung
  – Im Bereich der Hautverhärtung eine Kombination aus gewebelockernden und flüssigkeitsverschiebenden Griffen ausführen
  – Die Griffe dem Gewebe angepasst und zart ausführen
▪ **Stadium der zunehmenden Sklerosierung:**
  – Regionäre Lymphknotengruppe behandeln
  – Normale Griffreihenfolge bis an den Rand der Sklerosierung
  – Kleine, zart ausgeführte Verschiebegriffe zur Gewebelockerung im Randbereich möglich
  – Bei einer vorwiegenden Beteiligung des Gesichtsbereiches kann eine Mundinnenbehandlung sinnvoll sein

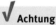 **Achtung**
Die ausgeführten Griffe dürfen nicht schmerzhaft sein.
Liegt durch eine Ösophagusbeteiligung ein Reflux vor, nicht unmittelbar nach der Nahrungsaufnahme behandeln. Den Patienten immer mit leicht erhöhtem Oberkörper lagern.

10

10.6.3 Lymphologischer Kompressionsverband (LKV)

Anke Kleine, Monika Lietz

▪ Der Verband sollte vom Patienten toleriert und beim Auftreten von Schmerzen entfernt werden.
▪ LKV mit weicher Polsterung (Watte, Schaumstoffbinden, Schaumstoff) und wenig Druck (Toleranz des Patienten) anlegen.
▪ Zu Materialbedarf und Anlagetechnik ▶ Kap. 3.4.6.
▪ Das distal der Schwellung gelegene Gelenk immer mit einbinden.
▪ Bei Gelenkdeformitäten ist ein modifiziertes Anlegen mit entsprechender Auspolsterung (weiche Schaumstoffe) des LKV erforderlich.

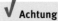 **Achtung**
Ein LKV ist bei Sklerodermiepatienten aufgrund der schlechten arteriellen Durchblutungssituation und Nekroseneigung absolut kontraindiziert.

10.6.4 Medizinische Kompressionsbestrumpfung

Monika Rakers

Terminvereinbarung

Der verordnete medizinische Kompressionsstrumpf sollte immer unmittelbar im Anschluss an die Lymphdrainage angemessen werden.

Befunderhebung

- Bei der Versorgung müssen Gelenkversteifungen berücksichtigt werden. Es ist wichtig, mit dem Patienten über die Festigkeit des Materials zu sprechen. Ist z. B. das Knie versteift, kann mit kleinen Stücken und nicht mit langen Strümpfen versorgt werden. Auch ist ein Materialmix möglich: Der Wadenstrumpf kann aus flachgestricktem Material sein und die Oberschenkelstulpe aus rundgestricktem.
- Bei geringgradiger anatomischer Veränderung können vorgefertigte Strümpfe bzw. Bandagen verwendet werden. Sollten jedoch höhergradige Konturveränderungen auftreten, ist eine Maßanfertigung notwendig.

Anmessen

- Da diese Patienten sehr schmerzempfindlich sind, nicht mit starkem Zug messen, um eine nachfolgende zu starke Kompression zu vermeiden.
- Dabei sollte berücksichtigt werden, dass den Patienten die Kraft fehlt, sich einen festen und strammen Strumpf anzuziehen.

An- und Ausziehen

Der Versorger sollte sich bei diesen Patienten viel Zeit zum An- und Ausziehen nehmen. Es kann auch sein, dass nach der Anprobe festgestellt wird, dass der Patient statt mit einer CCL 2 besser mit einer CCL 1 versorgt wäre. Dann mit dem verordnenden Arzt in Verbindung setzen.

10.6.5 Unterstützende Selbstbehandlung

Anke Kleine, Monika Lietz

Patiententipps

- Hinweise zur unterstützenden Selbstbehandlung ▶ Kap. 3.6
- Bewegung in Kompression
- Gegebenenfalls Üben der Selbstbandage

Verhaltensregeln

- Kein Nikotin
- Kein übermäßiger Alkoholkonsum
- Übergewicht reduzieren, mediterrane oder vegetarisch geprägte Ernährung

10

Selbstbehandlung

- Schulterkreisen und tiefe Bauchatmung, um eine Sogwirkung auf die Leisten-lymphknoten und die Kollektoren im Oberschenkel zu erzielen
- Anregen der Nll. inguinales und Nll. axillares durch stehende Kreise
- Hautpflege in Abflussrichtung
- Ausstreichungen in Abflussrichtung
- Selbstbandage nur bei Bedarf notwendig
- Bei Sklerodermie: CO_2-Bäder mit entsprechender Hilfestellung

10

11 Inaktivitätsödem

11

11.1 Definition

Sandra Farries, Heike Friedrich, Patrick Hentschel

Unter einem Inaktivitätsödem versteht man ein über längeren Zeitraum bestehendes Ödem aufgrund **reduzierter Beweglichkeit**.

11.2 Krankheitsentstehung

Sandra Farries, Heike Friedrich, Patrick Hentschel

Ursachen für die Entwicklung eines Inaktivitätsödems sind:
- Fehlende Gelenkbewegung
- Verringerte Wirkung der Muskelpumpe

Aufgrund der **fehlenden Muskel-Gelenk-Pumpe** ist der venös-lymphatische Rückfluss verringert. In der Frühphase des Inaktivitätsödems handelt es sich um eine dynamische Insuffizienz des Lymphgefäßsystems, aus der sich im Verlauf eine kombinierte Insuffizienz ausbildet (Phlebolymphödem).

Die Auswirkungen einer fehlenden Muskel-Gelenkpumpe führen zur Verringerung der Lymphbildung und gleichzeitig zum Stau im venösen System. Daraus ergeben sich eine Reduktion der Aktivität der Lymphgefäße und eine durch den Venenstau verursachte passive Hyperämie (erhöhte Wasserlast im Gewebe) (▶ Abb. 11.1). Zusätzlich führt die meist bestehende Schädigung des vegetativen Nervensystems zu einer Dysfunktion des Lymphgefäßsystems.

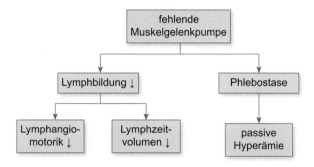

Abb. 11.1 Auswirkungen einer fehlenden Muskel-Gelenk-Pumpe [T726/L231]

Ein chronisches Inaktivitätsödem tritt bevorzugt bei **schlaffen Paresen** auf, z. B. bei Querschnittslähmung, Apoplex, fortgeschrittener multipler Sklerose, Poliomyelitis und peripheren Nervenläsionen. Zusätzlich kommen Inaktivitätsödeme bei **Gelenkerkrankungen** mit starker oder vollständiger Bewegungseinschränkung vor, wie arthrogenem Stauungssyndrom oder Arthrose des oberen Sprunggelenks.

11

11.3 Klinik
Sandra Farries, Heike Friedrich, Patrick Hentschel

11.3.1 Symptomatik

- Distal betontes Ödem
- Weiche und teigige Schwellung der betroffenen Extremität
- Ödem bildet sich meist sehr langsam aus, nach Apoplex allerdings schneller (▶ Abb. 11.2)
- Meistens Beine bzw. herabhängende Extremitäten betroffen

11.3.2 Komplikationen

- Gefahr eines Dekubitus im betroffenen Gebiet
- Hautnekrosen
- Sekundäre Hautveränderungen (Hyperkeratose, Papillomatose, Pachydermie)
- Hautfaltenverdickung im Gelenkbereich
- Gewebefibrose, Sklerose
- Lymphzysten, Lymphfisteln
- Erhöhtes Infektionsrisiko im betroffenen Gebiet durch die dort bestehende Immunschwäche → Erysipel

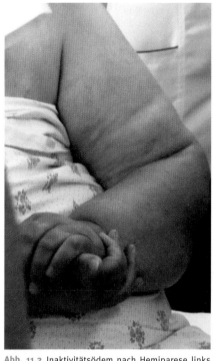

Abb. 11.2 Inaktivitätsödem nach Hemiparese links [T726]

11.4 Diagnostik
Sandra Farries, Heike Friedrich, Patrick Hentschel

11.4.1 Anamnese

Die Anamnese entspricht der allgemeinen Ödemabklärung (▶ Kap. 2.2).
- Krankheitsverlauf
- Ausmaß der körperlichen Einschränkung
- Beginn und Entwicklung der Ödematisierung
- Weitere Erkrankungen
- Schmerzen
- Bisherige Behandlung (MLD und Kompressionsversorgung)

11.4.2 Körperliche Untersuchung

Die körperliche Untersuchung entspricht der allgemeinen Ödemabklärung (▶ Kap. 2.3).

11

Inspektion

- Lokalisation der Schwellung
- Ausprägung
- Hautverfärbungen
- Hautzustand

Palpation

- Ödemkonsistenz
- Stemmer-Zeichen
- Hautfaltentest
- Hautelastizität
- Beweglichkeit angrenzender Gelenke
- Schmerzen

Dokumentation

- Umfangsmessungen an definierten Fixpunkten
- Fotodokumentation

11.4.3 Apparative Diagnostik

Anamnese, Inspektion und Palpation sind meist ausreichend.

11.4.4 Differenzialdiagnosen

- Ödem bei Herz- oder Niereninsuffizienz
- Thrombose, Thrombophlebitis
- Periphere arterielle Verschlusskrankheit (pAVK)
- Schilddrüsenerkrankungen
- Erkrankungen des rheumatischen Formenkreises
- Acrodermatitis chronica atrophicans
- Traumatische Erkrankungen
- Karzinom

11.5 Therapie

Sandra Farries, Heike Friedrich, Patrick Hentschel

Bei einer iatrogenen Immobilisation (z. B. postoperativ, nach einem Trauma, bei neuraler Läsion) ist es besonders wichtig, das drohende Inaktivitätsödem zu verhindern. Dies geschieht in der Regel durch Hochlagerung, medikamentöse Thromboseprophylaxe und durch milde Kompression (Verband, medizinische Kompressionsbestrumpfung). Weitere Maßnahmen zur Prophylaxe oder beim vorhandenen Inaktivitätsödem sind:

- Bewegungstherapie unter Kompression
- Aktive oder passive Bewegung
- Durchbewegen bei schlaffen Lähmungen durch Therapeuten oder mit Bewegungsschienen
- Bewegungstherapie im Wasser
- Lymphtaping

11.6 Komplexe physikalische Entstauungstherapie (KPE)

11.6.1 Grundsätze der Behandlung

Sandra Farries, Heike Friedrich, Patrick Hentschel

- Die **Kompression** ist neben einer **entstauenden Lagerung** die effektivste Behandlungsmethode gegen ein Inaktivitätsödem.
- Wird das Ödem nicht ausreichend durch die Kompression verhindert oder ist es trotzdem progredient, ist zusätzlich MLD erforderlich.

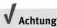**Achtung**
Auf eine dosierte, milde Kompression wegen der Gefahr von Nekrosen achten.

11.6.2 Manuelle Lymphdrainage (MLD)

Sandra Farries, Heike Friedrich, Patrick Hentschel

Behandlung der oberen Extremität
▶ Abb. 15.14

Vorbehandlung
- Patient liegt auf dem Rücken oder sitzt
- Kontaktaufnahme am Hals ▶ Kap. 3.2.4
- Bauchtiefdrainage oder Atemtherapie nach Befund ▶ Kap. 3.2.4
- Nll. axillares Pars centralis und Pars lateralis mit stehenden Kreisen im normalen Tempo (Sekundenrhythmus) behandeln
- Oberarm den normalen anatomischen Verhältnissen entsprechend mit stehenden Kreisen und Pumpgriffen im Wechsel behandeln
- Durchführung im Verlauf der gesunden Lymphkollektoren mit Betonung des medialen Oberarmbündels

Behandlung Ödemgebiet
- Lymphödematöse Region von proximal nach distal mit stehenden Kreisen und Pumpgriffen im Wechsel freiarbeiten
- Langsam arbeiten, d. h. langsamer Griff und längeres Verweilen an einer Stelle, solange bis das Gewebe reagiert
- Mit Betonung des medialen Oberarmbündels und der Nll. axillares häufig nacharbeiten

Behandlung der unteren Extremität
▶ Abb. 15.15

Vorbehandlung
- Patient liegt auf dem Rücken
- Kontaktaufnahme am Hals ▶ Kap. 3.2.4

11

- Bauchtiefdrainage oder Atemtherapie nach Befund ▶ Kap. 3.2.4
- Nll. inguinales mit stehenden Kreisen im normalen Tempo (Sekundenrhythmus) behandeln
- Bei Schwellungen unterhalb des Knies reicht die Vorbehandlung des ventromedialen Bündels am Oberschenkel aus
- Oberschenkel den normalen anatomischen Verhältnissen entsprechend mit stehenden Kreisen und Pumpgriffen im Wechsel behandeln
- Durchführung im Verlauf der gesunden Lymphkollektoren mit Betonung des ventromedialen Bündels

Behandlung Ödemgebiet

- Lymphödematöse Region von proximal nach distal mit stehenden Kreisen und Pumpgriffen im Wechsel freiarbeiten
- Langsam arbeiten, d. h. langsamer Griff und längeres Verweilen an einer Stelle, solange bis das Gewebe reagiert
- Bis in den Oberschenkel mit Betonung des ventromedialen Bündels und der Nll. inguinales häufig nacharbeiten

11.6.3 Lymphologischer Kompressionsverband (LKV)

Sandra Farries, Heike Friedrich, Patrick Hentschel

- Wegen der meist vorhandenen Sensibilitätsstörungen den LKV mit besonders geringem Druck anlegen.
- Gut mit Schaumstoffbinden abpolstern.
- Kurzzugbinden in verschiedenen Breiten verwenden.
- Materialbedarf und Anlagetechnik ▶ Kap. 3.4.5, ▶ Kap. 3.4.6.
- Bis zur Extremitätenwurzel wickeln (→ Abflussunterstützung).
- Hautpflege berücksichtigen.

11.6.4 Medizinische Kompressionsbestrumpfung

Monika Rakers

Terminvereinbarung

Bei einem Inaktivitätsödem sollte der Anmesstermin möglichst direkt im **Anschluss an die physiotherapeutische Behandlung** erfolgen, da dann die betroffene Extremität weitgehend ödemfrei ist.

Befunderhebung

- Zustand der ödematisierten Region beurteilen.
- Strumpfqualität nach Sicht- und Tastbefund festlegen (▶ Kap. 3.5.2).
- Patienten oder Angehörigen über Ausführung, Material und Materialstärke des medizinischen Kompressionsstrumpfs ausführlich informieren.
- Mit dem verordnenden Arzt abstimmen.

Anmessen

- Das Anmessen erfolgt im Liegen.
- Für den optimalen Sitz der Kompressionsversorgung alle Maßpunkte an den definierten Messpunkten exakt messen.
- Das Maßnehmen bei Inaktivitätsödemen erfolgt grundsätzlich unter Hautmaß.
- Anhand einer Tabelle muss bei entsprechenden Kalibersprüngen entschieden werden, ob noch eine Versorgung mit rundgestrickter Qualität ausreicht oder eine Versorgung mit flachgestrickter Kompressionsstrumpfqualität notwendig wird.
- Gegebenenfalls ist als Hilfe für das An- und Ausziehen die Ausführung des flachgestrickten Kompressionsstrumpfes mit Reiß- oder Klettverschluss erforderlich (▶ Abb. 11.3, ▶ Abb. 11.4).

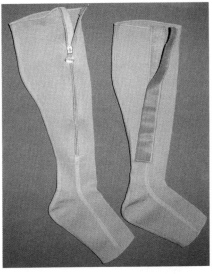

Abb. 11.3 Flachgestrickter Wadenstrumpf mit Reißverschluss [T726]

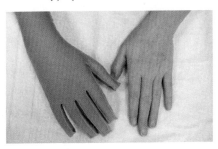

Abb. 11.4 Kompressionsversorgung beim Inaktivitätsödem am Arm [T726]

An- und Ausziehen

Der Versorger muss mit dem Patienten bzw. Angehörigen das An- und Ausziehen der Kompressionsversorgung üben. Dazu stehen verordnungsfähige Anzieh- und Ausziehhilfen zur Verfügung (▶ Kap. 3.5.6).

11.6.5 Unterstützende Selbstbehandlung

Sandra Farries, Heike Friedrich, Patrick Hentschel

Patiententipps

- Hinweise zur unterstützenden Selbstbehandlung ▶ Kap. 3.6
- Bewegung der Extremität in Kompression (aktiv oder passiv)
- Hochlagerung der gestauten Extremität

Verhaltensregeln

- Information über Erysipelprophylaxe
- Konsequentes Tragen der Kompression
- Kein Nikotinabusus

- Kein übermäßiger Alkoholkonsum
- Übergewicht reduzieren
- Keine Sonnenbäder und Saunagänge

Selbstbehandlung

- Schulterkreisen und tiefe Bauchatmung, um eine Sogwirkung auf die Leisten-lymphknoten und die Kollektoren im Oberschenkel zu erzielen
- Anregen der Lymphknoten durch stehende Kreise
- Hautpflege in Abflussrichtung
- Ausstreichungen in Abflussrichtung
- Anleitung zur Selbstbandage

12   Internistisch bedingte Ödeme

12

12.1 Kardiale Ödeme

Marc Oliver Grad, Ursula Heine-Varias

12.1.1 Krankheitsentstehung

Bei einer Insuffizienz des Herzens kann die anfallende myokardiale Last nicht mehr bewältigt werden. Folgen des **Rückwärtsversagens:**

- Venöser Rückstau mit passiver Hyperämie in den Blutkapillaren
- Erhöhung des Blutkapillardrucks
- Verstärkte Ultrafiltration

Bei dekompensierter **Linksherzinsuffizienz** kann sich ein **Lungenödem** auf dem Boden einer **dynamischen Insuffizienz** des Lymphgefäßsystems entwickeln. Häufige **Ursachen** der Linksherzinsuffizienz sind:

- Arterielle Hypertonie
- Koronare Herzerkrankung (KHK), Herzinfarkt
- Herzmuskelerkrankungen
- Herzrhythmusstörungen
- Klappenfehler des linken Herzens
- Extrakardiale Infektionen

Bei **Rechtsherzinsuffizienz** entwickeln sich Ödeme **generalisiert** und eiweißarm auf dem Boden einer **hämodynamischen Insuffizienz** des Lymphgefäßsystems. Zum einen ist durch die Erhöhung der venösen Drucks die Ultrafiltration in den Blutkapillaren des Körperkreislaufs verstärkt und damit die Vorlast erhöht. Und zum anderen ist durch die Einflussstauung im Venenwinkel, die auf das dort einmündende Lymphgefäßsystem zurückwirkt, auch die Nachlast erhöht. Häufige **Ursachen** der Rechtsherzinsuffizienz sind:

- Linksherzinsuffizienz
- Diastolische Herzinsuffizienz
- Klappenfehler des rechten Herzens
- Lungenerkrankungen
- Lungenembolie

Verstärkt wird die Ödementwicklung durch die eingeschränkte körperliche Aktivität sowie **neurohormonelle und zytokinetische Kompensationsmechanismen:**

- Aktivierung des Renin-Angiotensin-Aldosteron-Systems
- Aktivierung des adrenergen Nervensystems und ADH-Ausschüttung
- Verstärkte Ausschüttung vasodilatatorischer Peptide (BNP, ANP)
- Erhöhung von TNF-α, Endothelin
- Verminderter Abbau von Östrogen und Aldosteron v. a. durch die Stauungsleber

12.1.2 Klinik

Klinischer Schweregrad

NYHA-Klassifikation der Herzinsuffizienz:

- I: keine Einschränkung der körperlichen Belastbarkeit, Dyspnoe oder Palpitationen
- II: Symptome bei höhergradiger körperlicher Belastung
- III: Symptome bei leichter körperlicher Belastung
- IV: Beschwerden in Ruhe

Symptomatik

- Symptome der **Rechtsherzinsuffizienz:**
  - Symmetrische, tagesabhängige Ödeme der abhängigen Körperpartien (beim mobilen Patienten z. B. an Fußrücken, Knöchel und Unterschenkel, beim bettlägerigen Patienten an den unten liegenden Regionen des Körperstamms z. B. im Bereich des Sakrums, ausgeprägt als Anasarka)
  - Behäbiger allgemeiner Eindruck
  - Gestaute Halsvenen
  - Nykturie
  - Aszites
  - Hepato- und Splenomegalie
  - Stauungsgastritis
- Symptome der **Linksherzinsuffizienz:**
  - Lungenödem (→ Hustenreiz, rostbraunes Sputum, feuchte Rasselgeräusche basal)
  - Ruhe- und Belastungsdyspnoe
  - Orthopnoe (v. a. nachts)
  - Asthma cardiale
  - Stauungsbronchitis
- Gemeinsame Symptome von **Rechts- und Linksherzinsuffizienz:**
  - Leistungsabfall, vorzeitige Ermüdbarkeit
  - Tachykardie
  - Herzrhythmusstörungen
  - Herzvergrößerung
  - Zyanose
  - Schwindel, Kopfschmerzen
  - Pleura- und Perikarderguss
- **Generalisiertes** Ödem
- Meist **eiweißarmes** Ödem, das selten bei schwerwiegender chronischer Belastung des Lymphgefäßsystems schließlich eiweißreich werden kann

12.1.3 Therapie

Kausale medizinische Therapie

- Therapie der Ursache
- Wasser- und Salzrestriktion
- Körperliches Training
- Medikamentöse Therapie der Herzinsuffizienz:
  - Prognostisch wirksam:
    - Betablocker (z. B. Bisoprolol, Carvedilol, Metoprolol)
    - ACE-Hemmer, AT1-Rezeptorblocker (Ramipril, Enalapril, Candesartan, Valsartan u. a.)
    - Aldosteronantagonisten (Spironolacton, Eplerenon)
    - If-Kanalblocker (Ivabradin)
  - Symptomatisch wirksam:
    - Thiaziddiuretika, kaliumsparende Diuretika (Thiazid, Amilorid etc.)
    - Schleifendiuretika (Torasemid, Furosemid)
- Implantierbare Devicetherapie: kardiale Resynchronisationstherapie bzw. Defibrillator, kardiale Kontraktionsmodulation (CCM)
- Mechanische Unterstützungssysteme (left ventrikular assist, Pumpen)

12

Komplexe physikalische Entstauungstherapie (KPE)

- Da bei der **Linksherzinsuffizienz** eine dynamische Insuffizienz des Lymphgefäßsystems zugrunde liegt (TK normal, LL ↑↑), stellen sie **keine Indikation** für die KPE dar.
- Bei der **Rechtsherzinsuffizienz** besteht eine hämodynamische Insuffizienz mit Reduktion der Transportkapazität. Sollten trotz medikamentöser Behandlung weiterhin Stauungsödeme und Spannungssymptome bestehen, kann unter ärztlicher Überwachung unter stationären Bedingungen eine **vorsichtige Therapie** der kardialen Ödeme mit MLD und Kompression erfolgen.
- MLD und LKV sind bei Bestehen einer dekompensierten Herzinsuffizienz kontraindiziert, da sie die Vorlast des Herzens erhöhen und ein Lungenödem provoziert werden könnte.
- Eine Kompressionstherapie ist auch bei kardialen Ödemen zur Symptomlinderung sinnvoll.

✓ **Achtung**

Kardiale Ödeme bei Dekompensation bzw. NYHA III sind eine absolute Kontraindikation für die ambulante KPE.

12.2 Renale Ödeme

Ursula Heine-Varias

12.2.1 Krankheitsentstehung

Ursachen von renal bedingten Ödemen:
- Nephrotisches Syndrom
- Akutes Nierenversagen
- Chronische Niereninsuffizienz

12.2.2 Klinik und Therapie

- **Generalisiertes** Ödem
- Therapie erfolgt nach **Ursache** der Erkrankung medikamentös und diätetisch
- Dialyse
- Eventuell Nierentransplantation
- **Keine** Indikation für die **KPE**

12.3 Hepatische Ödeme

Ursula Heine-Varias

12.3.1 Krankheitsentstehung

Ursachen von hepatogen bedingten Ödemen:
- Akute Leberinsuffizienz
- Chronische Leberinsuffizienz, meist aufgrund einer Leberzirrhose
- Hepatorenales Syndrom

Folgen:
- Verminderte Albuminsynthese, verstärkt durch sekundären Hyperaldosteronismus
- Verminderter Östrogenabbau

12.3.2 Klinik und Therapie

- Generalisiertes Ödem
- Aszites durch die portale Hypertonie
- Therapie erfolgt nach **Ursache** der Erkrankung
- **Keine** Indikation für die **KPE**

12.4 Ödeme durch Hypoproteinämie

Ursula Heine-Varias

12.4.1 Krankheitsentstehung

Ursachen einer Hypoproteinämie:
- Verstärkter Verbrauch durch maligne Tumoren
- Nephrotisches Syndrom
- Leberinsuffizienz mit gestörter Proteinsynthese
- Eiweißverlust über Haut, z. B. bei Verbrennungen
- Eiweißverlust über den Magen-Darm-Trakt
- Mangel-, Fehlernährung
- Maldigestionssyndrom
- Malresorptionssyndrom

Eine schwere Hypoproteinämie mit Erniedrigung des kolloidosmotischen Drucks ($KOD_{Pl} < 5\,g/\%$) und Erniedrigung von Albumin ($< 2{,}5\,g/\%$) führt zu einer erheblichen Reduktion der resorbierenden Kraft. Als Folge steigt das Nettoultrafiltrat im gesamten Körper so stark an, dass eiweißarme, generalisierte Ödeme auf der Grundlage einer **dynamischen Insuffizienz** entstehen. Die Ödementwicklung wird verstärkt, da über die Reduktion des Blutvolumens die Aktivierung des Renin-Angiotensin-Aldosteron-Systems erfolgt.

12.4.2 Klinik

- **Generalisiertes** Ödem
- Weitgehend lageunabhängige Ödeme
- Ödeme zeigen sich zuerst im Bereich der Augenlider und des Skrotums, dann der Schwerkraft folgend zunächst an den unteren Extremitäten aufsteigend, schließlich auch in Körperhöhlen mit Gewichtszunahme, evtl. bis zur Anasarka
- Aszites bei Lebererkrankung mit portaler Hypertonie

12

12.4.3 Therapie

- Erhöhung der Plasmaproteinkonzentration
- Behandlung der Ödeme je nach **Ursache** medikamentös und/oder diätetisch
- Oft nur symptomatische Behandlung der Ödeme durch Diuretika und Aldosteronantagonisten möglich
- **Ausnahme: lymphostatische Enteropathie,** die durch ein primäres oder sekundäres Lymphödem des Darmes bedingt ist (▶ Kap. 6.3.2, ▶ Kap. 6.5.1, ▶ Kap. 7.3.2, ▶ Kap. 7.5.1)
  - Sie führt zu einem Eiweißverlust über die Darmschleimhaut und kann – nach Ausschluss von Kontraindikationen – eine Indikation für die **KPE** sein: durch Einsatz der Bauchtiefdrainage in Verbindung mit Atemtherapie werden die

Lymphbildung und der Lymphtransport im Bauchraum verbessert und der Verlust eiweißreicher Flüssigkeit wird reduziert
- Zusätzlich diätetische Therapie durch proteinreiche Kost und zur Entlastung der Darmlymphgefäße Ersatz der lymphpflichtigen LCT-Fette durch MCT-Fette (Ceres-Diät)
- Da hier als Ursache der hypoproteinämischen Ödeme ein lymphologisches Krankheitsbild vorliegt, ist der Einsatz der MLD zur Therapie des Darmlymphödems indiziert

12.5 Kapillarlecksyndrom (Capillary Leak Syndrome, Clarksen-Syndrom)

Anya Miller

12.5.1 Krankheitsentstehung

- Seltene Erkrankung mit plötzlichen generalisierten Ödemen durch eine verstärkte Durchlässigkeit der Kapillaren
- Austritt von Plasma und Albuminen in das Gewebe führt zu einer Hypovolämie in den Gefäßen
- Genauer Pathomechanismus ist unbekannt
- Bei 82 % der Fälle besteht eine monoklonale Gammopathie (meist IgG), auch Übergänge in multiple Myelome wurden beobachtet, bei ca. 20 % wurde ein M-Protein nachgewiesen

12.5.2 Klinik

Beschrieben werden **2 Phasen:**
- Initiale Phase (1–4 Tage):
  - Bauchschmerzen
  - Übelkeit
  - Generalisiertes Ödem
  - Hypotonie
  - Gegebenenfalls Niereninsuffizienz und Rhabdomyolyse
- Zweite Phase: Mobilisierung des Extravasats
  - Polyurie
  - Gegebenenfalls Lungenödem

12.5.3 Therapie

- Standardtherapie existiert nicht
- Engmaschige Überwachung
- Reduktion der Flüssigkeitszufuhr
- Gabe von Diuretika, Volumenexpandern
- Hämofiltration
- Prophylaxe: positive Erfolge werden mit Theophyllin, Aminophyllin und Terbutalin beschrieben

13 Endokrin bedingte Ödeme

Ursula Heine-Varias und Anya Miller

13

13.1 Endokrin bedingte Ödeme ohne KPE-Indikation

Keine Indikation für eine komplexe physikalische Entstauungstherapie sind die generalisierten, interstitiellen, hormonell bedingten Ödeme, die auf einer Überproduktion von

- Kortison
- Aldosteron
- Adiuretin
- Serotonin
- Prolaktin
- Östrogen

beruhen.

Symptomatik:
- Spannungsgefühl
- Diskretes prätibiales Ödem

Die weitere Symptomatik dieser Hormonstörungen ist bei der Diagnose richtungsweisend.

Diagnostik: Hormonbestimmung

Therapie: entsprechend der Genese medikamentös und/oder operativ

13.2 Myxödeme

13.2.1 Krankheitsentstehung

Das Myxödem ist Begleitsymptom von **Schilddrüsenfunktionsstörungen** mit einer Produktion von Muzin in der Dermis.

13.2.2 Klinik

- „Ödeme" imponieren als **fest** und hinterlassen **keine Dellen,** da die Flüssigkeit an Proteoglykane gebunden ist.
- Bei **Hypothyreose:**
  - **Diffuses** Myxödem
  - Subjektives Spannungsgefühl
  - An einzelnen Regionen, wie Füßen und Unterschenkeln, auch derb und prominent
  - Richtungsweisend sind auch die weiteren Symptome der Schilddrüsenunterfunktion:
    - Leistungsabfall
    - Müdigkeit
    - Konzentrationsstörungen
    - Gewichtszunahme
    - Veränderungen an Haut und Hautanhangsgebilden: trockene, kalte, raue, blasse Haut, brüchige Nägel, struppige Haare
    - Bradykardie, Herzinsuffizienz, KHK
    - Schluck-und Atemstörungen
- Bei **Hyperthyreose:**
  - Als **zirkumskriptes** Myxödem bei Morbus Basedow, findet sich nur bei einem Teil der Patienten

13

- Scharfes umschriebenes prätibiales oder am gesamten Unterschenkel bis zu den Füßen reichend derbes, nicht eindrückbares Ödem
- Selten extreme elephantiasisartige Ausprägungen der Dermatopathie
- Richtungsweisend sind auch die weiteren Symptome der Schilddrüsenüberfunktion:
  - Gewichtsverlust
  - Appetitzunahme
  - Wärmeintoleranz
  - Veränderungen an Haut und Hautanhangsgebilden: warme, feuchte Haut, Haarausfall
  - Hypertonie, Tachykardie, Herzinsuffizienz
  - Tremor, Unruhe, Schlafstörungen, Reizbarkeit, Hyperaktivität
  - Bei Morbus Basedow mit endokriner Orbitopathie auch Exophthalmus

13.2.3 Therapie

- Therapie der **Ursache:**
  - Bei Hypothyreose: Hormonsubstitution
  - Bei Hyperthyreose: Thyreostatika, evtl. Schilddrüsenresektion bzw. Radiojodtherapie
- **Keine Indikation für die KPE**

13.3 Schwangerschaftsbedingte Ödeme

13.3.1 Physiologische Ödeme

- In bis zu 80 % treten während der Schwangerschaft Ödeme auf, die als physiologisch zu betrachten sind.
- Sie sind bedingt durch
  - die endokrine Umstellung mit Auflockerung des Gewebes und der Venen,
  - die Hypervolämie und
  - die Kompression der pelvinen Venen durch den graviden Uterus.
- **Kompressionsversorgung** mit rundgestrickten Kompressionsstrümpfen
- Keine Indikation für KPE

13.3.2 Pathologische Ödeme

- Schwangerschaftsödem im Rahmen einer **EPH-Gestose:**
  - Deutliche Gewichtszunahme von mehr als einem kg/Woche
  - Schwere, generalisierte Ödeme
  - Proteinurie > 300 g/l
  - Erhöhter Blutdruck
  - Eventuell drohende Eklampsie oder HELLP-Syndrom → erfordern engmaschige fachärztliche Kontrolle
- Keine Indikation für KPE

13

13.4   Prämenstruelles bzw. zyklisches Ödem

13.4.1   Definition

Zyklisch-prämenstruelle (generalisierte) Ödeme sind ein Symptom des prämenstruellen Syndroms (PMS). Nach der Menopause können die Beschwerden für einige Jahre weiter bestehen und werden dann als zyklisches Ödem bezeichnet.

13.4.2   Krankheitsentstehung

- **Hormonelle Dysbalancen** mit erniedrigtem Progesteron-Östradiol-Quotienten und erhöhten Aldosteron-, Renin- und Prolaktinwerten in der Lutealphase
- Verstärkte ADH-Ausschüttung und Aktivierung des Renin-Angiotensin-Aldosteron-Systems
- Kapillarszintigrafisch findet sich eine **Erhöhung der Blutkapillarpermeabilität**

13.4.3   Klinik

- Gewichtszunahme von durchschnittlich 0,6 kg, in Extremfällen bis zu 4 kg
- Ausschwemmung der Ödeme mit der Menstruation
- Periodisch auftretende **Gewichtsschwankungen** (Gewichtsunterschied zwischen morgens und abends > 1,4 kg)
- Ödeme betreffen morgens mehr die obere, abends mehr die untere Körperhälfte
- Spannungsgefühl besonders an Händen, Füßen und Brüsten
- Folgen der potentiellen **Hypovolämie:**
  - Verschlechterung des Allgemeinbefindens
  - Kopfschmerzen
  - Nervosität
  - Konzentrationsstörungen
  - Depressivität
- Reaktive Polydipsie
- Oligurie
- Obstipation
- Zunahme der Beschwerden durch Stress, Wärme und Orthostase

13.4.4   Diagnostik

13

- **Ausschluss** aller anderen Ursachen für generalisierte Ödeme anhand der geschilderten Symptome
- **Endokrinologische Untersuchung**
- Eventuell **Wasserbelastungstest** nach Streeten zum Nachweis der verstärkten Kapillardurchlässigkeit
  - Nach Blasenentleerung werden innerhalb von 30 Min. 20 ml/kg KG Wasser getrunken und nach 4 Stunden Liegen die produzierte Urinmenge bestimmt. Am nächsten Tag gleiche Untersuchung nach 4 Stunden Stehen, evtl. zusätzlich Bestimmung der Beinvolumina. Dieser Test ist pathologisch, wenn am 2. Tag weniger als 70 % des getrunkenen Wassers und weniger als 33 % Natrium wie am ersten Tag ausgeschieden werden.
  - Auch pathologisch bei Lipödem, Adipositas, Nebenniereninsuffizienz, Schilddrüsenfunktionsstörungen, Syndrom der inadäquaten ADH-Sekretion
  - Cave: drei Wochen vorher keine Diuretikatherapie

13.4.5 Therapie

- Gegebenenfalls endokrinologische Behandlung
- Kompressionsbestrumpfung in den Phasen ausgeprägter Ödeme
- Gegebenenfalls Diuretika
- Eventuell ödemadaptiert zusätzlich MLD

13

14 Arzneimittelinduzierte Ödeme

Christoph Schindler und Sebastian Schellong

14

14

14.1 Epidemiologie

Kalziumkanalblocker und **nichtsteroidale Antiphlogistika** (NSAR) verursachen am häufigsten Ödeme [2], wobei die Inzidenz bei NSARs bei 5 % liegt [3]. Hingegen entwickeln bis zu 50 % der Patienten, die Kalziumkanalblocker einnehmen, periphere Ödeme.

Im Zusammenhang mit medikamentös verursachter Ödembildung spielen v. a. die **Erhöhung des hydrostatischen Drucks** und die **Erhöhung der kapillaren Permeabilität** eine Rolle. Die wichtigsten Arzneimittel, die mit einer Ödembildung v. a. an der unteren Extremität assoziiert sein können, sind:

- **Antihypertensiva:**
  - Kalziumantagonisten (Kalziumkanalblocker, CCB): v. a. Dihydropyridine (▶ Kap. 14.3)
  - Diuretika (▶ Kap. 14.4)
  - Betablocker (▶ Kap. 14.5)
  - ACE-Hemmer (verursachen v. a. Angioödeme) (▶ Kap. 14.6)
  - Clonidin, Hydralazin, Minoxidil, Methyldopa (▶ Kap. 14.7)
- **Hormone** (▶ Kap. 14.8):
  - Kortikosteroide
  - Östrogen
  - Progesteron
  - Testosteron
- **Nichtsteroidale Antiphlogistika (NSAR)** (▶ Kap. 14.9)
- **Glitazone (Rosiglitazon, Pioglitazon)** (▶ Kap. 14.10)
- **ZNS-wirksame Pharmaka:**
  - Lithium (▶ Kap. 14.11)
  - Olanzapin, Quetiapin (▶ Kap. 14.12)
  - MAO-Hemmer (Monoaminooxidase-Hemmer) und Trizyklika (▶ Kap. 14.13)

14.2 Bedeutung der Arzneimittelanamnese

Klinisch und in der ambulanten Versorgung wird man zunehmend mit dem Problem einer immer älter werdenden polypharmazierten Bevölkerung konfrontiert. Über 40 % der Bevölkerung nehmen täglich 5 verschiedene Medikamente ein. Dies erschwert die Identifikation und Zuordnung arzneimittelspezifischer Nebenwirkungen und unterstreicht die besondere Bedeutung einer gründlichen Arzneimittelanamnese. Insbesondere beim Auftreten klinischer Komplikationen, z. B. bei neu auftretenden Ödemen, sollte daher eine gründliche **Arzneimittelanamnese** durchgeführt werden:

- Alter, Gewicht und Größe?
- Leber- und Nierenfunktion?
- Allgemeine Vorerkrankungen?
- Wer ist der Hausarzt? Gegebenenfalls Rücksprache halten.
- Bei Fachärzten in Behandlung? Wenn ja: Welche Fachrichtung?
- Welche Medikamente werden **regelmäßig** eingenommen? Nach *allen* Medikamenten und der jeweiligen Dosierung fragen, explizit auch nach OTC-Arzneimitteln (Over The Counter = apothekenpflichtige und gleichzeitig nicht ver-

14

schreibungspflichtige Medikamente), homöopathischen Präparaten, Vitaminen und Spurenelementen.

- Welche Präparate werden **gelegentlich** eingenommen?
- Wurden heute oder in den letzten Tagen Medikamente eingenommen, die sonst nicht eingenommen werden?

14.3 Kalziumantagonisten (Kalziumkanalblocker, CCB)

14.3.1 Wirkstoffe und Epidemiologie

- Aufgrund der spezifischen Bindungsstellen am Kalziumkanal unterscheidet man:
  - **Nifedipintyp** (Dihydropyridine): z. B. Nifedipin, Amlodipin
  - **Diltiazemtyp** (Benzothiazepine): z. B. Diltiazem
  - **Verapamiltyp** (Phenylalkylamine): z. B. Verapamil, Gallopamil
- **Inzidenz** Dihydropyridin-induzierter Knöchelödeme (Anstieg bis 6 Monate nach Ansetzen):
  - 1–15 % der Patienten betroffen (früher wurden 5–70 % angenommen)
  - 5 % bei Verapamil, 6 % bei Manidipine, 22 % bei Amlodipin, 29 % bei Nitrendipin
  - Frauen > Männer
  - Altersabhängigkeit: Ältere viel häufiger betroffen als Jüngere
  - Heute: ca. 35 % der Hypertoniker auf Dihydropyridine in klinischen Studien
- **Dosisabhängigkeit** [4]:
  - Amlodipin, Felodipin: 5 % bei 5 mg/d, 25 % bei 20 mg/d
  - 2. Generation der CCB (Manidipine) und 3. Generation der CCB (z. B. Lercanidipine): geringere Ödeminzidenz angenommen [5]

> **⚠ Merke**
>
> Innerhalb der Gruppe der Kalziumkanalblocker verursachen die **Dihydropyridine** mit **höherer Wahrscheinlichkeit** periphere Ödeme, da sie eine selektivere arterioläre Vasodilatation bewirken.

14.3.2 Entstehungsmechanismus des Ödems

- Physiologisch bewirkt eine erhöhte zytosolische Kalziumkonzentration eine gesteigerte Kontraktilität vaskulärer glatter Gefäßmuskelzellen.
- Die pharmakologische Hemmung des Kalziumeinstroms durch CCB führt zur **Dilatation** der **Widerstandsgefäße** (**Arteriolen**). Im Bereich der Venolen erfolgt keine Wirkung und diese bleiben verengt.
- Dadurch entsteht ein **präkapilläres Leck** und Flüssigkeit gelangt ins Gewebe (▶ Abb. 14.1).
- Das sympathische Nervensystem und das Renin-Angiotensin-Aldosteron-System (RAAS) sind die beiden wesentlichen Systeme, die den Blutdruck regulieren.
- Durch die Kalziumkanalblocker-induzierte Vasodilatation wird reflektorisch der **Sympathikus stimuliert** → Herzfrequenzerhöhung und **Stimulation des RAAS** → Ausschüttung von Noradrenalin → **venöse Konstriktion** → verstärkt das Problem, da Venolen auf Noradrenalin sehr empfindlich reagieren.

14

- **Angiotensin II** führt wiederum zu einer erhöhten Ausschüttung von Adrenalin (gegenseitige Verstärkung; ▶ Abb. 14.2) [6]
- Dadurch entsteht ebenfalls ein präkapilläres Leck (▶ Abb. 14.1).

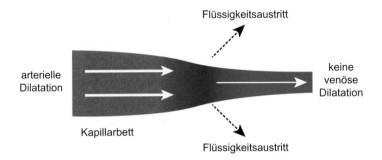

Abb. 14.1 Entstehungsmechanismus eines Ödems bei einer Therapie mit Kalziumkanalblockern [L231]

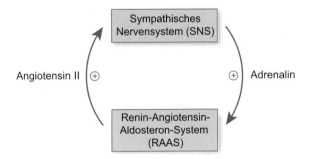

Abb. 14.2 Gegenseitige Verstärkung von sympathischem Nervensystem (SNS) und Renin-Angiotensin-Aldosteron-System (RAAS) [L231]

14.3.3 Klinik

- **Risikogruppe:** ältere Patienten, bei denen die Elastizität des subkutanen Hautgewebes reduziert ist
- Periphere Ödeme v. a. der unteren Extremitäten (**Knöchelödeme**)
- Periphere Ödeme v. a. der unteren Extremitäten bei 35 % der Hypertoniepatienten, die im Rahmen klinischer Studien behandelt wurden [7,11,12]
- Das Auftreten peripherer Ödeme ist der häufigste Grund für die Beendigung einer Behandlung mit CCB
- Ödeminzidenz steigt unter Behandlung mit einem CCB bis 6 Monate nach Therapiebeginn langsam an und erreicht dann ein stabiles Plateau

14

14.3.4 Therapeutische Maßnahmen [4,7,8]

- Dosis des CCB reduzieren
- Mit einer RAAS-blockierenden Substanz kombinieren (ACE-Hemmer, AT_1-Rezeptor-Blocker oder Reninantagonist Aliskiren) [9] → der RAAS-Blocker erweitert auch die Venolen, wodurch der Filtrationsdruck im Kapillarbereich reduziert wird, ein Druckausgleich erfolgt und die Ödeminzidenz sinkt (▶ Abb. 14.3)
- Auf lipophilere Kalziumkanalblocker der 3. Generation umstellen, z.B. Lacidipin (▶ Kap. 14.3.5), Manidipin, Lercanidipin → vermutlich geringere Aktivierung des sympathischen Nervensystems → Verringerung der Ödemtendenz bei gleich effektiver Blutdrucksenkung [10]
- Abendliche Gabe bevorzugen
- Absetzen ist erst die Ultima Ratio

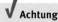 **Achtung**
Die ergänzende Gabe eines Diuretikums wirkt nicht auf ein CCB-induziertes Ödem.

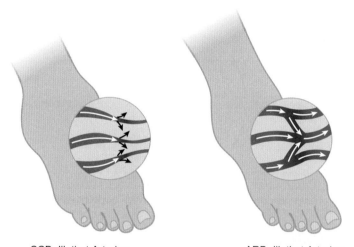

| a | CCB dilatiert Arterien, Venen bleiben konstringiert | b | ARB dilatiert Arterien und Venen |

Abb. 14.3 a) Ödementstehung bei Gabe von Kalziumkanalblockern (CCB): Kapillärer Overload drückt Volumen in umgebendes Gewebe. **b)** Reduktion des CCB-induzierten Ödems durch Kombination von CCB mit einem Angiotensinrezeptorblocker (ARB, RAAS-Hemmer). [L231]

14.3.5 Spezielle Pharmakologie: Lacidipin

- Das besondere Merkmal von Lacidipin gegenüber älteren Dihydropyridinanaloga ist eine **lange Wirkdauer**, die eine Gabe von 6 mg 1 × tgl. ermöglicht. Bei Invitro-Experimenten kam es selbst nach einer Auswaschphase von 60 Minuten wieder zu einer Relaxation, was darauf hindeutet, dass trotz der Auswaschung noch Lacidipin in der Membran gespeichert war. Dies ist bei Amlodipin nicht zu beobachten.

14

- Lacidipin wird eine **hohe Gefäßselektivität** zugeschrieben. Dessen Wirkung auf die glatte Muskulatur der Gefäße ist bei weitem stärker als die auf das Myokard.
- Zugelassen wurde Lacidipin für die Therapie der **essenziellen Hypertonie.**
- Lacidipin wird nach peroraler Applikation rasch resorbiert und unterliegt wie die anderen Dihydropyridine einem ausgeprägten First-pass-Metabolismus, sodass die Bioverfügbarkeit nur bei etwa 10 % liegt.
- Bei In-vitro-Experimenten wurden die für Lacidipin ausgeprägten **antioxidativen Eigenschaften** nachgewiesen, die denen von Vitamin E entsprechen. Insbesondere schützte Lacidipin glatte Muskelzellen 10-mal wirksamer als Amlodipin und 35-mal wirksamer als Nicardipin vor einer oxidativen, stressinduzierten Beeinträchtigung der Kalziumhomöostase. Damit hat es auch eine **antiatherogene** Wirkung.

14.4 Diuretika

14.4.1 Wirkstoffe und Wirkmechanismus

- **Wirkstoffe:**
  - Furosemid
  - Torasemid
  - Piretanid
  - Etacrynsäure
- **Wirkmechanismus:**
  - Entfalten ihre Wirkung im dicken aufsteigenden Teil der Henle-Schleife (▶ Abb. 14.4) →
  - Inhibieren den Na^+-K^+-$2Cl^-$-Kotransport in der luminalen Zellmembran →
  - Ausscheidung: 25 % des filtrierten Na^+ →
  - Gegenregulatorische Erhöhung von Aldosteron und ADH
- Schleifendiuretika werden eigentlich therapeutisch zur Behandlung von Ödemen eingesetzt. Somit erscheint es auf den ersten Blick paradox, dass diese Arzneimittelgruppe selbst eine Ödem auslösende Wirkung haben soll.
- Bei Diuretika-induzierten Ödemen handelt es sich um eine generalisierte Schwellneigung nach Wirkungsverlust oder Absetzen nicht indizierter Diuretika. Zur missbräuchlichen Einnahme von Diuretika kommt es häufig bei Adipositas mit dem Ziel, Gewicht zu verlieren, bei Lymphödemen, venös bedingten Ödemen und idiopathischen Ödemen.

14.4.2 Entstehungsmechanismus des diuretikainduzierten Ödems

- Durch Einnahme eines Diuretikums kommt es zu einer **verminderten tubulären Rückresorption** von Salzen, insbesondere von **Natrium** und **Wasser** und somit zu einer **verstärkten Ausscheidung** dieser Substanzen.
- Der Organismus registriert diesen Mangel und produziert reaktiv vermehrt die Hormone, die sowohl Natrium als auch Wasser in den Nierentubuli verstärkt rückresorbieren. Das sind für Natrium **Aldosteron** und für Wasser **ADH** (antidiuretisches Hormon; Synonyme: Adiuretin, Vasopressin).
- Bei Nachlassen der Diuretikawirkung kommt es nun durch die reaktiv erhöhten Hormonspiegel zu einer verstärkten Einlagerung von Natrium und Wasser im Körper mit generalisierten Spannungsgefühlen.

14

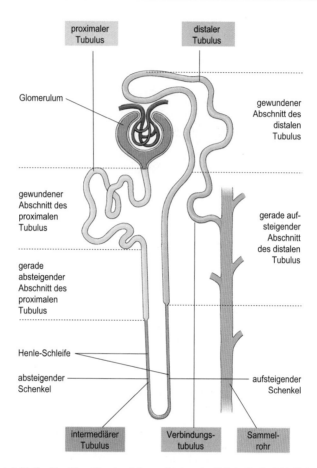

proximaler Tubulus

distaler Tubulus

Glomerulum

gewundener Abschnitt des distalen Tubulus

gewundener Abschnitt des proximalen Tubulus

gerade aufsteigender Abschnitt des distalen Tubulus

gerade absteigender Abschnitt des proximalen Tubulus

Henle-Schleife

absteigender Schenkel

aufsteigender Schenkel

intermediärer Tubulus

Verbindungstubulus

Sammelrohr

Abb. 14.4 Schleifendiuretika wirken im dicken aufsteigenden Teil der Henle-Schleife [L190]

- Die betroffene Person nimmt daraufhin das Diuretikum noch öfter und in noch höherer Dosierung, sodass ein **Circulus vitiosus** entsteht, der zur Einnahme immer höherer Diuretikadosen führt [13].

14.4.3 Klinik

- Generalisierte, eindrückbare, schwere Knöchel- und Gesichtsödeme, geschwollene Finger
- Erhaltungsdosis: 40–80 mg Furosemid/d, Gewichtsabnahme von 1 kg/d angestrebt
- Plötzliches Absetzen → Gewichtszunahme von 3–4 kg
- Symptome: erhöhter Hautturgor, Luftnot, Angstgefühle
- Frauen sehr viel häufiger als Männer betroffen

14.4.4 Therapeutische Maßnahmen

- Diuretika nicht abrupt, sondern schrittweise absetzen
- Physikalische Ödemtherapie
- Kompressionsstrumpfhose

14.5 Betablocker

14.5.1 Wirkstoffe und Wirkmechanismus

- **Wirkstoffe (z. B.):**
  - Metoprolol
  - Bisoprolol
  - Nebivolol
- **Wirkmechanismus:**
  - Selektive Blockade von β_1-Rezeptoren
  - Senkung des Sympathikotonus
  - Negativ ino-, chrono- und dromotrop

14.5.2 Entstehungsmechanismus des Ödems

- In der Pathogenese der **Herzinsuffizienz** spielen Adaptationsmechanismen eine große Rolle. Dazu zählt die **neurohumorale Aktivierung,** speziell des sympathoadrenergen Systems und des Renin-Angiotensin-Aldosteron-Systems (RAAS).
- Die Wirkung dieser Mechanismen resultiert in einer **peripheren Vasokonstriktion** zur Aufrechterhaltung der Organperfusion.
- Durch die **Erhöhung der Nachlast** kommt es jedoch zu einer weiteren Beeinträchtigung der myokardialen Auswurfleistung, die in eine zusätzliche Aktivierung der neuroendokrinen Stimulation mündet.
- Ödeme können bei zu **schneller Titration** bzw. insgesamt **zu hoher Dosierung** eines Betablockers bei bestehender Herzinsuffizienz entstehen.
- Das geschwächte Herz ist dann nicht mehr in der Lage, das Blut durch den Kreislauf zu pumpen (generalisierte passive Hyperämie). Ist nur die linke Herzhälfte betroffen (Linksherzinsuffizienz), staut sich das Blut im Lungenkreislauf.
- Somit entsteht ein Circulus vitiosus, der das weitere Fortschreiten der Herzinsuffizienz begünstigt.
- Die vermehrte Freisetzung von Noradrenalin führt langfristig zu ungünstigen funktionellen und strukturellen Veränderungen am Herzen und korreliert eng mit der schlechten Prognose einer Herzinsuffizienz.

14.5.3 Klinik

- Ödeme entstehen grundsätzlich **symmetrisch**
- Beginn in den distalen Körperabschnitten und inneren Organen, z. B. Leber
- Schließlich Ausbildung eines generalisierten Ödems

14.5.4 Therapeutische Maßnahmen

- Behandlung der zu Grunde liegenden Herzinsuffizienz
- Dosisreduktion des Betablockers

14

- Bei Herzinsuffizienz Betablocker langsam auftitrieren: Start low, go slow.
- Gegebenenfalls Gabe von ACE-Hemmern, um über periphere Vasodilatation den Filtrationsdruck im Gewebe zu reduzieren
- Eventuell supportiv Gabe von Diuretika
- Digitalisgabe zur Verbesserung der Herzinsuffizienzsymptomatik

14.6 Weitere Antihypertensiva

14.6.1 Clonidin

- Stimuliert zentrale postsynaptische α_2-Rezeptoren → Absenkung des Sympathikotonus
- Stimuliert Imidazolrezeptoren → Abnahme des systemischen Gefäßwiderstands
- Stimuliert ferner periphere präsynaptische α_2-Rezeptoren → verminderte Reninfreisetzung und Gegenregulation durch Natrium- und Wasserretention → Ödembildung

14.6.2 Dihydralazin

- Wirkt über direkten Angriffspunkt im Bereich der glatten Gefäßmuskulatur des arteriellen Gefäßsystems vasodilatierend und reduziert den totalen peripheren Widerstand →
- Gegenregulatorisch Reflextachykardie sowie Anstieg von Herzminutenvolumen und Plasmareninaktivität (PRA) →
- Natrium- und Wasserretention, die zur Abschwächung der antihypertensiven Wirksamkeit führt und die Ödementstehung begünstigt
- Eine länger dauernde Therapie ist nur in Kombination mit einem Betablocker und Diuretikum sinnvoll

14.6.3 Minoxidil

- Potentester oral applizierbarer Vasodilatator
- Greift durch Öffnung von Kaliumkanälen in der glatten Gefäßmuskulatur direkt an der arteriellen Gefäßmuskulatur an → starke Vasodilatation und Senkung des totalen peripheren Widerstands →
- Reflektorische Erhöhung von Herzfrequenz, Herzminutenvolumen und Plasmareninaktivität (PRA) mit Natrium- und Wasserretention → Ödembildung
- Eine länger dauernde Therapie ist nur in Kombination mit einem Betablocker und Diuretikum sinnvoll

14.6.4 α-Methyldopa

- Wird analog zu L-Dopa durch die Dopa-Decarboxylase zu α-Methyldopamin decarboxyliert und weiter zu α-Methylnoradrenalin hydroxyliert, das als falscher Neurotransmitter fungiert
- Synthese, Speicherung, Freisetzung und Wiederaufnahme von α-Methylnoradrenalin entsprechen der von Noradrenalin, wobei α-Methylnoradrenalin nicht durch die Monoaminooxidase (MAO) desaminiert wird

14

- Im ZNS synthetisiertes α-Methylnoradrenalin ist nicht liquorgängig und stimuliert zentrale α_2-Rezeptoren $\rightarrow$ Erhöhung der Empfindlichkeit des Barorezeptorenreflexes und reflektorische Senkung des Sympathikotonus bei Stimulation peripherer Barorezeptoren $\rightarrow$
- Senkung des peripheren Gefäßwiderstands sowie des Herzzeitvolumens (HZV) $\rightarrow$
- Es kann zur orthostatischen Dysregulation kommen $\rightarrow$
- Reaktive ausgeprägte gegenregulatorische Natrium- und Wasserretention $\rightarrow$ Ödembildung

14.6.5 Therapieempfehlungen

- Dosisreduktion des Medikaments
- Kombination mit einem Betablocker und einem Diuretikum

14.7 ACE-Hemmer

14.7.1 Wirkstoffe und Epidemiologie

- **Wirkstoffe:**
  - Captopril
  - Enalapril
  - Lisinopril
  - Ramipril
- **Indikationen:**
  - Hypertonie
  - Herzinsuffizienz
  - Herzinfarkt
  - Niereninsuffizienz
  - Diabetische Nephropathie
- Circa 40 Millionen Patienten weltweit erhalten ACE-Hemmer
- **Inzidenz:**
  - 0,4–1,0 %
  - Steigende Inzidenz weltweit: möglich, weil zunehmend lang wirksame ACE-Hemmer wie Ramipril, Lisinopril und Enalapril im Vergleich zu dem kurz wirksamen Captopril eingesetzt werden
  - Inzidenz mit 25 % am höchsten in den ersten 4 Wochen nach Therapiebeginn mit ACE-Hemmern
- **Mortalität** weltweit: 1 %; OCTAVE-Studie: 6,8/1.000 [15,16]
- Bei Millionen von Anwendern muss weltweit mit mehreren Tausend tödlich verlaufenden ACE-Hemmer-bedingten Angioödemen gerechnet werden
- **Auftreten:** 1–4 Wochen nach Behandlungsbeginn; seit 1990 häufen sich Reporte, die Spätauftreten noch Jahre später beschreiben
- Viele Patienten erleiden mehrere unerkannte Angioödemepisoden
- **Diabetiker** bekommen ACE-Hemmer-induzierte Angioödeme signifikant **seltener**
- Angioödeme nach kurz wirksamen ACE-Hemmern verlaufen weniger schwer als nach Gabe eines langwirksamen ACE-Hemmers
- Der Langzeiteffekt der ACE-Hemmer-Therapie resultiert mehr aus der Verstärkung der Bradykininwirkung als aus der Inhibition der Angiotensin II-Wirkung

14

14.7.2 Entstehungsmechanismus des Ödems

- **Risikofaktoren:**
  - Afroamerikaner: haben unter ACE-Hemmer-Therapie eine 4–5-mal höhere Inzidenz, ein ACE-Hemmer-induziertes Ödem zu bekommen als Menschen mit weißer Hautfarbe
  - Positive Familienanamnese
  - Zustand nach Leber- oder Nierentransplantation
  - Raucher
  - ACE-Hemmer-induzierter Husten
  - Weibliches Geschlecht
  - Trauma
  - Intervention im Atemwegsbereich
- **Histaminerg** (urtikariell) versus **kininogen** (Bradykinin): Während ein allergisches Angioödem immunologisch bedingt ist und durch Histamin vermittelt wird, ist bei anderen Angioödemformen Bradykinin der zentrale pathogenetische Faktor.
- **Schlüsselrolle** beim ACE-Hemmer induzierten Angioödem: erhöhte Aktivität von **Bradykinin**
- Akkumulation von Bradykinin durch
  - Vermehrte Bildung von Bradykinin:
    - Genetische Fehlbildung → Typ I (C1-Esterase-Inhibitor-Mangel)
    - Funktionsstörung → Typ II (hereditäres Angioödem = HAE)
  - Reduzierter Bradykininabbau:
    - Fehlen von ACE (▶ Abb. 14.5)
    - Fehlen von Kininase 1
- **Bradykinin** wirkt als **Vasodilatator** und verursacht eine verstärkte vaskuläre Permeabilität, bindet an endotheliale β_2-Rezeptoren und spielt eine Schlüsselrolle bei der Pathogenese sowohl des ACE-Hemmer-induzierten als auch des hereditären Angioödems.
- Unklar: Bradykininerhöhungen treten bei allen Patienten unter ACE-Hemmern auf, dennoch treten Angioödeme bei nur 1 von 200 Behandelten auf → es muss also weitere Faktoren geben, welche die Bradykininwirkung verstärken oder triggern.
- Die Mehrheit der Patienten mit ACE-Hemmer-induziertem Angioödem toleriert einen AT_1-Rezeptor-Blocker (= ARB, Angiotensin-Rezeptor-Blocker).
- AT_1-Rezeptor-Blocker wirken direkt am Rezeptor und interagieren nicht mit dem ACE → theoretisch sollte der Abbau von Bradykinin also nicht betroffen sein.
- Cave: es gibt dennoch sporadische Fallberichte über ARB-induzierte Angioödeme, was pharmakologisch heute noch nicht verstanden wird → ARB müssen nicht zwingend eine sichere Alternative zu einem ACE-Hemmer sein.
- In 32 % der Fälle eines ARB-induzierten Angioödems hatten die Patienten eine vorherige Episode durch einen ACE-Hemmer erlitten.

14

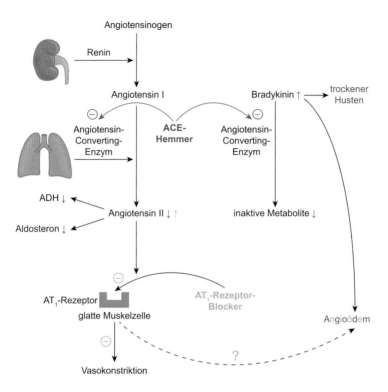

Abb. 14.5 Entstehung eines Angioödems (rot = Folgen bei Gabe eines ACE-Hemmers, orange = Folgen bei Gabe eines AT_1-Rezeptor-Blockers) [L231]

14.7.3 Klinik

- **Angioödem** [14]:
  - Akute ödematöse Schwellung der Subkutis und/oder Submukosa
  - „Nonpitting" (nicht wegdrückbar)
  - Plötzlich, kurz anhaltend
  - Keine lokale Rötung und kein Juckreiz (im Gegensatz zur allergischen Urtikaria)
- **Betroffene Areale:** überall, aber meist Gesicht, Lippen, Zunge, Pharynx, supraglottischer und (selten) subglottischer Bereich
- Wichtigste Kriterien: Odynophagie + Zungenschwellung
- Bis zu 20 % Dyspnoe, Dysphagie, Dysphonie, Stridor mit zunehmender Progression bis zur Atemwegsobstruktion
- Präsentation sehr variabel → schwierige Diagnose
- Angioödem kann noch Monate und Jahre nach Behandlungsbeginn auftreten
- Komplett symptomfreie Intervalle zwischen 2 Angioödemattacken möglich
- Oft milder Verlauf und spontane Remission unter Exposition möglich
- Attacken können von leichtem bis schwerem und tödlichem Verlauf variieren

14

14.7.4 Therapeutische Maßnahmen

- **Angioödem:**
  - Supportiv: Adrenalin, Steroide und Antihistaminika (nicht IgE-vermittelt)
  - ACE-Hemmer sofort absetzen
  - Eventuell bei progredientem Verlauf: Frischplasma (enthält Kininase II → baut Bradykinin ab)
  - Geplante Operation bei Risikopatienten: ACE-Hemmer vorher absetzen
  - Umstellen auf AT_1-Blocker ist zwar eine Alternative, kann aber unter Umständen zum Rezidiv führen (Gründe sind unklar)
- **Allergisches Angioödem:**
  - Antihistaminika
  - Im Notfall Adrenalin
- **Hereditäres Angioödem:**
  - Spezifischer B_2-Bradykininantagonist **Icatibant** (ist evtl. auch bei ACE-Hemmer-induziertem Angioödem wirksam)
  - Gabe eines **C1-INH-Konzentrates** aus Frischplasma (500–1.000 IE; für hereditäres Angioödem zugelassen; evtl. kausal?)
  - Ein Ödem der oberen Atemwege kann schnelles Eingreifen erfordern → intramuskulär injizierte oder nach einer Intubation endotracheal applizierte Epinephrine helfen gegen das Larynxödem
  - Tägliche Gabe eines **Antihistaminikums** kann die Schwere der Symptome lindern, aber eine Attacke oft nicht verhindern
  - Frischplasma enthält C1-Esterase-Inhibitor und kann erfolgreich eingesetzt werden
  - Angioödeme, die durch einen **Mangel an C1-Esterase-Inhibitor** (C1-INH) bedingt sind: intravenöse Substitution von **C1-Esterase-Inhibitor** → C1-INH greift regulierend in die Bradykinin-Freisetzung ein
  - Vorsicht bei Gabe von DPP-4-Inhibitoren (DPP-IV = Dipeptidylpeptidase 4→ Inkretinhormon; z. B. Vildagliptin) und gleichzeitiger Behandlung mit einem ACE-Hemmer:
  - Kein Zusammenhang zwischen Angioödemen und der Gabe des DPP-4-Inhibitors Vildagliptin
  - Aber: DPP-4-Inhibitor Vildagliptin führte bei Patienten, die gleichzeitig ACE-Hemmer einnehmen, zu erhöhtem Risiko für ein Angioödem (9-mal höher; 14/2.754 mit ACE-Hemmer versus 1/1.919 in der Kontrollgruppe) [17]
  - Inzidenz von Angioödemen war in Phase II- und Phase III-Studien mit Vildagliptin 10-fach höher als die von ACE-Hemmer-induzierten Angioödemen in Post-Marketing-Studien und in epidemiologischen Studien mit 0,1–0,7 % (in klinischen Studien werden 2,8–6 % berichtet)
  - Keine erhöhte Inzidenz bei Patienten, die AT_1-Rezeptor-Blocker einnehmen
  - Cave Interaktion (35–40 Mio. auf ACE-Hemmer, 195 Mio. Diabetiker)

√ Achtung

Patienten mit einem anamnestisch bekannten hereditären Angioödem sollten weder ACE-Hemmer noch orale Kontrazeptiva bekommen.

14.8 Hormone

14.8.1 Substanzen

- Kortikosteroide
- Östrogene
- Progesteron
- Testosteron
- Antiöstrogene
- Antikonzeptiva
- Gestagene

14.8.2 Entstehungsmechanismus des Ödems

- Bei verschiedenen hormonellen Dysbalancen können Ödeme entstehen
- In der Niere Retention von Natrium, Wasser, Kalzium und Chlor sowie vermehrte Kaliumausscheidung → Ödembildung und Blutdruckerhöhung
- Ödementstehung auch bei:
  - Hyperkortisolismus (50 % der Patienten)
  - Primärem und sekundärem Hyperaldosteronismus (sehr selten)
  - Adiuretinübersekretion (sehr selten)
  - Hyperprolaktinämie
  - Östrogenbildenden Tumoren
  - Hyperserotonismus (Carcinoid-Syndrom; selten): kann zu Ödematisierungen führen, da Serotonin als biogenes Amin und Neurotransmitter eine starke Wirkung auf die Gefäße ausübt

14.8.3 Klinik

- Präödem mit Spannungsgefühl
- Diskretes prätibiales Ödem

14.8.4 Therapeutische Maßnahmen

- Dosisreduktion des Hormons bei Zufuhr in therapeutischer Absicht
- Verzicht auf den Einsatz der verdächtigten Substanz
- Diuretikagabe kann u. U. versucht werden

14.9 Nichtsteroidale Antirheumatika (NSAR)

14.9.1 Epidemiologie, Wirkstoffe und Wirkmechanismus

Epidemiologie

- Weit verbreitete Anwendung als OTC-Drugs
- 4–9 % der Verschreibungen in Industrienationen
- Inzidenz Hypertonie und Ödem: 1–9 %
- Kein Vorteil für selektive COX-2-Hemmer
- Häufigkeit einer Na^+-Retention und assoziierten Ödemen bei Patienten unter NSAR-Therapie: 2–5 % und bis zu 25 %

14

Wirkstoffe

- Unselektive COX-Inhibitoren (z. B. Diclofenac, Ibuprofen, ASS)
- Selektive COX-2-Inhibitoren (z. B. Celecoxib, Etoricoxib, Parecoxib)

Wirkmechanismus

- Inhibition der Prostaglandin-Synthese aus Arachidonsäure via COX-1/-2
- Erhöhung des Blutdrucks durch Inhibition vasodilatierender Prostaglandine
- Geringer, aber signifikanter Effekt auf den Blutdruck (v. a. Hypertoniker): RR systolisch < 5 mmHg, RR diastolisch nicht beeinflusst

14.9.2 Entstehungsmechanismus des Ödems

- Prostaglandine (Vasodilatoren) wirken lokal in der Niere, halten die Homöostase durch Regulation der Na^+- und Wasser-Reabsorption aufrecht
- Dies insbesondere im dicken aufsteigenden Ast der Henle-Schleife und im Sammelrohr
- Prostaglandin-2 vermittelt die Antwort auf ADH (antidiuretisches Hormon) im Sammelrohr und dem dicken aufsteigenden Ast der Henle-Schleife durch Reduktion der Na^+-Absorption
- Außerdem inhibieren Prostaglandine die Produktion von Endothelin 1 (ET-1) im renalen Gefäßbett und vermindern damit die Na^+- und Wasser-Reabsorption
- NSARs erhöhen aber die Na^+- und Wasserretention durch Erhöhung der tubulären Reabsorption
- Erhöhte Natrium-Retention unter NSAR ist assoziiert mit einer herabgesetzten Response auf eine Diuretika-Behandlung
- Na^+-Retention scheint hauptsächlich durch COX-2 vermittelt zu werden → Studien zeigen ähnliche Na^+-Retentionslevels unter unselektiven NSAR und unter COX-2-spezifischen Coxiben
- Kaliummangel supprimiert die Aldosteronsekretion gegenregulatorisch
- NSAR interagieren mit (Beeinflussung der Ödeminzidenz): Betablockern, ACE-Hemmern, ARB, Vasodilatoren, zentralen α_2-Agonisten und peripheren α_1-Blockern

> **! Merke**
> **Alle** NSAR (auch selektive) können periphere Ödeme verursachen.

14.9.3 Klinik

- Ödeme entstehen mit größerer Wahrscheinlichkeit bei Risikopatienten für eine Retention
- **Risikopatienten:**
  - Ältere Patienten [18]
  - Hypertoniker
  - Zirkulatorisches Blutvolumen ↓
- **Ausmaß** des Ödems meist **gering** und **reversibel** nach Absetzen
- NSAR können Diuretika-Effekte abschwächen

14

14.9.4 Therapeutische Maßnahmen

Absetzen des Schmerzmittels

14.10 Glitazone

14.10.1 Wirkstoffgruppen und Wirkmechanismus

Wirkstoffe

- Troglitazon (keine Markteinführung in Europa, in USA vom Markt zurückgezogen)
- Rosiglitazon (Avandia®; in Deutschland nicht mehr verfügbar)
- Pioglitazon (Actos®) (bei Diabetes mellitus, nur noch seltener Einsatz, da Pioglitazon nur noch in begründeten Ausnahmefällen zulasten der GKV verordnet werden darf)

Wirkmechanismus

- Stimulation des PPARγ-Rezeptorkomplexes (Peroxisomal Proliferator-Activated Receptor Gamma), der als Masterregulator im Glukose- und Lipidstoffwechsel fungiert
- Stimulation → erhöhte Insulinempfindlichkeit in der Peripherie
- Weitere postulierte pharmakodynamische Effekte: antientzündlich, vasodilatorisch, antiproliferativ, antiatherosklerotisch

14.10.2 Vermuteter Entstehungsmechanismus des Ödems [19]

- Gewicht ↑: Gesamtflüssigkeitsvolumen des Körpers ↑
- Vaskuläre bzw. kapilläre Permeabilität ↑
- NO-Synthase-Aktivität ↑
- Produktion von VEGF (vascular endothelial growth factor) im glatten Gefäßmuskel ↑ durch Glitazone
- Plasmareninaktivität ↑ unter Pioglitazon (Probanden)
- Renale Na^+-Exkretion ↓ (direkter Effekt distales Nephron)
- Erhöhter Sympathikotonus (?)
- Veränderter interstitieller Ionentransport (?)
- Thiazolidindione (TZD)-induzierte Flüssigkeitsretention: reduzierbar durch Diuretika mit spezifischer Wirkung im Sammelrohr (Amilorid, Spironolacton)
- VEGF führt ebenfalls zu einer erhöhten Gefäßpermeabilität
- Animal-Knockout-Modelle haben gezeigt, dass das distale Nephron bzgl. der Ödembildung mechanistisch eine wichtige Bedeutung zu haben scheint: kollektive duktusspezifische Deletion des PPAR-gamma-Rezeptorkomplexes verhinderte in diesem Modell die TZD-induzierte Flüssigkeitsretention und den Gewichtszuwachs
- Auch Diuretika mit primärer (Spironolacton) oder teilweiser Wirkung im Sammelrohr (Hydrochlorothiazid) können eine Glitazon-induzierte Flüssigkeitsretention reduzieren, wohingegen Schleifendiuretika (Furosemid) keine Wirkung zeigen
- Im Mausmodell: Natrium- und Wasserretention scheint im Sammelrohr der Niere vermittelt zu werden

14

- Kaliumsparer (Amilorid): wirkt in distalen Tubuli und im Sammelrohr
- Spironolacton: wirkt im spätdistalen Tubulus und Sammelrohr
- Hydrochlorothiazid (HCT): wirkt im proximalen Teil des distalen Tubulus'

14.10.3 Therapeutische Maßnahmen

- Kausalzusammenhang überprüfen: Ödem tatsächlich durch TZD induziert oder durch andere Medikamente (Kalziumkanalblocker, NSAR)? Besteht eine venöse Insuffizienz oder ein nephrotisches Syndrom?
- Herzinsuffizienzzeichen vorhanden → Glitazone absetzen
- Wenn klinisch keine Zeichen einer Herzinsuffizienz bestehen →
  - Eventuell Dosisreduktion des Glitazons
  - Zusätzliche Gabe eines am Sammelrohr der Niere wirkenden Diuretikums (Kaliumsparer = Amilorid, Spironolacton, Hydrochlorothiazid)
  - Keine Schleifendiuretika (Furosemid) geben
  - Engmaschige klinische Überwachung
- Kritische Reevaluation bei kardiovaskulärem Ereignis

14.11 Lithium

14.11.1 Wirkungen und Wirkmechanismus

- **Antimanische** und **phasenprophylaktische** Wirkung → Einsatz zur Behandlung manischer Phasen und zur Prophylaxe rezidivierender manischer und/oder depressiver Phasen
- Hemmung der Hormoninkretion in der Schilddrüse → Hemmung der TSH-Wirkung (Thyreoidea-stimulierendes Hormon) und reduzierte Thyroxinfreisetzung → Auslösung bzw. Förderung einer Hypothyreose
- Bisher ungeklärter pharmakologischer Wirkmechanismus

14.11.2 Entstehungsmechanismus des Ödems

- Pharmakokinetik von Lithium ähnelt der von Natrium: Lithium diffundiert wie Natrium durch Zellmembranen, wird jedoch durch die Na^+-Pumpe nur schlecht eliminiert, was zur intrazellulären Anreicherung führen kann
- Elimination von Lithium erfolgt renal, wobei 70–80 % rückresorbiert werden
- **Lithium** und **Natrium konkurrieren** um die **tubuläre Rückresorption** → bei Hyponatriämie steigt der rückresorbierte Lithiumanteil an
- Exsikkose und Hyponatriämie → Lithiumspiegel ↑
- Hypernatriämie und Hypervolämie → Lithiumspiegel ↓
- Lithium kann durch Hemmung der ADH-Wirkung zu Durst und Polyurie führen
- Das sensible Gleichgewicht und die Konkurrenz von Lithium und Natrium um die tubuläre Rückresorption können eine Hypernatriämie und Wasserretention begünstigen → Ödembildung

14.11.3 Therapeutische Maßnahmen

- Regelmäßige Kontrolle des Lithiumspiegels und der Serumelektrolyte
- Genaue Aufklärung des Patienten inkl. **Ernährungsberatung** im Hinblick auf das sensible Gleichgewicht von Lithium- und Natriumhaushalt im Körper und

14

die möglichen klinischen Folgen eines Ungleichgewichts (Hypernatriämie und niedriger Lithiumspiegel, Hyponatriämie und Lithiumintoxikation)

14.12 Olanzapin, Quetiapin

14.12.1 Epidemiologie und Wirkmechanismus

- In der Literatur wird die Häufigkeit von Olanzapin-induzierten Ödemen mit 2–3 % angegeben.
- Auch bei der Behandlung mit anderen Neuroleptika wie Risperidon, Amisulprid, Ziprasidon und Clozapin ist das Auftreten von Ödemen berichtet worden.
- Sowohl **Lidödeme** als auch **prätibiale Ödeme** wurden in der Literatur bereits beschrieben.
- Olanzapin:
  - Atypisches Neuroleptikum
  - Reagiert mit zahlreichen Rezeptorsystemen, darunter als Antagonist mit D2-Rezeptoren und mit 5-HT2-Rezeptoren (5-Hydroxitryptamin 2)
  - Wirkt als Antihistaminikum am H1-Rezeptor, was die sedierende Wirkung erklärt
  - Bindet an Noradrenalin-α_1-Rezeptoren
- Quetiapin:
  - Atypisches Neuroleptikum
  - Antagonist an D1- und D2-Rezeptoren sowie 5-HT2-Rezeptoren
  - Wirkt als Antihistaminikum
  - Wirkt als α_1-Rezeptorantagonist

14.12.2 Vermuteter Entstehungsmechanismus des Ödems

- Olanzapin wirkt antagonistisch am α_1-Rezeptor → periphere Vasodilatation und verminderter Gefäßwiderstand, der wiederum die Entstehung von Ödemen begünstigt [20,21].
- Über diesen Mechanismus sind auch andere periphere Nebenwirkungen der Neuroleptika wie arterielle Hypotonie oder orthostatische Dysregulation erklärbar.
- Bindung an die M_1-, H_1- und 5-HT2-Rezeptoren → Erhöhung der intrazellulären Konzentration von Inositoltriphosphat (IP_3) und Diazylglyzerol (DAG). [20,21]
- IP_3 bindet an Rezeptoren des endoplasmatischen Retikulums → Freisetzung von Kalzium
- Der dadurch entstehende Kalzium-Calmodulin-Komplex bindet an Enzyme, welche die ATP-abhängige Kalziumpumpe regulieren.
- Durch Olanzapin induzierte Blockade dieser Rezeptoren → Erhöhung von IP_3, Downregulation der ATP-abhängigen Kalziumpumpe und sekundär Reduktion der Kontraktilität der glatten Gefäßwandmuskulatur → Vasodilatation und Ödem
- Über eine Blockade des 5-HT2-Rezeptors Erhöhung des zyklischen Adenosinmonophosphats (cAMP) durch Olanzapin → Erschlaffung der glatten Gefäßmuskulatur durch Phosphorylierung der Myosin-Leichtkettenkinase
- Eine hohe Plasmakonzentration von cAMP ist bereits bei Patienten mit idiopathischen Ödemen beschrieben worden.

14

- Einer dieser Mechanismen bzw. das komplexe Zusammenspiel mehrerer Mechanismen ist wahrscheinlich die Ursache für die durch Olanzapin bzw. Quetiapin ausgelösten Ödeme

14.12.3 Therapeutische Maßnahmen

Gegebenenfalls Umstellung auf ein anderes Präparat in Erwägung ziehen

14.13 MAO-Hemmer und Trizyklika

- **Moclobemid** ist ein Antidepressivum, welches das monoaminerge Neurotransmittersystem im Gehirn beeinflusst.
- Reversible Hemmung der Monoaminoxidase (vorzugsweise der Monoaminoxidase A)
- Dadurch Reduzierung der Metabolisierung von Noradrenalin, Dopamin und Serotonin → Erhöhung der extrazellulären Konzentrationen dieser neuronalen Überträgerstoffe
- Als Ergebnis gleichzeitig einsetzende Verbesserung von Stimmung und Antrieb.
- Für Moclobemid wurde eine Ödembildung in der Literatur beschrieben [22], der genaue Mechanismus ist bisher nicht geklärt.

· · · · · · · · · · · · · · · ·
Literatur

1 Schindler C, Schellong S. Drug-induced edema. Phlebologie 2009; 38: 33–41
2 Ely JW, Osheroff JA, Chambliss ML, Ebell MH. Approach to leg edema of unclear etiology. JABFM 2006; 19: 148–160
3 Frishman WH. Effects of nonsteroidal anti-inflammatory drug therapy on blood pressure and peripheral edema. Am J Cardiol 2002; 89: 18D–25D
4 Messerli FH. Vasodilatory edema: a common side effect of antihypertensive therapy. Curr Cardiol Rep 2002; 4: 479–482.
5 Leonetti G, Magnani B, Pessina AC, Rappelli A, Trimarco B, Zanchetti A. Tolerability of long-term treatment with lercanidipine versus amlodipine and lacidipine in elderly hypertensives. Am J Hypertens 2002; 15: 932–940
6 Grassi G. Renin-angiotensin-sympathetic crosstalks in hypertension: reappraising the relevance of peripheral interactions. Hypertens 2001; 19: 1713–1716
7 Weir MR. Incidence of pedal edema formation with dihydropyridine calcium channel blockers: issues and practical significance. J Clin Hypertens (Greenwich) 2003; 5: 330–335
8 Messerli FH, Oparil S, Feng Z. Comparison of efficacy and side effects of combination therapy of angiotensin-converting enzyme inhibitor (benazepril) with calcium antagonist (either nifedipine or amlodipine) versus high-dose calcium antagonist monotherapy for systemic hypertension. Am J Cardiol 2000; 86: 1182–1187
9 Makani H, Bangalore S, Romero J, Wever-Pinzon O, Messerli FH. Effect of renin-angiotensin system blockade on calcium channel blocker-associated peripheral edema. The American journal of medicine 2011; 124: 128–135
10 Fogari R, Zoppi A, Corradi L, Preti P, Malalamani GD, Mugellini A. Effects of different dihydropyridine calcium antagonists on plasma norepinephrine in essential hypertension. J Hypertens 2000; 18: 1871–1875
11 Fogari R. Ankle oedema and sympathetic activation. Drugs 2005; 65 Suppl 2: 21–27
12 Chrysant SG. Proactive compared with passive adverse event recognition: calcium channel blocker-associated edema. Journal of Clinical Hypertension 2008; 10: 716–722

13 MacGregor GA, Tasker PR, de Wardener HE. Diuretic-induced oedema. Lancet 1975; 1: 489–492

14 Temino VM, Peebles RS, Jr. The spectrum and treatment of angioedema. Am J Med 2008; 121: 282–286

15 Weber MA, Messerli FH. Angiotensin-Converting Enzyme Inhibitors and Angioedema. Estimating the Risk. Hypertension 2008. 51: 1465–1467

16 Miller DR, Oliveria SA, Berlowitz DR, Fincke BG, Stang P, Lillienfeld DE. Angioedema Incidence in US Veterans Initiating Angiotensin-Converting Enzyme Inhibitors. Hypertension 2008. 51(6): 1624–1630

17 Brown NJ, Byiers S, Carr D, Maldonado M, Warner BA. Dipeptidyl peptidase-IV inhibitor use associated with increased risk of ACE inhibitor-associated angioedema. Hypertension 2009; 54: 516–523

18 Johnson AG. NSAIDs and blood pressure. Clinical importance for older patients. Drugs Aging 1998; 12: 17–27

19 Erdmann E, Wilcox RG. Weighing up the cardiovascular benefits of thiazolidinedione therapy: the impact of increased risk of heart failure. Eur Heart J 2008; 29: 12–20

20 Ng B, Postlethwaite A, Rollnik J. Peripheral oedema in patients taking olanzapine. Int Clin Psychopharmacol 2003; 18: 57–59

21 Wustmann T, Fiedler T, Gutmann P. [Edema related to treatment with olanzapine]. Psychiatr Prax 2009; 36: 142–144

22 Alderman CP, Callary JA, Kent AL. Peripheral oedema associated with moclobemide. Med J Aust 1992; 157: 144

14

15 Behandlungsaufbauten

Oliver Gültig und Thomas Künzel

15

15.1 Phlebolymphödem

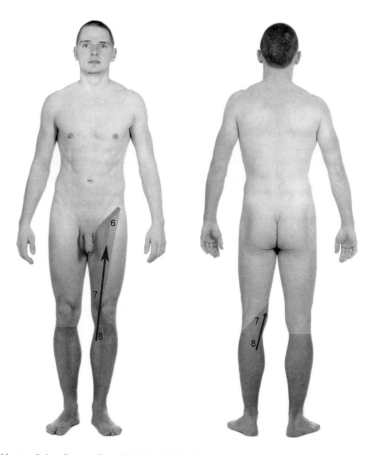

Abb. 15.1 Behandlungsaufbau Phlebolymphödem [M882/K354]

15

▶ Kap. 5.6.2
1. Anamnese, Inspektion, Palpation
2. Kontraindikationen der MLD ausschließen
3. Bei CVI Stadium III mit Ulcus cruris venosum: Wundbehandlung
Patient in Rückenlage
4. Kontaktaufnahme am Hals
5. Bauchtiefdrainage oder Atemtherapie nach Befund
6. Behandlung der Nll. inguinales
7. Behandlung des Oberschenkels mit Betonung des ventromedialen Bündels
Wenn sich eine Reaktion am Unterschenkel zeigt: Lagerung des Patienten nach Befund
8. Freiarbeiten der lymphödematösen Region von proximal nach distal: Knieregion, Unterschenkel, Fuß und Zehen nach Befund, häufiges Nacharbeiten mit Betonung des ventromedialen Bündels und der Nll. inguinales
9. Gegebenenfalls Behandlung der anderen Seite auf die gleiche Weise
10. Hautpflege
11. Anlegen eines lymphologischen Kompressionsverbands
12. Entstauende Übungsbehandlung in Kompression
13. Patientenberatung

15

15.2 Primäres einseitiges Beinlymphödem

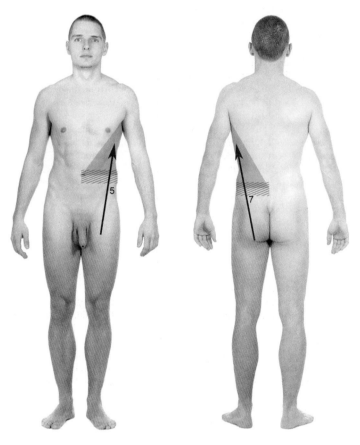

Abb. 15.2 Behandlungsaufbau primäres einseitiges Beinlymphödem ohne Komplikationen [M882/K354]

▶ Kap. 6.6.2
1. Anamnese, Inspektion, Palpation
2. Kontraindikationen der MLD ausschließen

Patient in Rücken- oder Seitenlage
3. Kontaktaufnahme am Hals
4. Bauchtiefdrainage oder Atemtherapie nach Befund
5. Ventraler Behandlungspfad axillo-inguinal:
   a. Vorbehandlung des gesunden oberen Rumpfquadranten von ventral: Behandlung der Nll. axillares und Ausarbeiten des therapeutischen Dreiecks
   b. Anregen der Verbindungen: axillo-inguinale Anastomosen (10–20–10)
   c. Entstauen des ventralen betroffenen Rumpfquadranten nach Befund in Richtung Nll. axillares der gleichen Seite
6. Nacharbeiten in Richtung Nll. axillares der gleichen Seite

Patient in Bauch- oder Seitenlage
7. Dorsaler Behandlungspfad axillo-inguinal:
   a. Vorbehandlung des gesunden oberen Rumpfquadranten von dorsal: Behandlung der Nll. axillares und Ausarbeiten des therapeutischen Dreiecks
   b. Anregen der Verbindungen: axillo-inguinale Anastomosen (10–20–10)
   c. Entstauen des dorsalen betroffenen Rumpfquadranten nach Befund in Richtung Nll. axillares der gleichen Seite
8. Behandlung mit tiefen Griffen paravertebral
9. Nacharbeiten in Richtung Nll. axillares der gleichen Seite

Wenn sich eine Reaktion am Bein zeigt: Lagerung des Patienten nach Befund
10. Freiarbeiten des Oberschenkels lateral
11. Freiarbeiten des gesamten Oberschenkels und der Leistenregion nach lateral zu den vorbereiteten Anastomosenwegen (Achtung: Nll. inguinales sind insuffizient)
12. Anregen der Ischiasanastomosen und Vasa vasorum
13. Freiarbeiten der lymphödematösen Region von proximal nach distal: Knieregion (Achtung: Nll. poplitei sind insuffizient), Unterschenkel, Fuß und Zehen nach Befund, häufiges Nacharbeiten über die vorbereiteten Anastomosenwege
14. Hautpflege
15. Anlegen eines lymphologischen Kompressionsverbands
16. Entstauende Übungsbehandlung in Kompression
17. Patientenberatung

15

15.3 Primäres beidseitiges Beinlymphödem

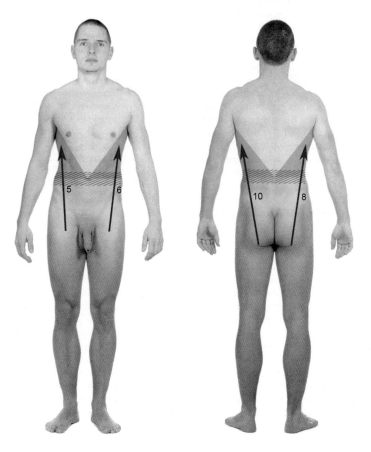

Abb. 15.3 Behandlungsaufbau primäres beidseitiges Beinlymphödem ohne Komplikationen [M882/K354]

▶ Kap. 6.6.2

1. Anamnese, Inspektion, Palpation
2. Kontraindikationen der MLD ausschließen

Patient in Rücken- oder Seitenlage

3. Kontaktaufnahme am Hals
4. Bauchtiefdrainage oder Atemtherapie nach Befund
5. Ventraler Behandlungspfad axillo-inguinal:
   a. Vorbehandlung des gesunden oberen Rumpfquadranten von ventral: Behandlung der Nll. axillares und Ausarbeiten des therapeutischen Dreiecks
   b. Anregen der Verbindungen: axillo-inguinale Anastomosen (10–20–10)
   c. Entstauen des ventralen betroffenen Rumpfquadranten nach Befund in Richtung Nll. axillares der gleichen Seite
6. Behandlung der anderen Seite auf die gleiche Weise
7. Nacharbeiten beidseits an der Flanke in Richtung Nll. axillares

Patient in Bauch- oder Seitenlage

8. Dorsaler Behandlungspfad axillo-inguinal:
   a. Vorbehandlung des gesunden oberen Rumpfquadranten von dorsal: Behandlung der Nll. axillares und Ausarbeiten des therapeutischen Dreiecks
   b. Anregen der Verbindungen: axillo-inguinale Anastomosen (10–20–10)
   c. Entstauen des dorsalen betroffenen Rumpfquadranten nach Befund in Richtung Nll. axillares der gleichen Seite
9. Behandlung mit tiefen Griffen paravertebral
10. Behandlung der anderen Seite auf die gleiche Weise
11. Nacharbeiten beidseits an der Flanke in Richtung Nll. axillares

Wenn sich eine Reaktion am Bein zeigt: Lagerung des Patienten nach Befund

12. Freiarbeiten des Oberschenkels lateral
13. Freiarbeiten des gesamten Oberschenkels und der Leistenregion nach lateral zu den vorbereiteten Anastomosenwegen (Achtung: Nll. inguinales sind insuffizient)
14. Anregen der Ischiasanastomosen und Vasa vasorum
15. Freiarbeiten der lymphödematösen Region von proximal nach distal: Knieregion (Achtung: Nll. poplitei sind insuffizient), Unterschenkel, Fuß und Zehen nach Befund, häufiges Nacharbeiten über die vorbereiteten Anastomosenwege
16. Hautpflege
17. Anlegen eines lymphologischen Kompressionsverbands
18. Entstauende Übungsbehandlung in Kompression
19. Patientenberatung

15

15.4 Primäres Lymphödem mit isolierter Ödematisierung von Fuß und Unterschenkel

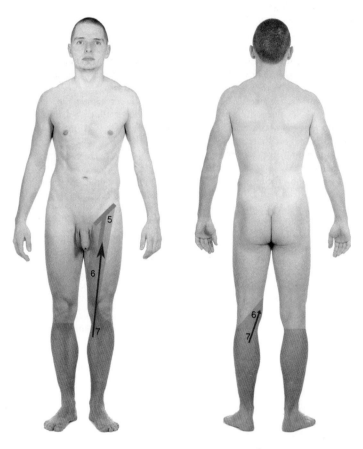

Abb. 15.4 Behandlungsaufbau primäres Lymphödem mit isolierter Ödematisierung von Fuß und Unterschenkel [M882/K354]

▶ Kap. 6.6.2

1. Anamnese, Inspektion, Palpation
2. Kontraindikationen der MLD ausschließen

Patient in Rückenlage

3. Kontaktaufnahme am Hals
4. Bauchtiefdrainage oder Atemtherapie nach Befund
5. Behandlung der Nll. inguinales
6. Behandlung des Oberschenkels mit Betonung des ventromedialen Bündels

Wenn sich eine Reaktion am Knie bzw. Unterschenkel zeigt: Lagerung des Patienten nach Befund

7. Freiarbeiten der lymphödematösen Region von proximal nach distal: Knieregion, Unterschenkel, Fuß und Zehen nach Befund, häufiges Nacharbeiten mit Betonung des ventromedialen Bündels und der Nll. inguinales
8. Hautpflege
9. Anlegen eines lymphologischen Kompressionsverbands
10. Entstauende Übungsbehandlung in Kompression
11. Patientenberatung

15

15.5 Sekundäres einseitiges Beinlymphödem

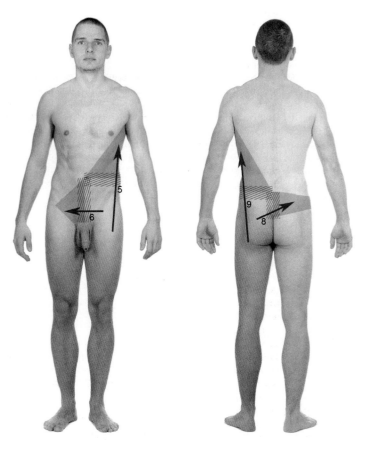

Abb. 15.5 Behandlungsaufbau sekundäres einseitiges Beinlymphödem ohne Komplikationen [M882/K354]

15

▶ Kap. 7.6.2

1. Anamnese, Inspektion, Palpation
2. Kontraindikationen der MLD ausschließen

Patient in Rücken- oder Seitenlage

3. Kontaktaufnahme am Hals
4. Bauchtiefdrainage oder Atemtherapie nach Befund
5. Ventraler Behandlungspfad axillo-inguinal:
   a. Vorbehandlung des gesunden oberen Rumpfquadranten von ventral: Behandlung der Nll. axillares und Ausarbeiten des therapeutischen Dreiecks
   b. Anregen der Verbindungen: axillo-inguinale Anastomosen (10–20–10)
   c. Entstauen des ventralen betroffenen Rumpfquadranten nach Befund in Richtung Nll. axillares der gleichen Seite
6. Ventraler Behandlungspfad interinguinal:
   a. Vorbehandlung des gesunden unteren Rumpfquadranten von ventral: Behandlung der Nll. inguinales und Ausarbeiten des therapeutischen Dreiecks
   b. Anregen der Verbindungen: interinguinale Anastomosen (10–20–10)
   c. Entstauen des ventralen betroffenen Rumpfquadranten nach Befund in Richtung Nll. inguinales der gegenüber liegenden Seite
7. Nacharbeiten mit dem 90°-Griff

Patient in Bauch- oder Seitenlage

8. Dorsaler Behandlungspfad interinguinal:
   a. Vorbehandlung des gesunden unteren Rumpfquadranten von dorsal: Behandlung der Nll. inguinales und Ausarbeiten des therapeutischen Dreiecks
   b. Anregen der Verbindungen: interinguinale Anastomosen (10–20–10)
   c. Entstauen des dorsalen betroffenen Rumpfquadranten nach Befund in Richtung Nll. inguinales der gegenüber liegenden Seite
9. Dorsaler Behandlungspfad axillo-inguinal:
   a. Vorbehandlung des gesunden oberen Rumpfquadranten von dorsal: Behandlung der Nll. axillares und Ausarbeiten des therapeutischen Dreiecks
   b. Anregen der Verbindungen: axillo-inguinale Anastomosen (10–20–10)
   c. Entstauen des dorsalen betroffenen Rumpfquadranten nach Befund in Richtung Nll. axillares der gleichen Seite
10. Behandlung mit tiefen Griffen paravertebral
11. Nacharbeiten mit dem 90°-Griff

Wenn sich eine Reaktion am Bein zeigt: Lagerung des Patienten nach Befund

12. Freiarbeiten des Oberschenkels lateral
13. Freiarbeiten des gesamten Oberschenkels und der Leistenregion nach lateral zu den vorbereiteten Anastomosenwegen
14. Anregen der Ischiasanastomosen und Vasa vasorum
15. Freiarbeiten der lymphödematösen Region von proximal nach distal: Knieregion (Achtung: Nll. poplitei sind insuffizient), Unterschenkel, Fuß und Zehen nach Befund, häufiges Nacharbeiten über die vorbereiteten Anastomosenwege
16. Hautpflege
17. Anlegen eines lymphologischen Kompressionsverbands
18. Entstauende Übungsbehandlung in Kompression
19. Patientenberatung

15

15.6 Sekundäres beidseitiges Beinlymphödem

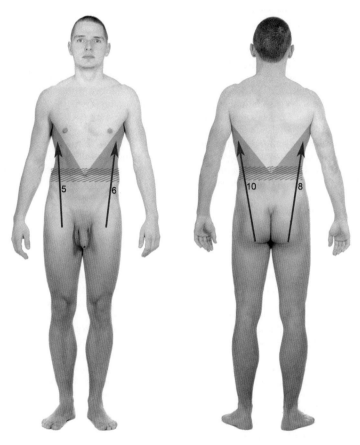

Abb. 15.6 Behandlungsaufbau sekundäres beidseitiges Beinlymphödem ohne Komplikationen [M882/K354]

15

▶ Kap. 7.6.2
1. Anamnese, Inspektion, Palpation
2. Kontraindikationen der MLD ausschließen
Patient in Rücken- oder Seitenlage
3. Kontaktaufnahme am Hals
4. Bauchtiefdrainage oder Atemtherapie nach Befund
5. Ventraler Behandlungspfad axillo-inguinal:
   a. Vorbehandlung des gesunden oberen Rumpfquadranten von ventral: Behandlung der Nll. axillares und Ausarbeiten des therapeutischen Dreiecks
   b. Anregen der Verbindungen: axillo-inguinale Anastomosen (10–20–10)
   c. Entstauen des ventralen betroffenen Rumpfquadranten nach Befund in Richtung Nll. axillares der gleichen Seite
6. Behandlung der anderen Seite auf die gleiche Weise
7. Nacharbeiten beidseits an der Flanke in Richtung Nll. axillares
Patient in Bauch- oder Seitenlage
8. Dorsaler Behandlungspfad axillo-inguinal:
   a. Vorbehandlung des gesunden oberen Rumpfquadranten von dorsal: Behandlung der Nll. axillares und Ausarbeiten des therapeutischen Dreiecks
   b. Anregen der Verbindungen: axillo-inguinale Anastomosen (10–20–10)
   c. Entstauen des dorsalen betroffenen Rumpfquadranten nach Befund in Richtung Nll. axillares der gleichen Seite
9. Behandlung mit tiefen Griffen paravertebral
10. Behandlung der anderen Seite auf die gleiche Weise
11. Nacharbeiten beidseits an der Flanke in Richtung Nll. axillares
Wenn sich eine Reaktion am Bein zeigt: Lagerung des Patienten nach Befund
12. Freiarbeiten des Oberschenkels lateral
13. Freiarbeiten des gesamten Oberschenkels und der Leistenregion nach lateral zu den vorbereiteten Anastomosenwegen
14. Anregen der Ischiasanastomosen und Vasa vasorum
15. Freiarbeiten der lymphödematösen Region von proximal nach distal: Knieregion (Achtung: Nll. poplitei sind insuffizient), Unterschenkel, Fuß und Zehen nach Befund, häufiges Nacharbeiten über die vorbereiteten Anastomosenwege
16. Hautpflege
17. Anlegen eines lymphologischen Kompressionsverbands
18. Entstauende Übungsbehandlung in Kompression
19. Patientenberatung

15

15.7 Sekundäres einseitiges Armlymphödem

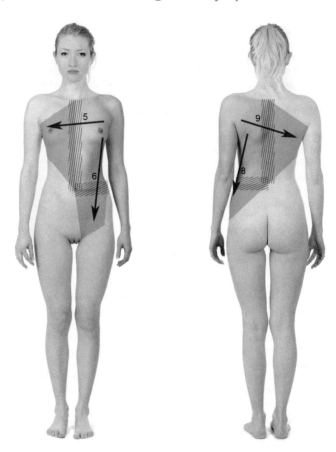

Abb. 15.7 Behandlungsaufbau sekundäres einseitiges Armlymphödem ohne Komplikationen [M882/K354]

▶ Kap. 7.6.2
1. Anamnese, Inspektion, Palpation
2. Kontraindikationen der MLD ausschließen

Patient in Rückenlage

3. Kontaktaufnahme am Hals
4. Bauchtiefdrainage oder Atemtherapie nach Befund
5. Ventraler Behandlungspfad axillo-axillär:
   a. Vorbehandlung des gesunden oberen Rumpfquadranten von ventral: Behandlung der Nll. axillares und Ausarbeiten des therapeutischen Dreiecks
   b. Anregen der Verbindungen: axillo-axilläre Anastomosen (10–20–10)
   c. Entstauen des ventralen betroffenen Rumpfquadranten nach Befund in Richtung Nll. axillares der gegenüber liegenden Seite
6. Ventraler Behandlungspfad axillo-inguinal:
   a. Vorbehandlung des gesunden unteren Rumpfquadranten von ventral: Behandlung der Nll. inguinales und Ausarbeiten des therapeutischen Dreiecks
   b. Anregen der Verbindungen: axillo-inguinale Anastomosen (10–20–10)
   c. Entstauen des ventralen betroffenen Rumpfquadranten nach Befund in Richtung Nll. inguinales der gleichen Seite
7. Nacharbeiten mit dem 90°-Griff

Patient in Bauch- oder Seitenlage

8. Dorsaler Behandlungspfad axillo-inguinal:
   a. Vorbehandlung des gesunden unteren Rumpfquadranten von dorsal: Behandlung der Nll. inguinales und Ausarbeiten des therapeutischen Dreiecks
   b. Anregen der Verbindungen: axillo-inguinale Anastomosen (10–20–10)
   c. Entstauen des dorsalen betroffenen Rumpfquadranten nach Befund in Richtung Nll. inguinales der gleichen Seite
9. Dorsaler Behandlungspfad axillo-axillär:
   a. Vorbehandlung des gesunden oberen Rumpfquadranten von dorsal: Behandlung der Nll. axillares und Ausarbeiten des therapeutischen Dreiecks
   b. Anregen der Verbindungen: axillo-axilläre Anastomosen (10–20–10)
   c. Entstauen des dorsalen betroffenen Rumpfquadranten nach Befund in Richtung Nll. axillares der gegenüber liegenden Seite
10. Behandlung mit tiefen Griffen paravertebral
11. Nacharbeiten mit dem 90°-Griff

Wenn sich eine Reaktion am Arm zeigt: Lagerung des Patienten nach Befund

12. Freiarbeiten des Oberarms lateral
13. Freiarbeiten des gesamten Oberarms nach lateral zu den vorbereiteten Anastomosenwegen
14. Freiarbeiten der lymphödematösen Region von proximal nach distal: Regio cubiti (Achtung: Nll. cubitales sind insuffizient), Unterarm, Hand und Finger nach Befund, häufiges Nacharbeiten über die vorbereiteten Anastomosenwege
15. Hautpflege
16. Anlegen eines lymphologischen Kompressionsverbands
17. Entstauende Übungsbehandlung in Kompression
18. Patientenberatung

15

15.8 Sekundäres beidseitiges Armlymphödem

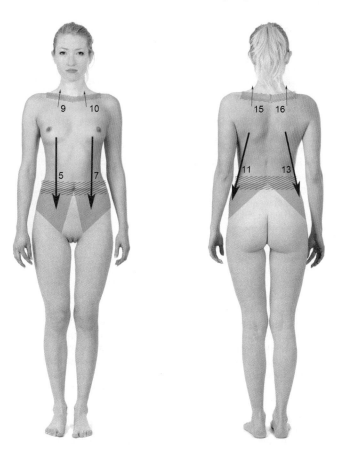

Abb. 15.8 Behandlungsaufbau sekundäres beidseitiges Armlymphödem ohne Komplikationen [M882/K354]

▶ Kap. 7.6.2
1. Anamnese, Inspektion, Palpation
2. Kontraindikationen der MLD ausschließen
Patient in Rückenlage
3. Kontaktaufnahme am Hals
4. Bauchtiefdrainage oder Atemtherapie nach Befund
5. Ventraler Behandlungspfad axillo-inguinal:
   a. Vorbehandlung des gesunden unteren Rumpfquadranten von ventral: Behandlung der Nll. inguinales und Ausarbeiten des therapeutischen Dreiecks
   b. Anregen der Verbindungen: axillo-inguinale Anastomosen (10–20–10)
   c. Entstauen des ventralen betroffenen Rumpfquadranten nach Befund in Richtung Nll. inguinales der gleichen Seite
6. Behandlung mit tiefen Griffen parasternal und interkostal
7. Behandlung der anderen Seite auf die gleiche Weise
8. Nacharbeiten beidseits an der Flanke in Richtung Nll. inguinales
9. Ventraler Behandlungspfad transklavikulär:
   a. Vorbehandlung des gesunden Areals von ventral: Behandlung der Nll. cervicales inferiores und Ausarbeiten des therapeutischen Dreiecks
   b. Anregen der Verbindungen: klavikuläre Anastomosen (10–20–10)
   c. Entstauen eines kleinen Bereichs des angrenzenden ventralen betroffenen Rumpfquadranten nach Befund in Richtung Nll. cervicales inferiores der gleichen Seite
10. Behandlung der anderen Seite auf die gleiche Weise
Patient in Bauch- oder Seitenlage
11. Dorsaler Behandlungspfad axillo-inguinal:
    a. Vorbehandlung des gesunden unteren Rumpfquadranten von dorsal: Behandlung der Nll. inguinales und Ausarbeiten des therapeutischen Dreiecks
    b. Anregen der Verbindungen: axillo-inguinale Anastomosen (10–20–10)
    c. Entstauen des dorsalen betroffenen Rumpfquadranten nach Befund in Richtung Nll. inguinales der gleichen Seite
12. Behandlung mit tiefen Griffen paravertebral und interkostal
13. Behandlung der anderen Seite auf die gleiche Weise
14. Nacharbeiten beidseits an der Flanke in Richtung Nll. axillares
15. Dorsaler Behandlungspfad transspina-skapulär:
    a. Vorbehandlung des gesunden Areals von dorsal: Behandlung der Nll. cervicales inferiores und Ausarbeiten des therapeutischen Dreiecks
    b. Anregen der Verbindungen: spina-skapuläre Anastomosen (10–20–10)
    c. Entstauen eines kleinen Bereichs des angrenzenden dorsalen betroffenen Rumpfquadranten nach Befund in Richtung Nll. cervicales inferiores der gleichen Seite
16. Behandlung der anderen Seite auf die gleiche Weise
Wenn sich eine Reaktion am Arm zeigt: Lagerung des Patienten nach Befund
17. Freiarbeiten des Oberarms lateral
18. Freiarbeiten des gesamten Oberarms nach lateral zu den vorbereiteten Anastomosenwegen
19. Freiarbeiten der lymphödematösen Region von proximal nach distal: Regio cubiti (Achtung: Nll. cubitales sind insuffizient), Unterarm, Hand und Finger nach Befund, häufiges Nacharbeiten über die vorbereiteten Anastomosenwege
20. Hautpflege
21. Anlegen eines lymphologischen Kompressionsverbands
22. Entstauende Übungsbehandlung in Kompression
23. Patientenberatung

15

15.9 Akutes Mamma- und Thoraxwandlymphödem

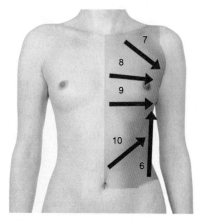

Abb. 15.9 Behandlungsaufbau akutes Mamma- und Thoraxwandlymphödem [M882/K354]

15

▶ Kap. 7.6.2
 1. Anamnese, Inspektion, Palpation
 2. Kontraindikationen der MLD ausschließen
Patient in Rückenlage
 3. Kontaktaufnahme am Hals
 4. Bauchtiefdrainage oder Atemtherapie nach Befund
 5. Behandlung der Nll. axillares Pars centralis und Pars thoracalis
 6. Stehende Kreise und Pumpgriffe an der Flanke
 7. Stehende Kreise oberhalb der Brust
 8. Stehende Kreise oder Drehgriffe über der kranialen Brust
 9. Pumpgriffe über der kaudalen Brust
10. Drehgriffe und stehende Kreise unterhalb der Brust
11. Behandlung mit tiefen Griffen parasternal und interkostal
12. Nacharbeiten über die vorbehandelten Gebiete
13. Hautpflege
14. Anlegen eines lymphologischen Kompressionsverbands
15. Entstauende Übungsbehandlung in Kompression
16. Patientenberatung

15

15.10 Akutes Mamma- und Thoraxwandlymphödem nach Lymphknotenentfernung

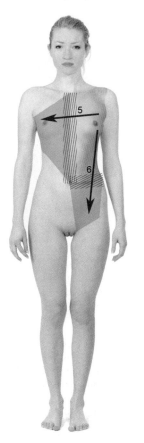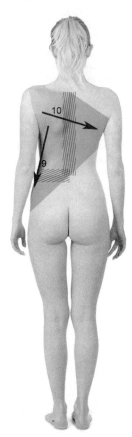

Abb. 15.10 Behandlungsaufbau akutes Mamma- und Thoraxwandlymphödem nach Lymphkno-tenentfernung [M882/K354]

▶ Kap. 7.6.2

1. Anamnese, Inspektion, Palpation
2. Kontraindikationen der MLD ausschließen

Patient in Rückenlage

3. Kontaktaufnahme am Hals
4. Bauchtiefdrainage oder Atemtherapie nach Befund
5. Ventraler Behandlungspfad axillo-axillär:
   a. Vorbehandlung des gesunden oberen Rumpfquadranten von ventral: Behandlung der Nll. axillares und Ausarbeiten des therapeutischen Dreiecks
   b. Anregen der Verbindungen: axillo-axilläre Anastomosen (10–20–10)
   c. Entstauen des ventralen betroffenen Rumpfquadranten nach Befund in Richtung Nll. axillares der gegenüber liegenden Seite
6. Ventraler Behandlungspfad axillo-inguinal:
   a. Vorbehandlung des gesunden unteren Rumpfquadranten von ventral: Behandlung der Nll. inguinales und Ausarbeiten des therapeutischen Dreiecks
   b. Anregen der Verbindungen: axillo-inguinale Anastomosen (10–20–10)
   c. Entstauen des ventralen betroffenen Rumpfquadranten nach Befund in Richtung Nll. inguinales der gleichen Seite
7. Behandlung mit tiefen Griffen parasternal und interkostal
8. Nacharbeiten mit dem 90°-Griff

Patient in Bauch- oder Seitenlage

9. Dorsaler Behandlungspfad axillo-inguinal:
   a. Vorbehandlung des gesunden unteren Rumpfquadranten von dorsal: Behandlung der Nll. inguinales und Ausarbeiten des therapeutischen Dreiecks
   b. Anregen der Verbindungen: axillo-inguinale Anastomosen (10–20–10)
   c. Entstauen des dorsalen betroffenen Rumpfquadranten nach Befund in Richtung Nll. inguinales der gleichen Seite
10. Dorsaler Behandlungspfad axillo-axillär:
    a. Vorbehandlung des gesunden oberen Rumpfquadranten von dorsal: Behandlung der Nll. axillares und Ausarbeiten des therapeutischen Dreiecks
    b. Anregen der Verbindungen: axillo-axilläre Anastomosen (10–20–10)
    c. Entstauen des dorsalen betroffenen Rumpfquadranten nach Befund in Richtung Nll. axillares der gegenüber liegenden Seite
11. Behandlung mit tiefen Griffen paravertebral und interkostal
12. Nacharbeiten mit dem 90°-Griff

Der Arm ist noch im Latenzstadium

13. Hautpflege
14. Anlegen eines lymphologischen Kompressionsverbands
15. Entstauende Übungsbehandlung in Kompression
16. Patientenberatung

15

15.11 Kopflymphödem

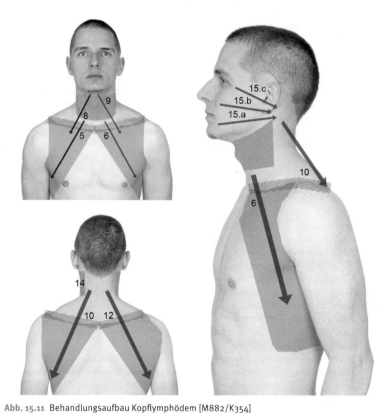

Abb. 15.11 Behandlungsaufbau Kopflymphödem [M882/K354]

▶ Kap. 7.6.2

1. Anamnese, Inspektion, Palpation
2. Kontraindikationen der MLD ausschließen

Patient in Rückenlage oder im Sitzen

3. Eventuell Kontaktaufnahme am Hals
4. Bauchtiefdrainage oder Atemtherapie nach Befund
5. Ventraler Behandlungspfad transklavikulär:
   a. Vorbehandlung des gesunden oberen Rumpfquadranten von ventral: Behandlung der Nll. axillares und Ausarbeiten des therapeutischen Dreiecks
   b. Anregen der Verbindungen: klavikuläre Anastomosen (10–20–10)
   c. Entstauen des Bereichs oberhalb der Klavikula bis zum Rand der radiogenen Fibrose in Richtung Nll. axillares der gleichen Seite
6. Behandlung der anderen Seite auf die gleiche Weise
7. Nacharbeiten in Richtung Nll. axillares
8. Lockern der radiogenen Fibrose
9. Entstauung des Mundbodens, wenn nötig durch die radiogene Fibrose in Richtung Nll. axillares

Patient im Sitzen

10. Dorsaler Behandlungspfad transspina-skapulär:
    a. Vorbehandlung des gesunden oberen Rumpfquadranten von dorsal: Behandlung der Nll. axillares und Ausarbeiten des therapeutischen Dreiecks
    b. Anregen der Verbindungen: spina-skapuläre Anastomosen (10–20–10)
    c. Entstauen des Bereichs oberhalb der Spina scapulae bis zum Hinterhaupt in Richtung Nll. axillares der gleichen Seite
11. Behandlung mit tiefen Griffen paravertebral
12. Behandlung der anderen Seite auf die gleiche Weise
13. Nacharbeiten in Richtung Nll. axillares
14. Randständige Behandlung der radiogenen Fibrose

Lagerung des Patienten nach Befund

15. Entstauung des gesamten Gesichtsbereichs beginnend im Schläfenbereich in Richtung Nll. axillares
    a. Freiarbeiten des Bereichs Unterkiefer und Unterlippe
    b. Freiarbeiten des Bereichs Wange, Oberlippe und Nase
    c. Freiarbeiten des Bereichs Wange, Unter- und Oberlid
16. Durchführung einer Mundinnendrainage
17. Hautpflege
18. Anlegen eines lymphologischen Kompressionsverbands
19. Entstauende Übungsbehandlung in Kompression
20. Patientenberatung

15

15.12 Lipödem

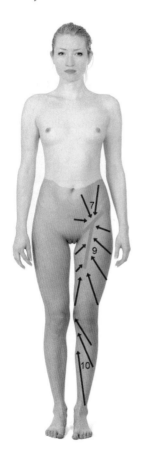 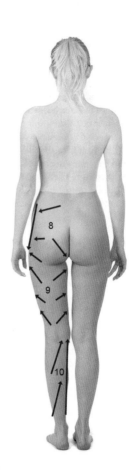

Abb. 15.12 Behandlungsaufbau Lipödem [M882/K354]

▶ Kap. 8.6.2

1. Anamnese, Inspektion, Palpation
2. Kontraindikationen der MLD ausschließen
Patient in Rückenlage
3. Kontaktaufnahme am Hals
4. Bauchtiefdrainage oder Atemtherapie nach Befund
5. Behandlung Nll. inguinales
6. Freiarbeiten der lymphödematösen Region von proximal nach distal
7. Freiarbeiten der Bauchdecke in Richtung der Nll. inguinales der gleichen Seite
Patient in Bauch- oder Seitenlage
8. Freiarbeiten der Gesäß- und Lendenregion in Richtung der Nll. inguinales der gleichen Seite (Achtung: die Hosenbodenwasserscheide ist intakt!)
Patient liegt auf dem Rücken
9. Freiarbeiten des Oberschenkels in Richtung der Nll. inguinales der gleichen Seite
10. Freiarbeiten von Knie (evtl. Nll. poplitei) und Unterschenkel in Richtung des ventromedialen Bündels am Oberschenkel
11. Behandlung der anderen Seite auf die gleiche Weise
12. Hautpflege
13. Anlegen eines lymphologischen Kompressionsverbands
14. Entstauende Übungsbehandlung in Kompression
15. Patientenberatung

15

15.13 Lipolymphödem

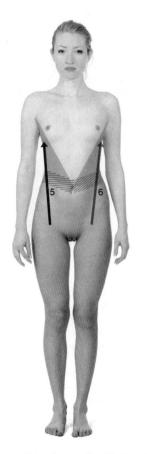 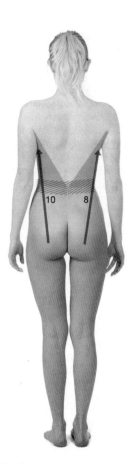

Abb. 15.13 Behandlungsaufbau Lipolymphödem [M882/K354]

15

▶ Kap. 8.6.2

1. Anamnese, Inspektion, Palpation
2. Kontraindikationen der MLD ausschließen

Patient in Rückenlage

3. Kontaktaufnahme am Hals
4. Bauchtiefdrainage oder Atemtherapie nach Befund
5. Ventraler Behandlungspfad axillo-inguinal:
   a. Vorbehandlung des gesunden oberen Rumpfquadranten von ventral: Behandlung der Nll. axillares und Ausarbeiten des therapeutischen Dreiecks
   b. Anregen der Verbindungen: axillo-inguinale Anastomosen (10–20–10)
   c. Entstauen des ventralen betroffenen Rumpfquadranten nach Befund in Richtung Nll. axillares der gleichen Seite
6. Behandlung der anderen Seite auf die gleiche Weise
7. Nacharbeiten beidseits an der Flanke in Richtung Nll. axillares

Patient in Bauch- oder Seitenlage

8. Dorsaler Behandlungspfad axillo-inguinal:
   a. Vorbehandlung des gesunden oberen Rumpfquadranten von dorsal: Behandlung der Nll. axillares und Ausarbeiten des therapeutischen Dreiecks
   b. Anregen der Verbindungen: axillo-inguinale Anastomosen (10–20–10)
   c. Entstauen des dorsalen betroffenen Rumpfquadranten nach Befund in Richtung Nll. axillares der gleichen Seite
9. Behandlung mit tiefen Griffen paravertebral
10. Behandlung der anderen Seite auf die gleiche Weise
11. Nacharbeiten beidseits an der Flanke in Richtung Nll. axillares

Wenn sich eine Reaktion am Bein zeigt: Lagerung des Patienten nach Befund

12. Freiarbeiten des Oberschenkels lateral
13. Freiarbeiten des gesamten Oberschenkels und der Leistenregion nach lateral zu den vorbereiteten Anastomosenwegen unter Berücksichtigung der erhöhten Druckschmerzhaftigkeit und der Neigung zu Hämatomen
14. Freiarbeiten der lymphödematösen Region von proximal nach distal: Knieregion (Achtung: Nll. poplitei sind insuffizient), Unterschenkel, Fuß und Zehen nach Befund, häufiges Nacharbeiten über die vorbereiteten Anastomosenwege
15. Hautpflege
16. Anlegen eines lymphologischen Kompressionsverbands
17. Entstauende Übungsbehandlung in Kompression
18. Patientenberatung

15

15.14 Postoperatives oder posttraumatisches Ödem der oberen Extremität

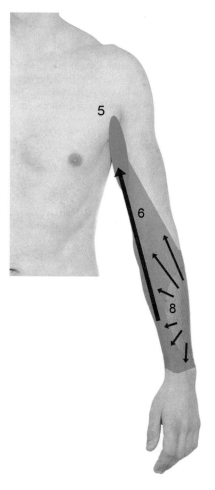

Abb. 15.14 Behandlungsaufbau postoperatives oder posttraumatisches Ödem der oberen Extremität [M882/K354]

▶ Kap. 9.6.2, ▶ Kap. 11.6.2

1. Anamnese, Inspektion, Palpation
2. Kontraindikationen der MLD ausschließen
   Patient in Rückenlage oder im Sitzen
3. Kontaktaufnahme am Hals
4. Bauchtiefdrainage oder Atemtherapie nach Befund
5. Behandlung der Nll. axillares Pars centralis und Pars lateralis
6. Behandlung des Oberarms mit Betonung des medialen Oberarmbündels
7. Behandlung der Region um das Ödem bzw. Hämatom
8. Freiarbeiten der lymphödematösen Region sternförmig in das vorbehandelte
   Gebiet, häufiges Nacharbeiten mit Betonung des medialen Oberarmbündels
   und der Nll. axillares
9. Hautpflege
10. Anlegen eines lymphologischen Kompressionsverbands
11. Entstauende Übungsbehandlung in Kompression
12. Patientenberatung

15

15.15 Postoperatives oder posttraumatisches Ödem der unteren Extremität

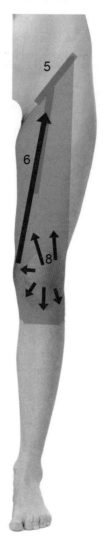

Abb. 15.15 Behandlungsaufbau postoperatives oder posttraumatisches Ödem der unteren Extremität [M882/K354]

▶ Kap. 9.6.2, ▶ Kap. 11.6.2

1. Anamnese, Inspektion, Palpation
2. Kontraindikationen der MLD ausschließen
Patient in Rückenlage
3. Kontaktaufnahme am Hals
4. Bauchtiefdrainage oder Atemtherapie nach Befund
5. Behandlung der Nll. inguinales
6. Behandlung des Oberschenkels mit Betonung des ventromedialen Bündels
7. Behandlung der Region um das Ödem bzw. Hämatom
8. Freiarbeiten der lymphödematösen Region sternförmig in das vorbehandelte Gebiet, häufiges Nacharbeiten mit Betonung des ventromedialen Bündels und der Nll. inguinales
9. Hautpflege
10. Anlegen eines lymphologischen Kompressionsverbands
11. Entstauende Übungsbehandlung in Kompression
12. Patientenberatung

15

15.16 Rheumatisch bedingtes Ödem der oberen Extremität

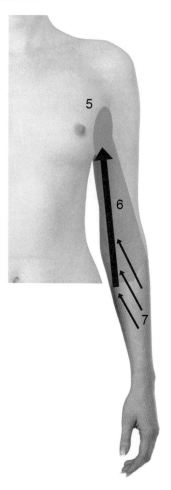

Abb. 15.16 Behandlungsaufbau rheumatisch bedingtes Ödem der oberen Extremität [M882/K354]

▶ Kap. 10.6.2
1. Anamnese, Inspektion, Palpation
2. Kontraindikationen der MLD ausschließen
   Lagerung des Patienten nach Befund
3. Kontaktaufnahme am Hals
4. Bauchtiefdrainage oder Atemtherapie nach Befund
5. Behandlung der Nll. axillares Pars centralis und Pars lateralis
6. Behandlung des Oberarms mit Betonung des medialen Oberarmbündels
7. Freiarbeiten der lymphödematösen Region von proximal nach distal: Ellenbeuge, Unterarm, Hand und Finger nach Befund, häufiges Nacharbeiten mit Betonung des medialen Oberarmbündels und der Nll. axillares
8. Hautpflege
9. Anlegen eines lymphologischen Kompressionsverbands
10. Entstauende Übungsbehandlung in Kompression
11. Patientenberatung

15

15.17 Rheumatisch bedingtes Ödem der unteren Extremität

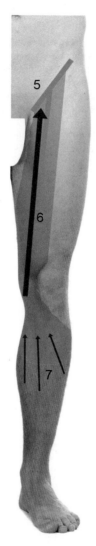

Abb. 15.17 Behandlungsaufbau rheumatisch bedingtes Ödem der unteren Extremität [M882/K354]

▶ Kap. 10.6.2
1. Anamnese, Inspektion, Palpation
2. Kontraindikationen der MLD ausschließen
Lagerung des Patienten nach Befund
3. Kontaktaufnahme am Hals
4. Bauchtiefdrainage oder Atemtherapie nach Befund
5. Behandlung der Nll. inguinales
6. Behandlung des Oberschenkels mit Betonung des ventromedialen Bündels
7. Freiarbeiten der lymphödematösen Region von proximal nach distal: Knieregion, Unterschenkel, Fuß und Zehen nach Befund, häufiges Nacharbeiten mit Betonung des ventromedialen Bündels und der Nll. inguinales
8. Hautpflege
9. Anlegen eines lymphologischen Kompressionsverbands
10. Entstauende Übungsbehandlung in Kompression
11. Patientenberatung

15

Register